사춘기 처빵전

사춘기 A부터 Z까지 언니들이 알려 주마!

아다 누치 글·메그 헌트 그림·이윤진 옮김

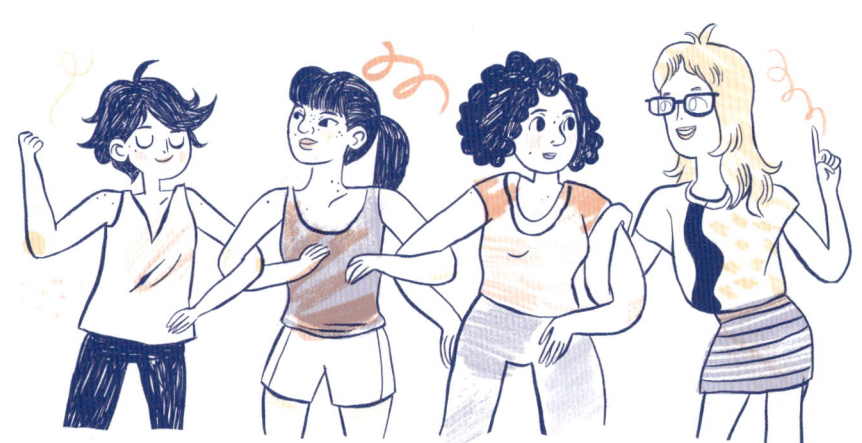

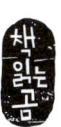

사춘기 처방전

아다 누치 글 | 메그 헌트 그림 | 이윤진 옮김

초판 1쇄 인쇄 2021년 1월 25일 | **초판 1쇄 발행** 2021년 2월 3일

ISBN 979-11-5836-217-1 (73510)

펴낸이 임선희 | **펴낸곳** (주)책읽는곰 | **출판등록** 제2017-000301호

주소 서울시 마포구 성지 1길 43 | **전화** 02-332-2672~3 | **팩스** 02-338-2672

홈페이지 www.bearbooks.co.kr | **전자우편** bear@bearbooks.co.kr | **SNS** twitter@bearboook

만든이 최인희, 우지영, 엄주양, 김나연, 조웅현, 연혜진 | **꾸민이** 최영화, 신수경, 김지은

가꾸는이 정승호, 고성림, 전지훈, 김수진, 민유리

함께하는 곳 이피에스, 두성피앤엘, 월드페이퍼, 해인문화사, 으뜸래핑, 도서유통 천리마

> 여자가 된다는 것,
> 그 기쁨을 알려 준
> 자매단 친구들을 위하여
> -아다 누치

First published in the United States under the title

BUNK 9'S GUIDE TO GROWING UP: Secrets, Tips, and Expert Advice on the Good, the Bad & the Awkward

Copyright © 2017 by Adah Nuchi

Illustrations © 2017 by Meg Hunt

Designer: Carolyn Baher

All rights reserved.

This Korean edition was published by Bear Books Inc. in 2021 by arrangement with Workman Publishing Company, Inc., New York through KCC(Korea Copyright Center Inc.), Seoul.

이 책은 (주)한국저작권센터(KCC)를 통한 저작권자와의 독점 계약으로 (주)책읽는곰 에서 출간되었습니다.

저작권법에 의해 한국 내에서 보호를 받는 저작물이므로 무단 전재와 복제를 금합니다.

엄마, 아빠, 그리고 믿을 만한 어른들에게

그래요, 저희도 알아요. 조금 더 일찍 편지를 드렸어야 한다는 것을요. 수영 고급반 시험을 통과했는지(자유형 200미터에 입영 120초라니!), 최고의 청결을 자랑하는 '금주의 오두막'으로 뽑혔는지(죽었다 깨나도 불가능한 일이에요!), 식사 때 나오는 참치캐서롤이 입에 맞기는 한지(웩 소리가 절로 나오는 맛이지요!) 궁금하시겠죠. 그런 내용의 편지는…… 곧 써서 부칠게요. 꼭이요.

그전에 알려 드리고 싶은 게 있어요. 저희가 크면서 겪게 되는 일을 책으로 썼어요. 월경과 가슴, 감정 변화 같은 것에 대해서요. 실버문 캠프에 오게 될 동생들에게 사춘기 때 꼭 필요한 정보를 알려 주고 싶었거든요. 어른들도 읽어 보면 좋을 것 같아요. 이 책을 읽고 의문이 생기면 믿을 만한 어른을 찾아가 물어보라고 책에 썼으니까요. 그리고 이 책을 읽어 두면 아마도 아이 앞에서 사춘기 이야기를 꺼낼 때 조금 더 수월해지실 거예요. 솔직히 말해 여기서 새로 배우는 것도 한두 가지는 있을 거고요.

그러니 실버문 캠프를 다녀온 여자아이나 실버문 캠프를 다녀온 여자아이를 아는 여자아이 손에 이 책이 들려 있는 걸 보면 고민하지 말고 빌려 달라고 하세요. 책은 꼭 돌려주시고요!

9번 오두막 소녀들 올림

추신 : 캠프 방문의 날에 중국 음식 좀 사다 주세요.

추신의 추신 : 잡지도 사다 주세요!

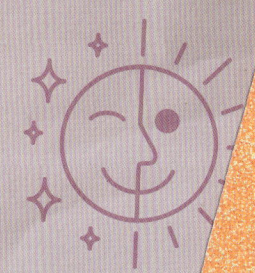

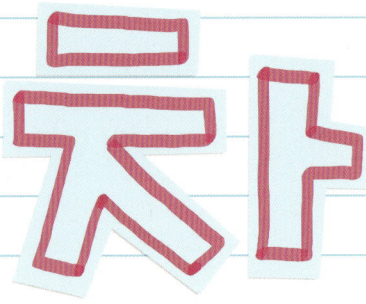

9번 오두막에 온 걸 환영해!   6

1주 차 : 사춘기   12

브리애너와 애비는 어딘지 모르게 달라 보였어.
그래도 우리의 우정에는 변함이 없겠지?

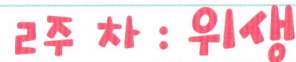

2주 차 : 위생   30

제나와 세이지는 누구 몸에서 냄새가 나는지 알아냈어.
다른 친구들은 그 냄새의 주범이 자기가 아니라는
사실에 안도했어.

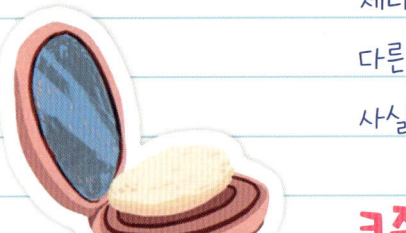

3주 차 : 가슴   70

그레이스가 브래지어에 엉뚱한 것을 채워 넣은 날,
실버문 자매단이 탄생했어.

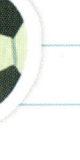

4주 차 : 월경   96

에마 L.이 초경을 했어. 친구들이 힘을 모아
파티를 열고 에마 L.이 여자가 된 걸 축하해 줬어.

래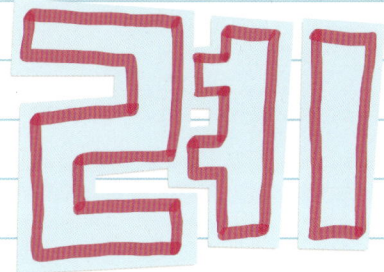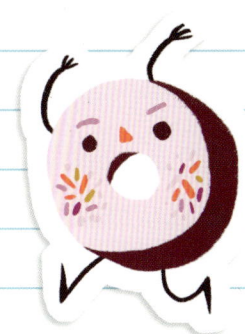

5주 차 : 남자　　　　　132
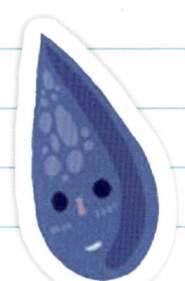
마케일라가 8번 오두막의 숨은 비밀을 알게 됐어.
그래서 모두 알아 두면 쓸데 있는 지식과
쓸데없는 지식이 함께 늘어났어.

6주 차 : 건강　　　　　146

에마 R.과 제나가 <해리 포터>로
친구들의 귀를 사로잡았어.
그 바람에 모두가 수면 부족에 시달렸어.

7주 차 : 감정　　　　　166
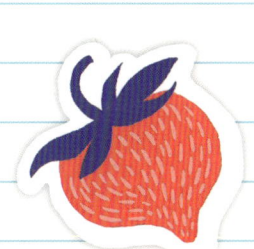
우리는 모두 가장 예쁜 옷을 꺼내 입었고,
애비는 우리의 여름에 또 하나의
'첫' 추억을 만들어 줬어.

마지막 날　　　　　188

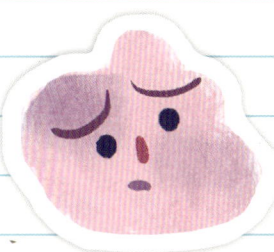

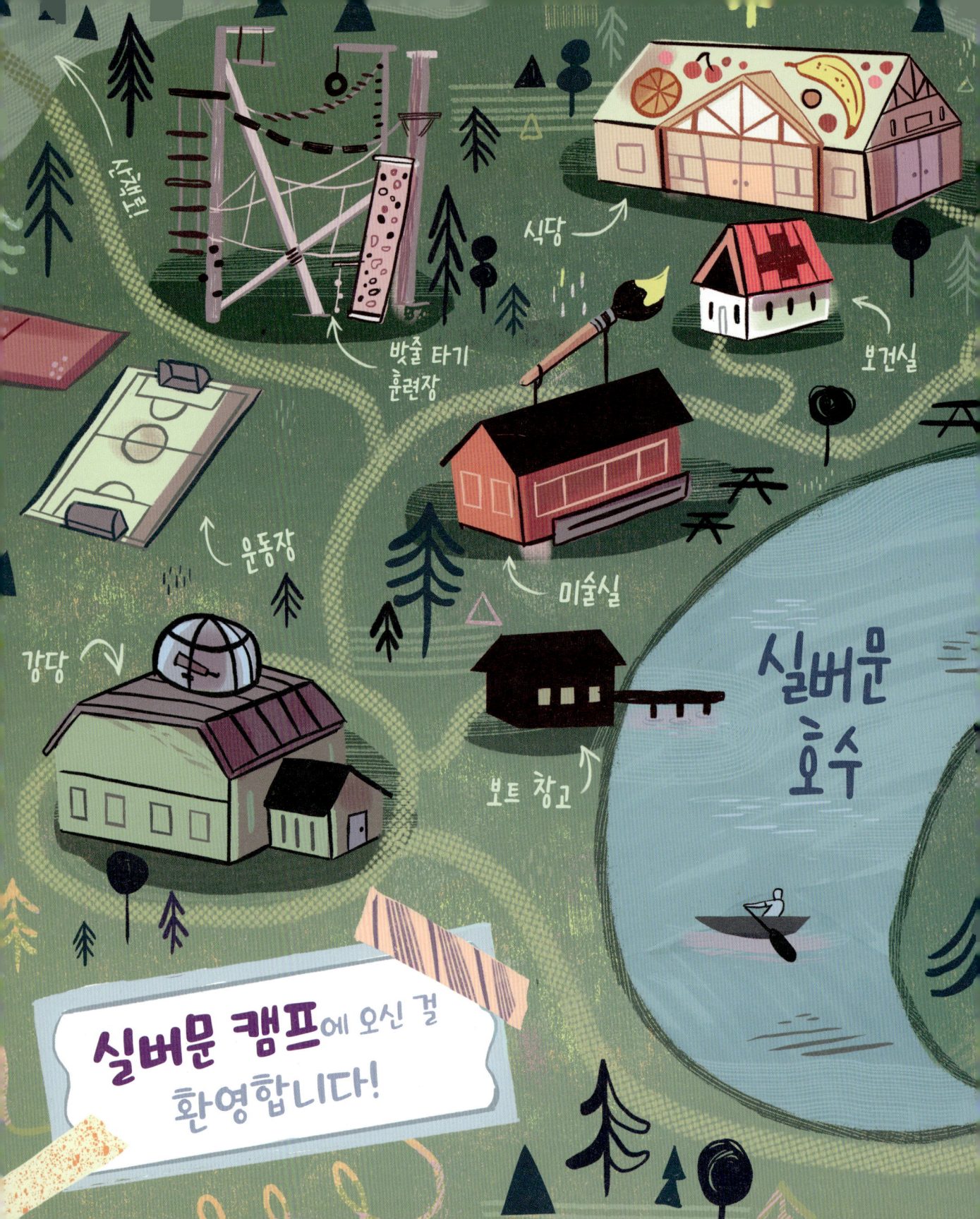

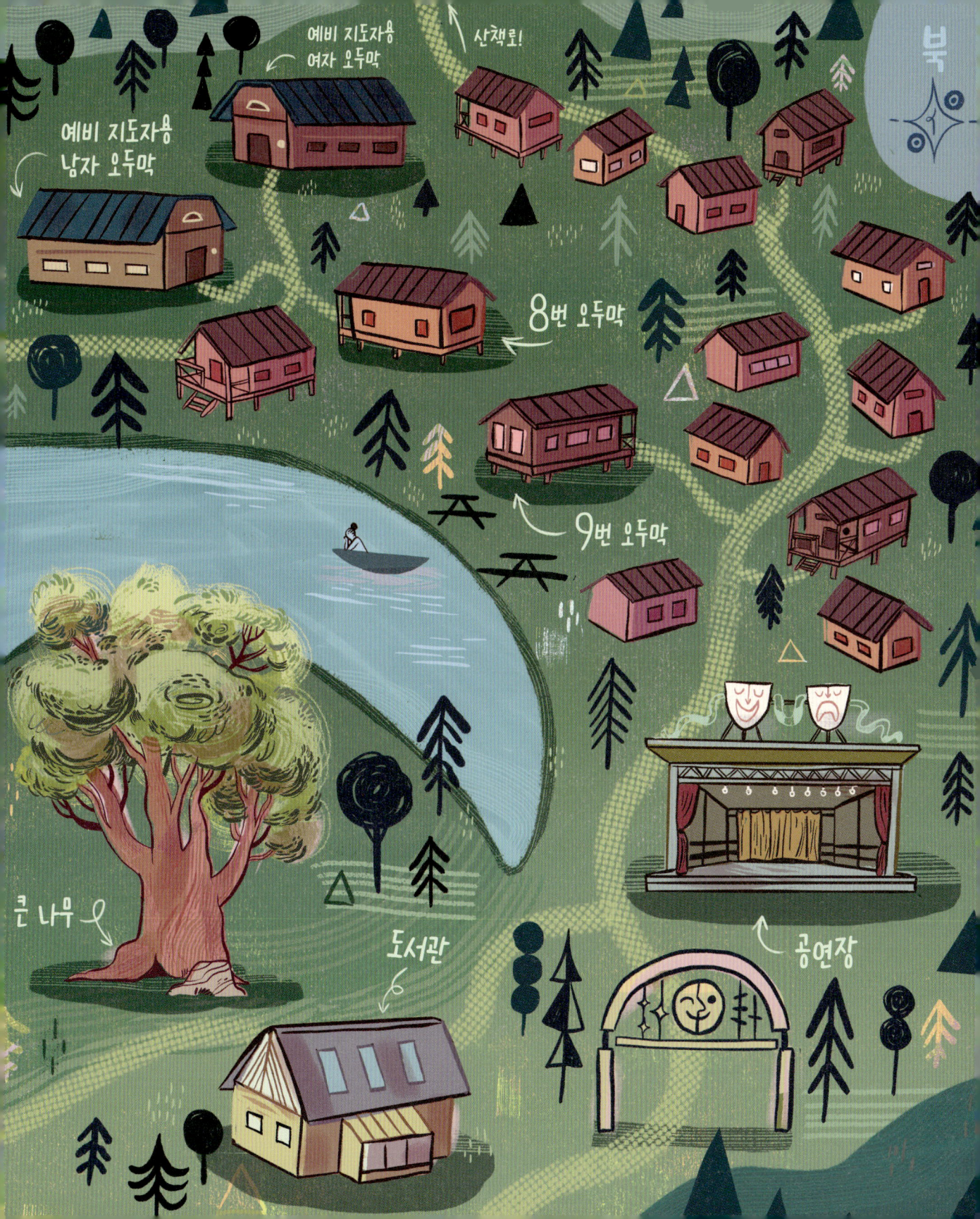

=9번 오두막=에 온 걸 환영해!

실버문 자매단,
그러니까 여성의 세계 입문을 앞둔 동생들에게

축하해! 드디어 우리 책을 찾았구나! 이건 그냥 평범한 책이 아니고 《사춘기 처방전》이야. 제목이 좀 거창하다는 건 우리도 알아. 그래서 지금부터는 간단히 '이 책'이라고만 쓸게. 혹시 '내가 어쩌다 이 책을 들고 있는 거지?' 하는 생각이 든다면, 거기에는 몇 가지 이유가 있을 거야.

1. 실버문 캠프에 참가하여 9번 오두막을 쓰고 있다.
2. 실버문 캠프에 참가하여 다른 오두막을 쓰고 있지만, 9번 오두막을 쓰는 친구에게 이 책을 건네받았다.
3. 실버문 캠프나 9번 오두막이 뭔지 잘 모르지만, 누군가에게 이 책을 받고 보니 **사춘기 신체 변화의 좋은 점과 나쁜 점, 불편한 점에 관한 비밀과 조언, 의학적 소견**이 궁금하다.
4. 언니 책을 몰래 훔쳐 읽고 있다.
5. 기타 : _____

(빈칸을 채우시오.)

어쩌다 우리가 이 책을 쓰게 됐냐고? **그러니까 그게 다 레아 때문이야!** 애비, 브리애너, 에마 L., 에마 R., 그레이스, 제나, 마케일라, 세이지까지 우리 8명은 맨날 붙어 지냈어. 실버문 캠프 오두막이 다 8인실이거든. 네모반듯한 방에 2층 침대가 네 대씩 놓여 있고, 그 안쪽에 지도 교사 방이 딸린 오두막이지. 예비 지도자용 오두막만 빼고 말이야. 캠프에 처음 온 친구를 위해 설명하자면 예비 지도자란 캠프 최고 학년인 16세 청소년, 그러니까 우리를 가리키는 말이야. 그 오두막에는 싱글 침대가 여덟 대나 있대. 그것도 제대로 된 침대가 말이야. 매트리스 스프링이 망가져 있지 않고 매트리스가 비닐로 덮여 있지 않은 침대 말이지. 우리도 말로만 들은 거야.

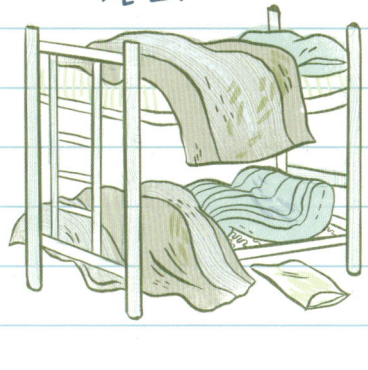

예비 지도자용 오두막   9번 오두막

그런데 올해 레아가 나타난 거야! 다른 때 같으면 이건 문제도 되지 않았을 거야. 방에 침대 하나만 더 욱여넣으면 그만이니까. 하지만 예비 지도자용 오두막에다 그렇게 하는 건 금지 사항이래. 침대를 더 들여놨다가 불이라도 나면 큰일이라나 뭐라나. 그래서 캠프 책임자가 어떻게 했냐고? "어떡하니, 레아. 빈자리가 없구나."라고 하지 않고, **우리 모두를 9번 오두막에 몰아넣었지 뭐야. 거기는 원래 열세 살짜리 여자애들이 쓰는 오두막이라고!** 그 덕분에 열세 살 여자애들만

> 나를 악당으로 몰다니 정식으로 항의하겠어.
> —레아

궁궐 같은 예비 지도자용 오두막에서 지내게 됐지, 뭐. 그럼 예비 지도자 남자애들은, 녀석들도 우리처럼 비운의 주인공이 됐을까? 천만에! 녀석들은 신났지, 일어날 때마다 위층 침대에 머리를 찧지 않아도 되니까. **그러니 우리한텐 레아를 미워할 일만 남은 셈이었지.**

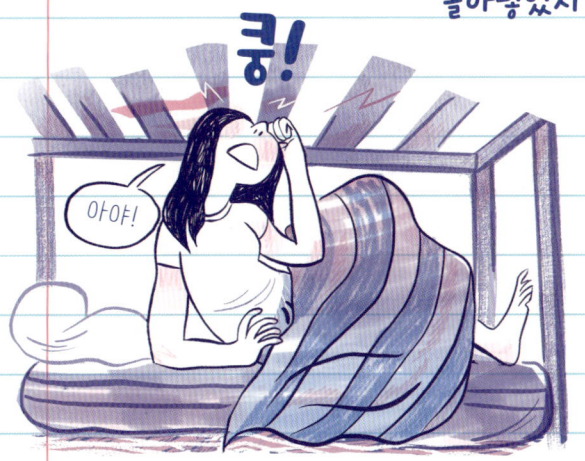

쿵!
아야!

물론 우리는 레아를 보자마자 '**실버문 자매단 감이네.**' 했어. 레아에게는 미워하려야 미워할 수 없는 묘한 매력이 있었거든. 솔직히 레아가 프랑스에서 왔다며 우리에게 프랑스산 초콜릿을 안겨 준 것도 한몫했지. 게다가 막상 같은 방을 써 보니까 생각만큼 나쁘지도 않았어. 브리애너가 위층 침대에서 이리 뒤척 저리 뒤척 할 때는 좀 그랬지만 말이야. 남자 오두막과 멀어지는 바람에 밤에 몰래 들어가서 시계 알람을 한 시간 일찍 당겨 놓는 장난을 치기도 어려워지긴 했지. 하지만 싱글 침대에서 못 자고, 남자애들한테 장난 좀 못 치면 어때. 레아랑 같이 지내게 됐잖아!

고마워!
-레아

야아, 불면증 때문에 그런 거잖아!
-브리애너

게다가 9번 오두막에 있으려니 열세 살 여름 캠프가 생각나더라. 그때 우리는 에마 L.의 초경을 다 같이 축하해 줬고, 그레이스는 브래지어에 뭘 넣었다가 민망한 일을 겪었고, 애비는 첫 키스를 했더랬지. '지금 알고 있는 걸 그때도 알았다면 좋았을걸.' 하고 생각하다 보니 그걸 책으로 쓰면 어떨까 싶었어. 9번 오두막에 올 동생들, 그러니까 바로 너희가

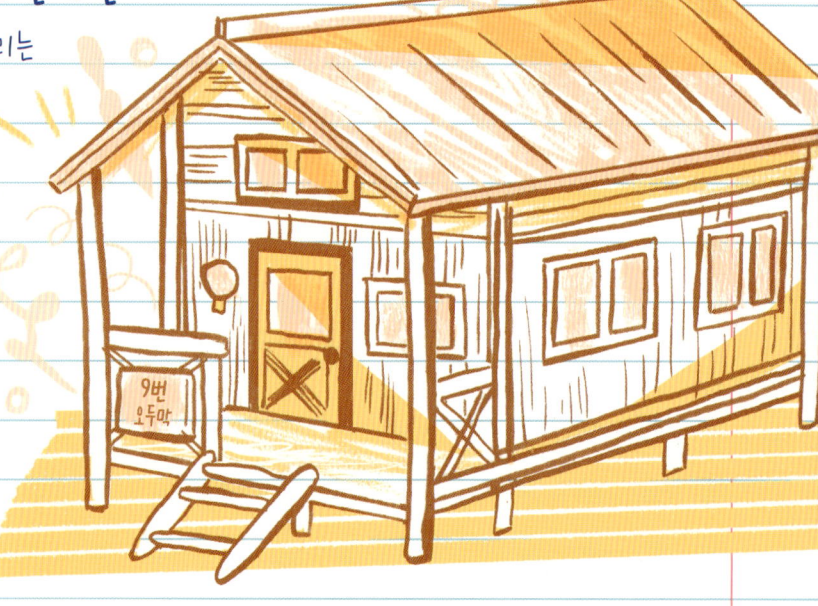

여성의 세계 입문을 앞두고 꼭 알아야 할 정보로 무장했으면 해서 말이야. 그래서 우리가 아는 모든 걸 책으로 써서 오두막에 숨겨 놓기로 했어. 지금 이 글을 읽고 있다면…… 두구두구두구……
그래, 네가 그 책을 찾은 거야!

허리 아래에 난 털이 궁금하거나 가슴이 언제부터 나오는지 알고 싶거나 월경할 때 뭘 어떻게 해야 할지 모르겠거든 **이 책을 펼쳐 봐.** 우리도 궁금한 게 얼마나 많았는지 몰라! '브래지어를 정확히 어떻게 차라는 거야?' 하면서 말이지. 너라고 왜 궁금한 게 없겠니? 그뿐이겠어. 조금 혼란스러울 때도 있을 거야. '생리대 종류는 왜 이렇게 많아!' 싶겠지. 조금 무서울 때도 있을 거야. '탐폰을 도대체 어디에 넣으라는 거야?' 하면서 말이지. 하지만 일단 요령을 터득하고 나면 탐폰 쓰는 것쯤 하나도 무섭지 않아.

우리 말을 믿어 줘. 여성이 되는 길에는 수많은 변화가 따르지만, **그 끝에는 아주 근사한 세계가 너를 기다린단다!**

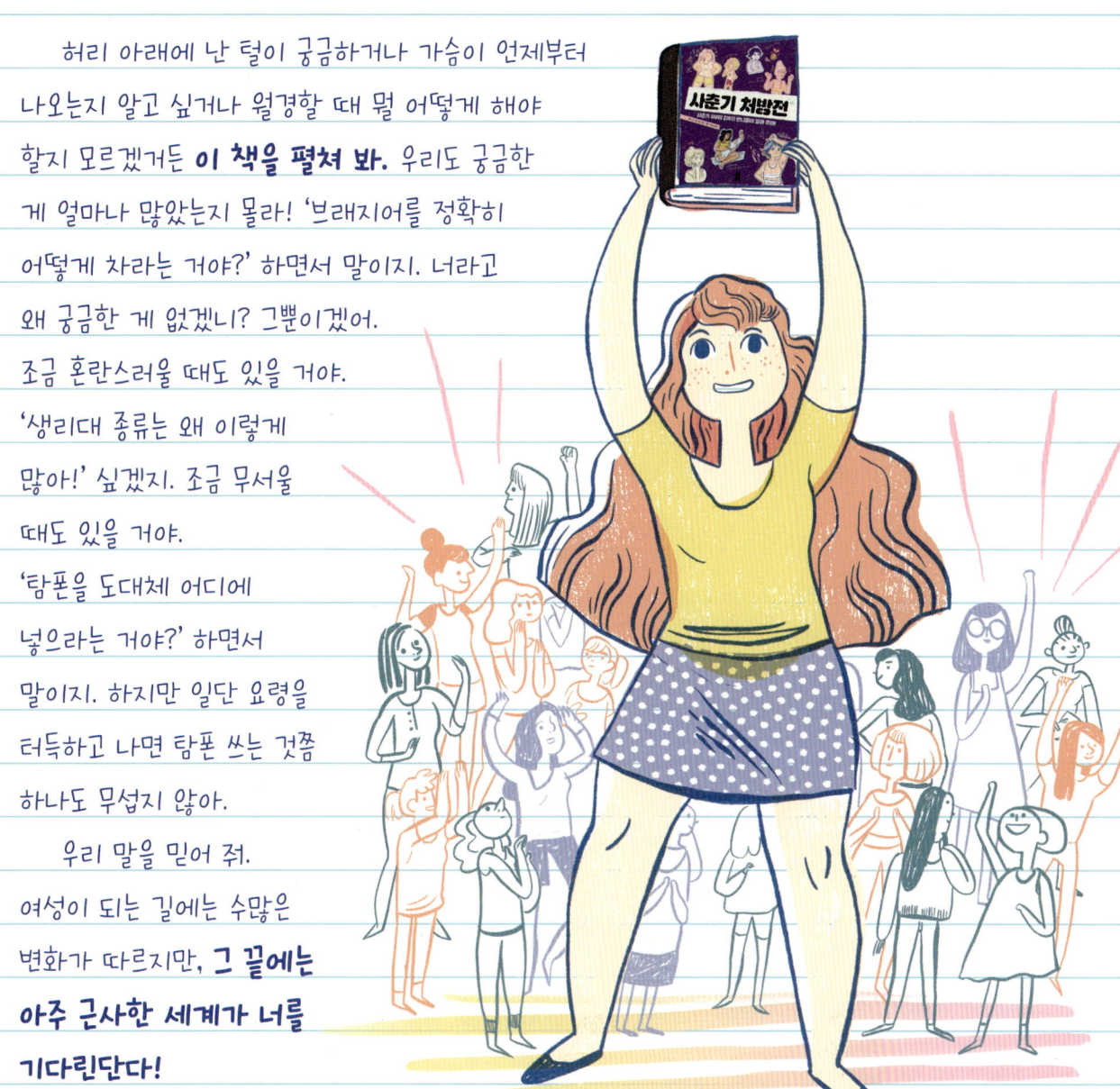

그 세계로 들어가는 문이 바로 이 책이야. 머리끝에서 발끝까지 사춘기에 일어나는 모든 신체적 변화가 이 책에 담겨 있거든. 그 김에 한창 커 가는 너 자신을 어떻게 돌보면 좋을지 조언도 좀 해 줄 참이야. 그래야 네가 사춘기를 잘 보내는 걸 넘어 **'완전 정복'** 할 수 있을 테니까!

책 소개는 이쯤 해 두자. 너는 이제 실버문 자매단이 된 거야. 책에는 사춘기 신체 변화의 좋은 점과 나쁜 점, 불편한 점에 관한 마법 같은 또는 전혀 마법 같지 않은 비밀과 조언, 의학적 소견이 담겨 있어. 책을 목숨처럼 여기고 책에 담긴 비밀을 현명하게 사용하기를!

사랑을 가득 담아 9번 오두막 언니들이

마케일라   애비   레아   에마 L.   브리애너

에마 R.   세이지   그레이스   제나

추신 : 책을 다 읽은 뒤에는 다음 사람을 위해 제자리에 갖다 놔 주면 좋겠어. 그 사람도 이 비밀을 알아야 하잖아. 하지만 네가 9번 오두막에 묵고 있지 않다면 그냥 가져도 돼.

추신의 추신 : 혹시 우리가 빠뜨린 비밀과 조언, 의학적 소견이 있으면 책 여백에 적어 줘. 아는 게 힘이니까!

*아, 도서관 책에는 절대로 적으면 안 돼!

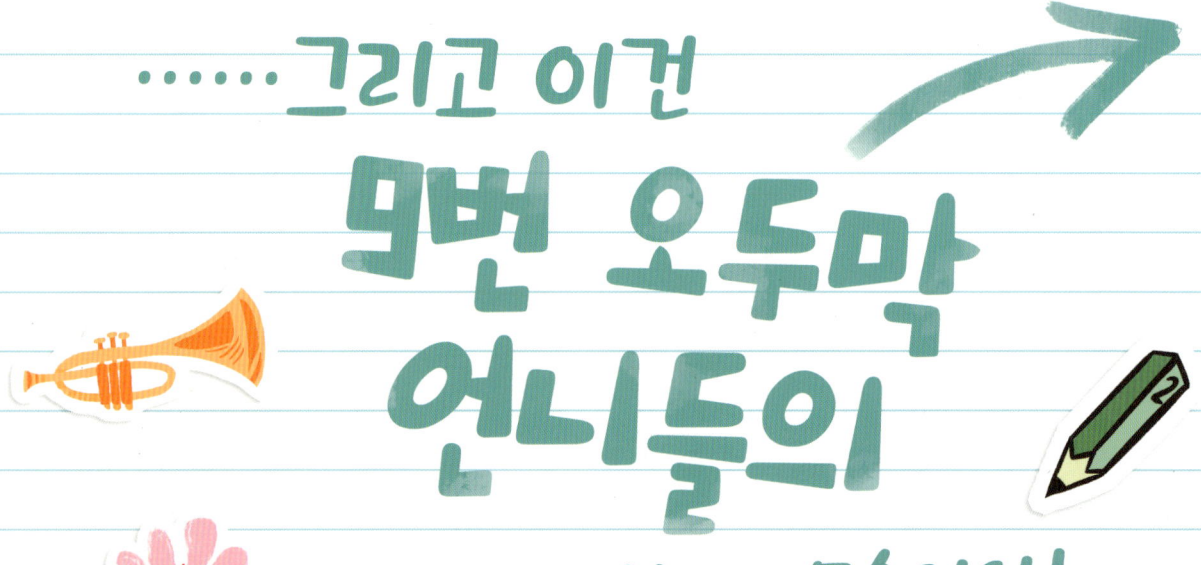

……그리고 이건 9번 오두막 언니들의 열세 살 때 모습이야!

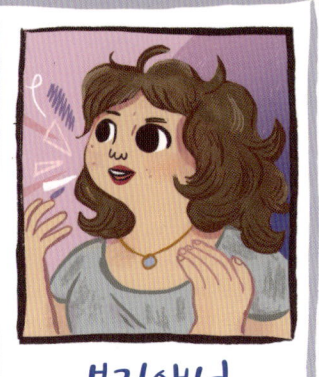

브리애너
마당발 ✲ 올빼미족
✲ 너구리 공포증

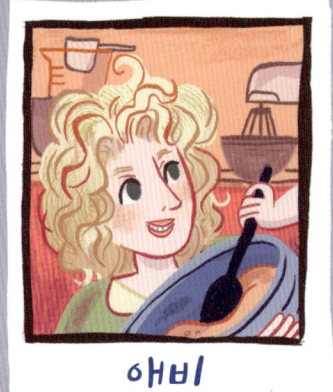

애비
요리사 지망생 ✲ 춤의 여왕
✲ 뒤늦은 사춘기를 겪는 중

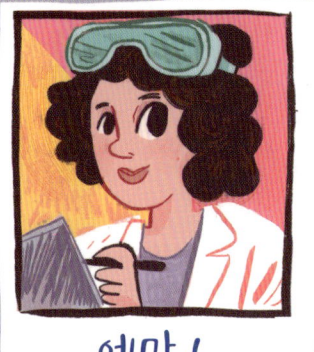

에마 L.
과학 천재 ✲ 밧줄 타기 달인
✲ 아보카도 귀신

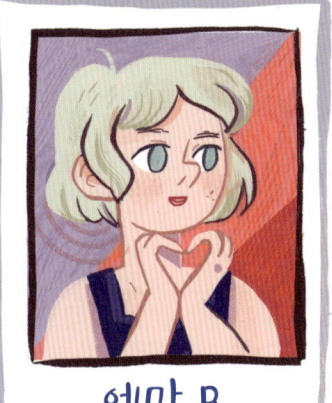

에마 R.
아침형 인간 ✲ 9번 오두막의
'엄마' ✲ 요가 수련자

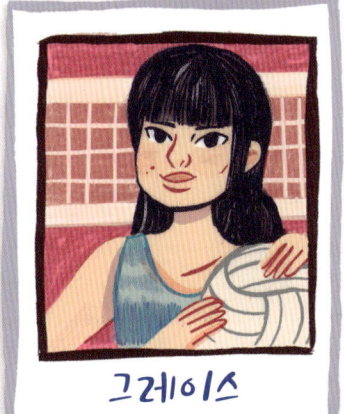

그레이스
배구 여제 ✲ 책벌레
✲ 감동 제조기

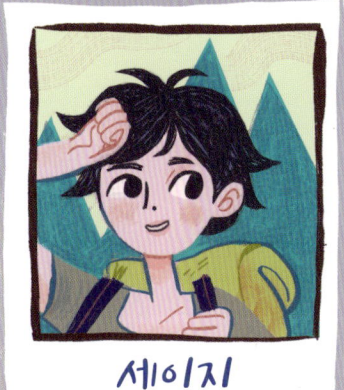

세이지
육상 선수 ✲ 환경 운동가
✲ 채식주의자

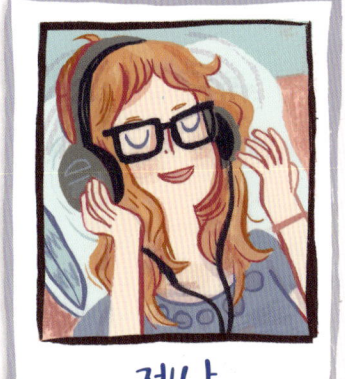

제나
음악 덕후 ✲ 배우 지망생
✲ 자부심 넘치는 운동 기피자

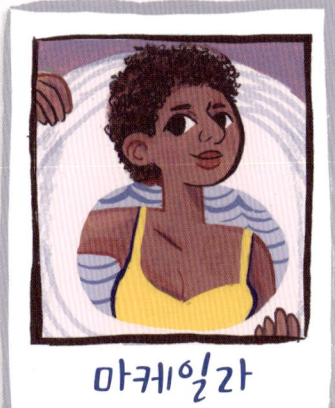

마케일라
물놀이 성애자 ✲ 브래지어 쇼핑의
달인 ✲ 남자애들 염탐꾼

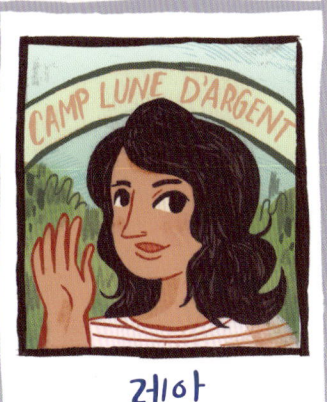

레아
초콜릿 전문가 ✲ 뷰티 덕후
✲ 밧줄 타기 극혐

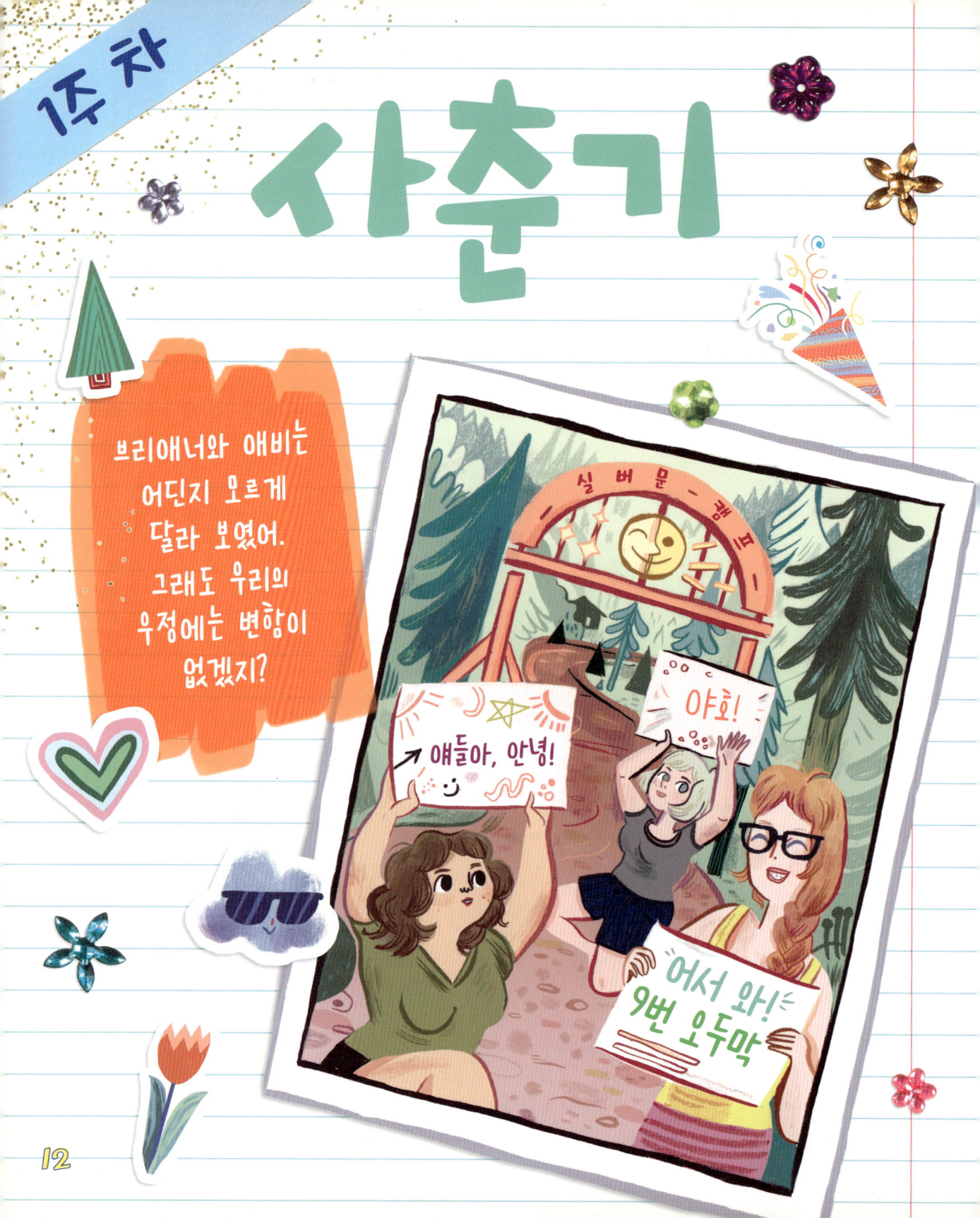

그해 여름은 우리가 실버문 캠프에서 보내는 네 번째 여름이었어. 그런데도 버스가 주차장으로 들어서는 순간, **이번 여름은 무언가 다를 거라는 생각이 들었어.** 브리애너와 에마 R., 제나는 부모님 차로 한 시간쯤 일찍 와서 우리를 기다리고 있었어. 우리가 버스에서 우르르 내리자, 셋은 공항에 마중 나온 관광 가이드처럼 '9번 오두막'이라고 쓴 팻말을 들고 길가에 서 있었지. 그래, 걔들은 그냥 서 있는 게 아니라 방방 뛰고 있었어. 그 친구들만이 아니라 우리도 같이 방방 뛰었어. **드디어 집에 왔으니까!**

가장 먼저 친구들에게 달려간 사람은 애비였어.

애비가 브리애너 품으로 뛰어들자, 브리애너는 애비를 번쩍 안아 올렸지. **그런데 모든 게 달라져 있었어!** 브리애너가 애비보다 크긴 했는데, 이제는 머리 하나가 더 크지 뭐야. 둘은 키 차이만 나는 게 아니었어. 브리애너 옆에 서니까, 애비는 꼭 막대 인형 같았어. 소맷부리와 바짓부리 밖으로 삐죽 튀어나온 팔다리가 딱 막대기였지. 그런데 브리애너에게는 엉덩이가 있었어. 가슴도!

친구들의 변화는 곳곳에서 눈에 띄었어. 특히 사물함 위에서! 마케일라의 사물함 위에는 갖가지 생리대가 놓여 있었어. 지난여름에는 없던 물건이었지.

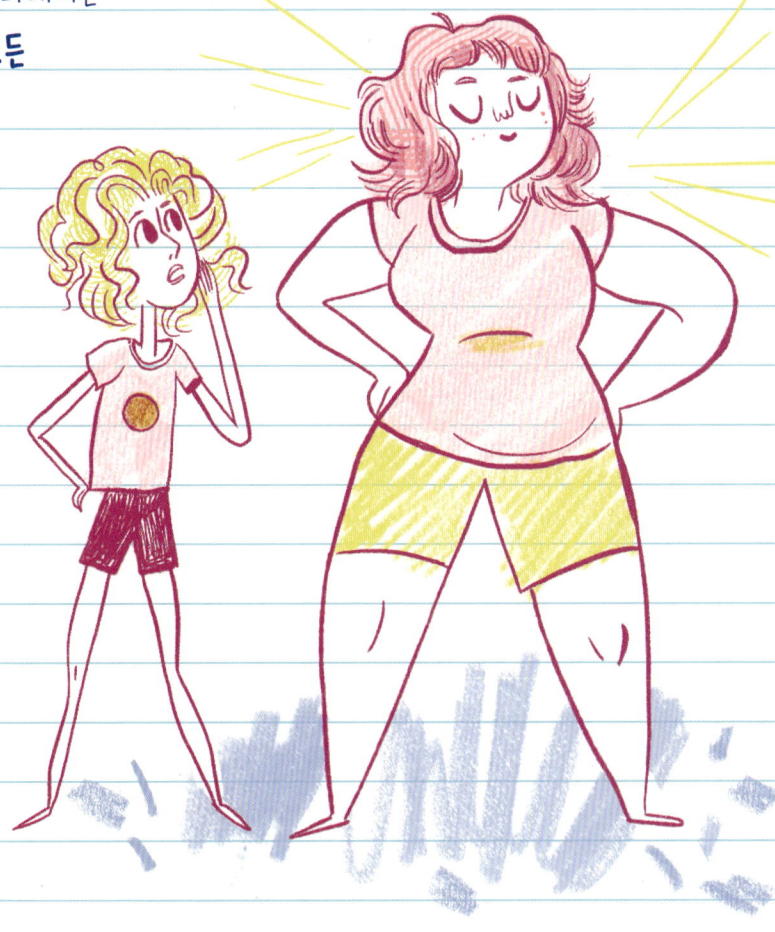

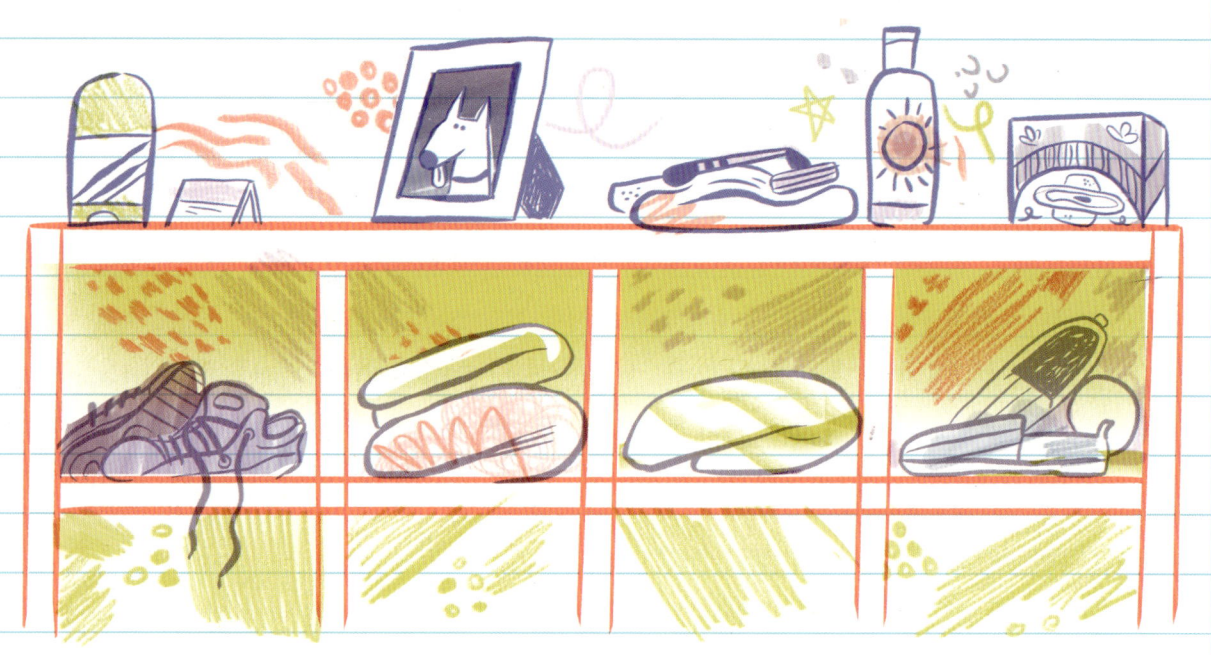

　그레이스의 사물함 위에는 <낸시 드루> 시리즈가 쌓여 있었어. 레아도 파리 어딘가에서 같은 책을 읽고 있었대. 에마 R.은 사물함 위에 디오더런트를 꺼내 놓았고, 세이지는 트럼프 한 벌을 꺼내 놓았지. 에마 L.은 작은 면도기를 올려놓았고, 제나는 반려견 사진을 담은 작은 액자를 올려놓았어.

　수영하려고 옷을 갈아입을 때였지. 우리는 서로의 음부에 난 털을 안 보려야 안 볼 수가 없었어. 글쎄, 우리 중 절반이 털이 났더라고. 우리 중 절반한테서 나는 묘한 냄새도 안 맡으려야 안 맡을 수가 없었지. 얼굴엔 여드름도 났더라고. 그걸 부러운 눈으로 바라보는 친구가 있는가 하면, 눈길도 주지 않는 친구도 있었지. 얼른 겨드랑이에 털이 났으면 하는 친구도 있었고, 영영 월경을 안 했으면 하는 친구도 있었어. 하지만 우리의 공통된 걱정거리는 이거였어. 이렇게 달라진 점이 많은데,

계속 친하게 지낼 수 있을까?
이번 여름을 마지막으로 멀어지는 건 아닐까?

고백 타임

두 친구, 그러니까 애비와 세이지는 그 여름까지 사춘기가 뭔지도 잘 모르고 있었어. 뭐, 저희 엄마랑 저희 몸이 다르다는 것쯤은 알고 있었으니까, 저희 몸도 언젠가 달라지겠거니 생각은 했겠지. 어쨌든 우리 몸은 엄마 배 속에 있을 때부터 변하고 또 변해 왔잖아. 하지만 사람이 어떻게 A에서 B로 변해 갈까 하는 생각은 한 번도 해 본 적이 없었대. **사춘기라는 말을 들으면서도 아무 생각이 없었던 거야. 세상에!**

A ✧ 사춘기 ✧ → B

그렇다고 해서 두 친구에게 뭐라고 하는 사람은 없었어. 다들 제 코가 석 자였거든. 너도 두 친구와 별반 다르지 않을 수 있으니까, 사춘기가 뭔지 처음부터 차근차근 설명해 줄게.

> 맞아! 그 여름까지만 해도 사춘기가 남 일 같아서 머릿속에 그 개념이 아예 없었어. 다행히 9번 오두막 친구들 덕분에 나한테 어떤 변화가 일어날지 정확히 알게 되었지.
> — 애비

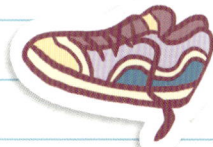

> 그래, 맞아! 나는 사춘기가 뭔지도 몰랐어. 육상 선수로 한창 날리던 때라 가슴에 몽우리가 잡혀도 그러거나 말거나 했지 뭐야.
> — 세이지

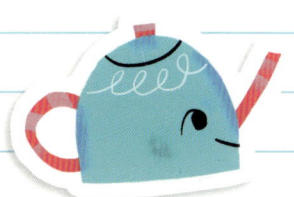

사춘기의 시작은 변화!

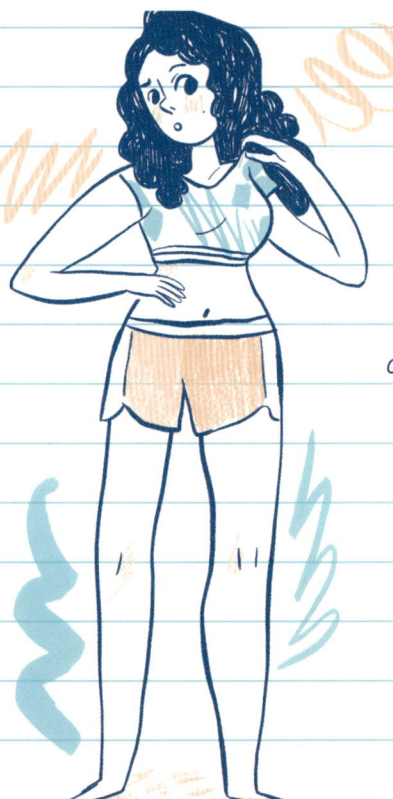

네 몸이 끊임없이 변한다는 건 너도 이미 알고 있을 거야. 해마다 키가 크고 몸무게가 늘고 발이 커지고 팔다리가 길어지니까. 심지어 이목구비도 변하잖아. 보통 그런 변화는 천천히 일어나. 물론 **성장 급등***이 일어나면 하룻밤 사이에 키가 훌쩍 큰 것처럼 느껴지기도 하지만 말이야. 어느 순간이 되면 네 몸은 낯설고도 흥미로운 방식으로 변하기 시작해. 어떤 변화는 가슴이 커지는 것처럼 몸 밖으로 드러나고, 어떤 변화는 호르몬 분비가 늘어나는 것처럼 몸속에서 일어나지. 감정의 기복처럼 신체적인 것과는 전혀 상관없는 변화도 있어. 이 모든 변화를 합한 게 바로 사춘기야. 즉 **사춘기란 어른이 되는 과정에서 네 몸과 마음이 크게 변하는 시기를 말해.**

> 어른이 되는 과정? 그게 바로 청소년기지!
> —마케일라

에마 L.의 사춘기 과학 상식

호르몬이란 우리 몸에서 분비되는 화학 물질이야. 호르몬은 우리 몸과 마음의 변화와 성장에 중요한 역할을 하지. 사춘기에 접어들면 호르몬 분비량이 늘어나. 땀을 많이 흘린다거나 몸에서 냄새가 난다거나 하는 것도 다 호르몬 때문이야. 그러면 얼굴에 난 여드름은? 그래, 그것도 호르몬 때문이란다. 😑

* 청소년기에 키와 몸무게가 급격하게 늘어나는 현상

벼, 벼, 벼, 변화!
우리 몸 안팎에서 무슨 일이 일어나고 있을까?

여자아이들의 사춘기는 만 11~13세 사이에 시작돼. 이 문장의 핵심 단어는? 그래, '**시작**'이야. 다행히 사춘기의 신체 변화는 하룻밤 사이에 한꺼번에 일어나지는 않아. **짧으면 2년, 길면 5년에 걸쳐 일어나곤 하지.** 각각의 변화는 각기 다른 시기에 느닷없이 일어나곤 한단다.

> 나는 사춘기가 뭔지는 알고 있었지만, 구체적으로 어떤 변화가 일어나는지는 잘 몰랐어. 사춘기를 얼마나 오래 겪게 되는지도 몰랐고. 진짜로 어느 날 아침에 일어나면 몸이 싹 달라져 있을 줄 알았거든. 그래서 실망했냐고? 조금. 지금은 괜찮냐고? 당연하지.
> —제나

> 나이는 숫자일 뿐! 네가 열 살인데 가슴이 나왔다면 사춘기가 일찍 온 거고, 나처럼 열여섯 살이 됐는데도 가슴이 밋밋하다면 사춘기가 늦게 오는 것뿐이야. 그러니 몸에 큰 이상이 없는 한 크게 걱정할 것 없어.
> —애비

사춘기의 가장 뚜렷한 징표는 아마도 신체 변화일 거야. 그 변화가 네 눈에도 보일 테니까. 그래, 맞아. 변화가 일어나는 와중에는 잘 모를 수도 있어. 하지만 6개월마다 네 모습을 사진으로 찍어 놓으면 그 변화가 한눈에 보일 거야. A에서 B로 가는 과정에서 어떤 변화가 일어나는지 보여 주고 싶어서 레아에게 그림으로 그려 달라고 했어. 다음 장!

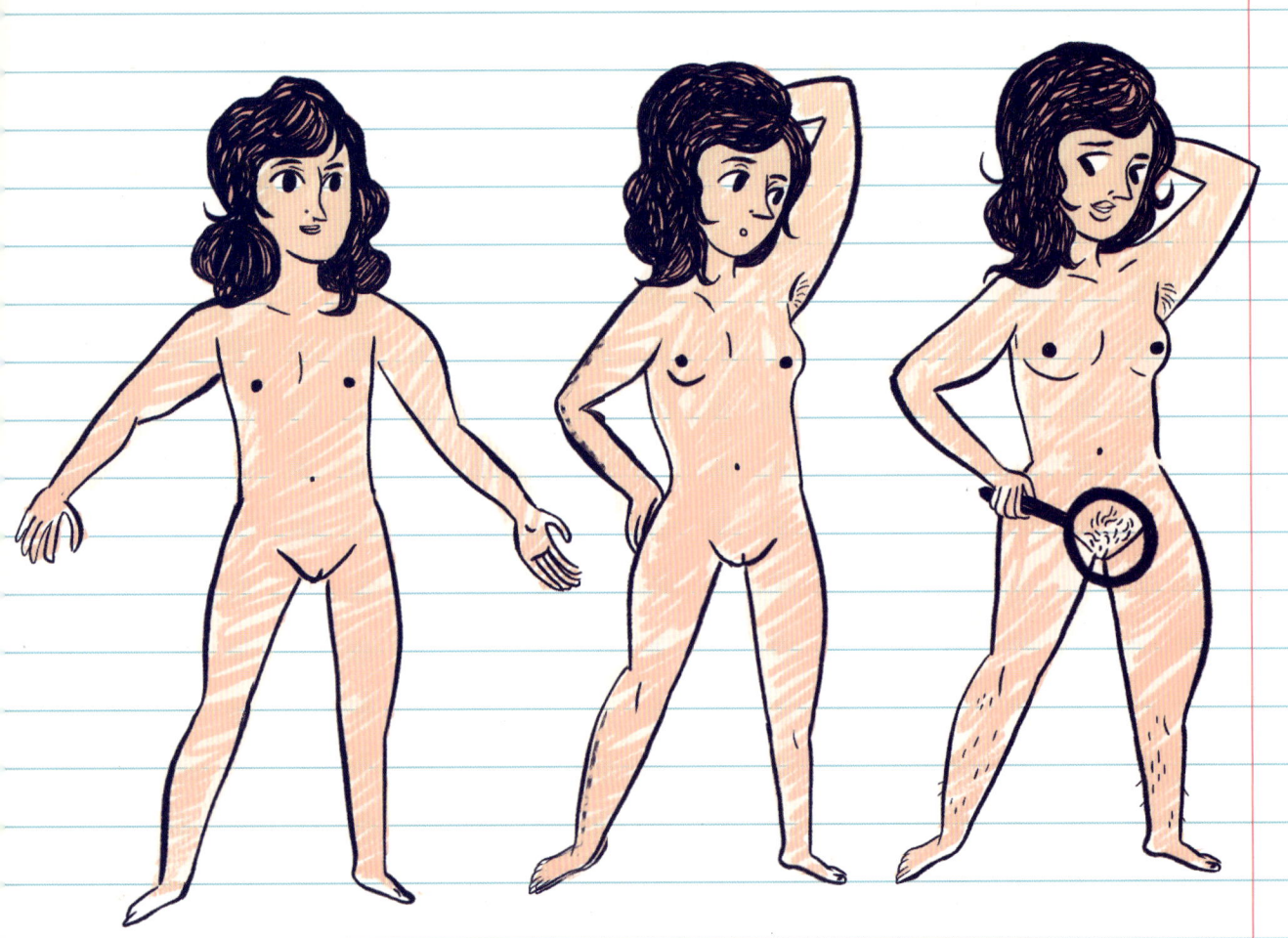

사춘기가 오기 전의 모습이야. 어때, 익숙하지?

하지만 어느 순간에 보면 다리와 겨드랑이에 잔털이 나 있을지도 몰라. 겨드랑이에서 냄새도 날 수 있고. 가슴엔 몽우리가 잡힐 거야. 가슴이 커지기 시작한다는 뜻이지.

음모도 몇 가닥씩 나기 시작할 거야. 음모와 머리카락은 색이나 결이 서로 다른 경우가 많아. 음모는 가늘고 곧게 나기 시작해서 점점 굵고 고불고불해진단다.

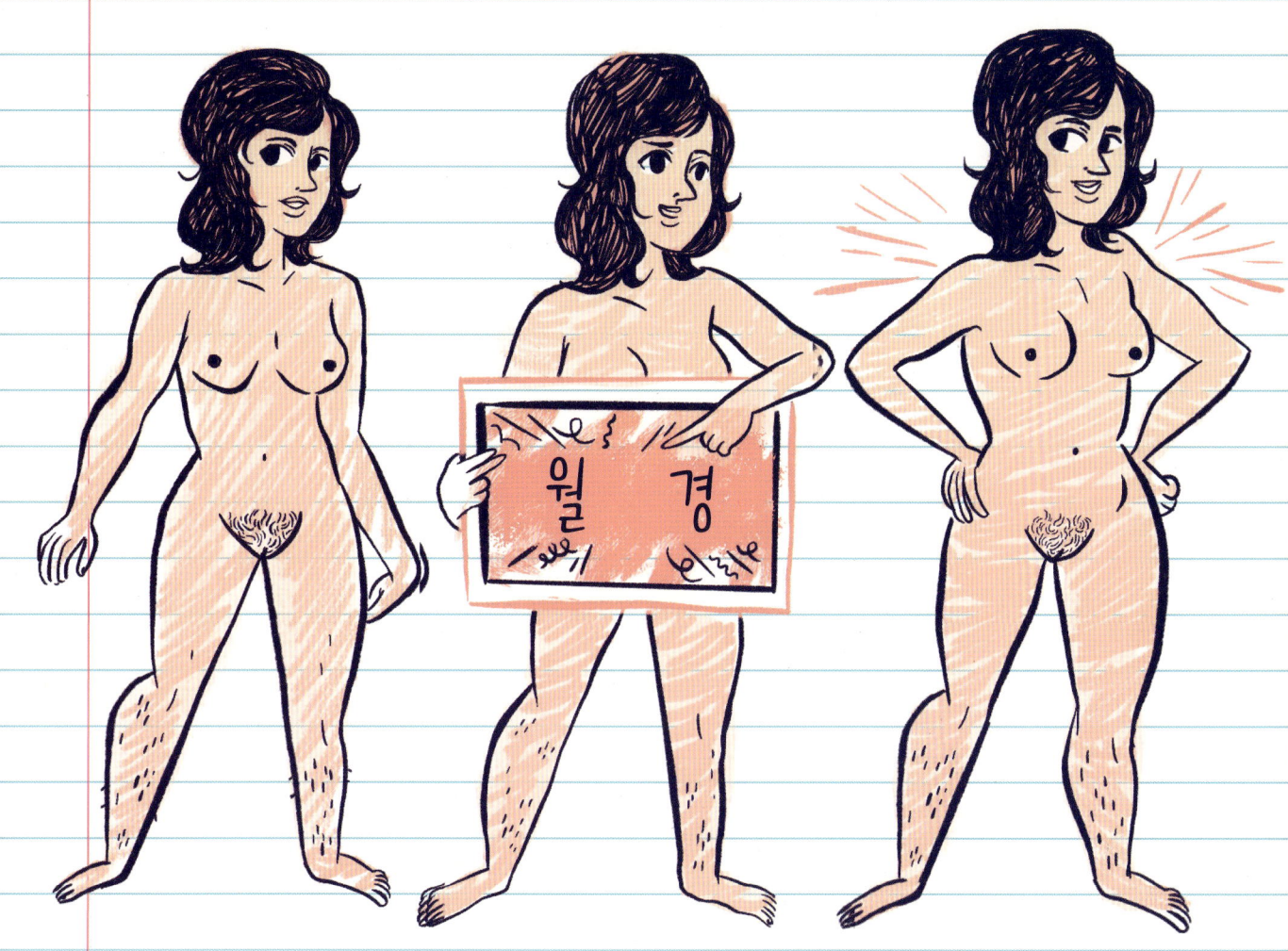

모든 것이 다 커지는 것 같다면, 그건 정말 그렇기 때문일 거야! 골반이 벌어지고 가슴이 나오고 키가 크고 몸무게가 늘어날 테니까. 아, 음모도 무성해질 거고.

한두 해가 지나면 겨드랑이에 털이 잔뜩 돋아 있을 거야. 속옷에는 흔히 '냉'이라고 하는 희뿌옇거나 투명한 질 분비물이 묻어 있을 거고. 그건 네가 곧 월경을 시작할 거라는 신호야.

여기서 몇 년이 더 지나면 성장이 멈출 거래. 정확히 몇 년 뒤냐고? 보통은 월경을 시작하고 2년쯤 지나면 성장이 멈춘대. 나도 한창 자라는 중이라 미래의 내 모습이 어떨지 아직은 상상이 안 돼.

여자들은 사춘기가 되면 대부분 가슴이 나오기 시작해. 하지만 **사춘기 신체 변화는 사람마다 다 달라.** 어쩌면 가슴보다 음모가 먼저 자랄 수도 있어. 아니면 키가 쑥 크거나 여드름이 돋거나 겨드랑이에서 냄새가 날 수도 있지. 그러니까 몸에 나타나는 첫 번째 변화가 반드시 월경은 아니라는 소리야. 아직 그 어떤 징후도 없다면 네가 카누를 타고 실버문 호수 한복판에 있다 해도 걱정할 것 없어.

사춘기 신체 변화는 겉으로 드러나는 것만이 다가 아니야. 우리 몸속에서 호르몬이라는 녀석이 열심히 일하고 있거든. 나중에 아기를 만들고 기르는 신체 기관인 내부 생식기, 그러니까 난소, 나팔관, 자궁, 자궁 경부, 질도 마찬가지야. 그 기관들은 이렇게 생겼어.

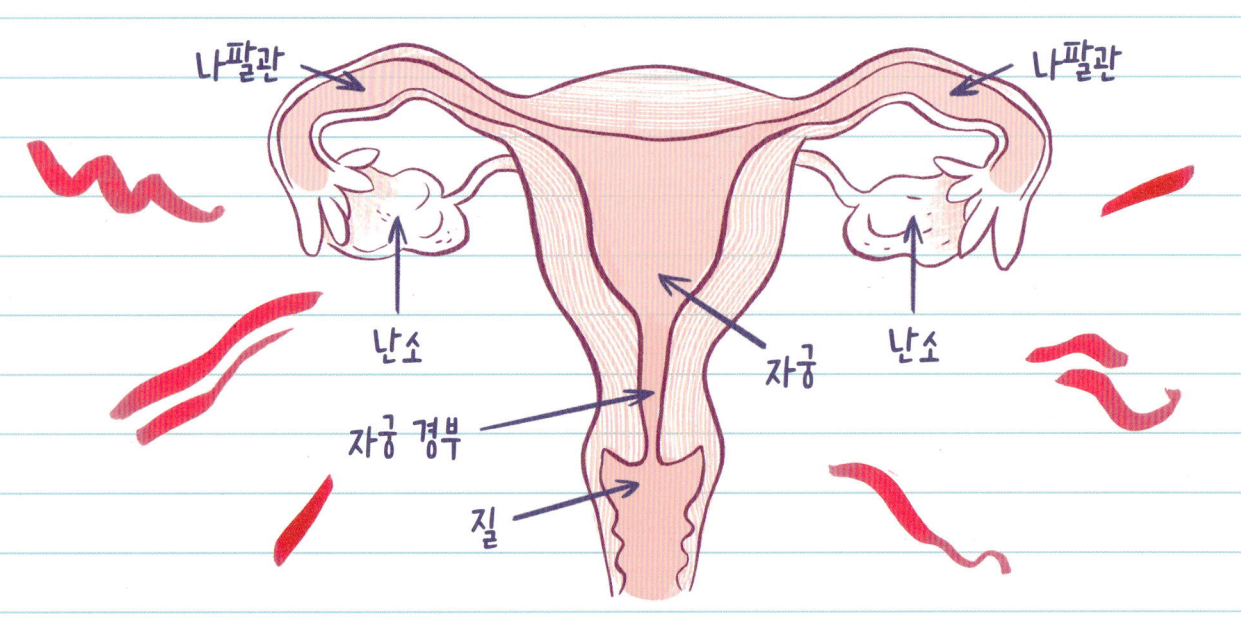

사춘기 전까지 이 기관들은 그냥 잠자고 있다고 보면 돼. 그러다 사춘기에 접어들면 호르몬이 일제히 들고일어나 생식기를 흔들어 깨우지. **네가 아기를 가질 수 있는 몸이 되도록 준비시켜 주는 거야.** 그 모든 준비가 끝나면 월경이 시작돼! 월경에 대해 네가 꼭 알아야 할 내용은 뒤에서 한꺼번에 다룰 건데, 지금 한 가지만 살짝 알려 줄게. 월경은 그야말로 신비, 그 자체야!

그럼 신체 변화 말고 다른 변화는 뭐가 있을까? 호르몬이 일으키는 기분과 감정의 변화가 있어. 너는 툭하면 화가 나거나 짜증이 날 수 있어. 전에는 무심코 지나쳤던 일이 이제는 신경에 거슬릴 수도 있지. **왜? 호르몬 때문에!** 이웃 오두막에서 지내는 남자애들에게도 부쩍 관심이 가기 시작할 거야. **왜? 호르몬 때문에!**

> 당황하지 마! 아기를 가질 수 있는 몸이 된다고 해서 당장 아기를 가지라는 소리는 아니니까. 너 자신을 봐. 네가 어떻게 아기를 키울 수 있겠니? 이건 그저 네 몸이 먼 훗날을 대비해 일찌감치 준비하고 있는 것뿐이라고. -마케일라

> 맞아. 사춘기에 접어들면 남자 친구나 여자 친구를 바라보는 눈이 완전히 달라질 거야. 하지만 그런 느낌이 들지 않는다 해도 지극히 정상이야. 세상에 똑같은 사람은 없으니까. 애써 남의 기준에 맞춰 살려 들지 마. -에마 R.

> 좋은 소식이 있어. 사춘기가 중요하다기보다 거추장스럽게 느껴진다면, 이거 하나만 알아 둬. 일단 사춘기가 지나면 그 모든 변화가 수그러든다는 사실을 말이야. 적어도 조금은 그럴 거야! -세이지

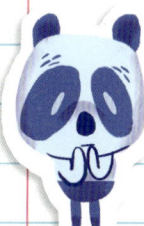

21

그럼 우리는 다 레아 같은 모습으로 바뀌게 될까?

레아가 좀 멋지긴 하지만, 우리 모두가 판에 박힌 듯 다 똑같다면 삶이 얼마나 지루하겠니. 다행히 우리가 저마다 다른 모습으로 사춘기를 시작했듯, 저마다 다른 모습으로 사춘기를 끝내게 된단다. 우리 말을 못 믿겠어? 여기 우리 모습을 좀 봐!

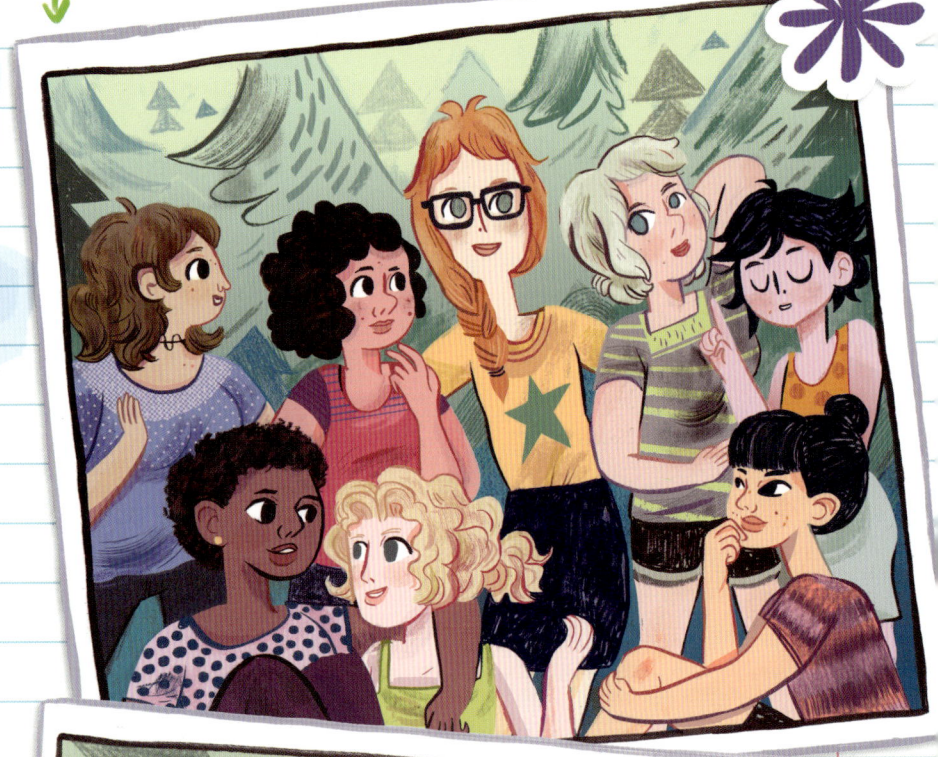

열세 살 때

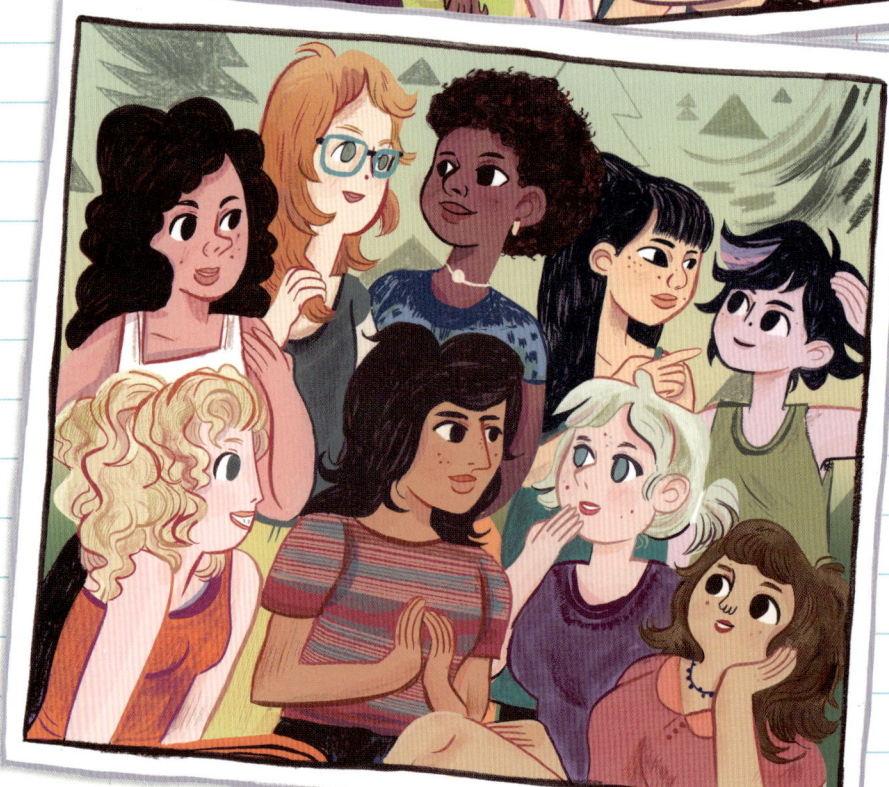

열여섯 살 때

사춘기 변화, 피할 수 없다면 즐겨라!

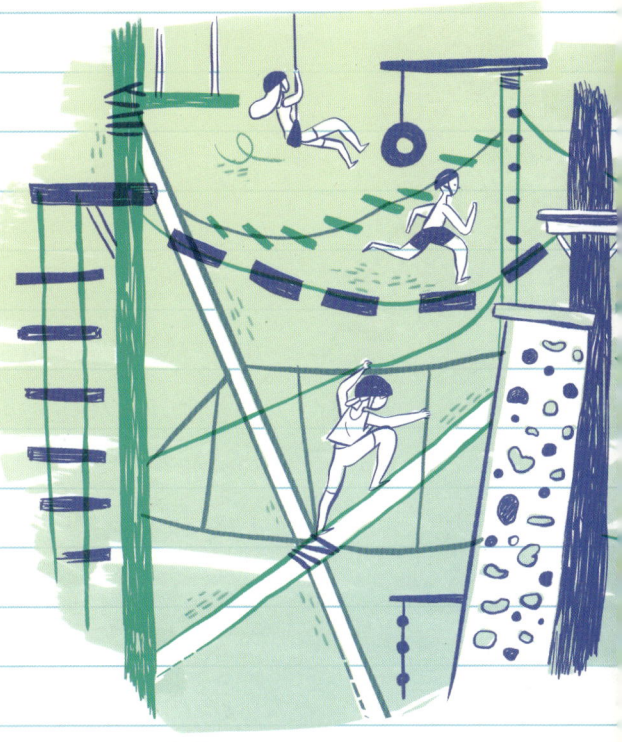

사춘기에 일어나는 많은 변화에 대해서 **"고맙지만 사양할래."** 하고 말하고 싶을지도 모르겠다. 어른이 된다는 건 굉장한 일이지만, **변화는 늘 힘든 법이니까.** 실버문 캠프의 밧줄 타기 훈련을 통과하는 것만큼이나 말이야. 아무리 애써 봤자 그 훈련을 피할 수 없듯 사춘기 또한 피할 수 없어. 네가 **'사춘기의 사 자도 듣기 싫어!'** 라고 한다면, 좋은 쪽으로 생각이 바뀌도록 우리가 우리 나름의 처방을 내려 줄게.

> 나 고소 공포증 있어. 몸이 좋지 않아. 신발도 한 짝밖에 없는데. 식당에서 비상 상황이라고 나더러 빨리 오래. -레아

> 너희들 모두 알아둬. 나는 절대로, 절대로 밧줄 타기 훈련엔 안 빠질 거야. -에마 L.

사춘기는 누구라도 힘들어. 하지만 네가 느끼는 성 정체성과 타고난 성이 다르다면, 이 모든 신체 변화가 더 힘들게 다가올 수 있어. 타고난 성보다 다른 성이 더 편안하게 느껴진다면 믿을 만한 어른과 이야기를 나눠 봐. 네가 필요로 하는 도움을 줄 수 있는 어른 말이야.

9번 오두막
언니들이 뽑은 최고의 처방전 TOP 3

사춘기가 꺼려질 땐 이렇게!

1. 너보다 나이가 많고 생각이 깊은 사람을 찾아서 이야기를 나눠 봐. 사춘기가 두렵다면 그건 네 속에 풀리지 않은 의문이 많기 때문일 거야. 다행히 수십억에 이르는 여성들이 네가 걸어갈 길을 미리 닦아 놨으니까, 믿을 만한 사람과 이야기를 나눠! 엄마, 친구네 엄마, 언니, 이모, 고모, 사촌 언니 누구라도 좋아. 아니면 그 모든 사람과 이야기해 봐도 좋고. 네가 알아야 할 모든 것을 말해 줄 수 있는 사람들이니까. 그리고 내 말 명심해. **세상에 바보 같은 질문은 없다!** —브리애너

> 엄마한테 월경 이야기를 하려니까 어색했는데, 에마 N.네 엄마 앞에서는 말이 어찌나 술술 잘 나오던지. 아줌마는 내가 묻는 말에 일일이 대답해 주고, 우리 엄마한테 전화를 걸어서 생리대 부탁까지 해 주셨어. —그레이스

> 아빠도 상담 상대로 나쁘지 않아. 아빠나 다른 믿을 만한 남자 어른들도 사춘기를 겪어 봐서 네 고민이 뭔지 잘 알고 계실 거야. —에마 R.

2. 네 몸이 변한다고 해서 네 자신도 변해야 하는 건 아니야. 조금 더 크면 관심사가 달라질지 모르지만, 가슴이 나온다고 해서 네가 좋아하는 것들을 관둘 필요는 없어. 네 관심사가 반딧불이를 잡고 정글짐에 매달리고 만화책을 읽는 거라고 해도 말이야. **몸에서 어떤 변화가 일어나든 네가 좋아하는 일은 계속할 수 있다는 사실을 절대 잊지 마!** —세이지

3. 사춘기의 좋은 점을 찾아서 그것에 집중해 봐. 사춘기가 다 좋기는 어렵겠지만, 그래도 찾아보면 뭔가 재미있게 할 만한 게 있을 거야. 우리가 좋아한 건 여드름에 잘 듣는 팩 만들기, 예쁜 브래지어 사기, 사춘기 일기 쓰기였어.
ㅡ마케일라

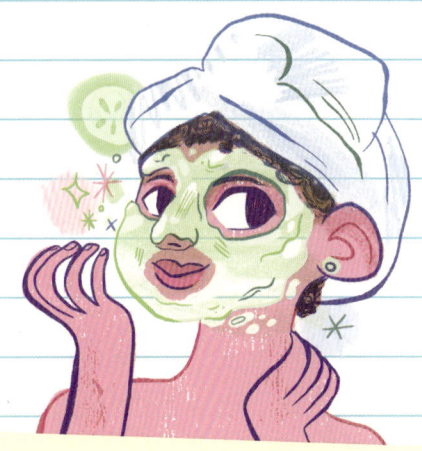

때 이른 사춘기를 위한 에마 R.의 처방전

혹시 '1등은 최악, 2등은 최고, 3등은 가슴에 털 난 사람!'이라는 노래 들어 봤니? 글쎄, 내가 그 1등을 한 거야. 그것도 일찌감치. 가슴이 나온 것도 1등, 겨드랑이에 털이 난 것도 1등, 월경을 한 것도 1등……. 나는 그게 별로였어. 나도 궁금한 게 백만 가지인데, 친구들이 자꾸 내 가슴을 가리키면서 묻잖아. 그때 나는 엄마랑 선생님한테서 필요한 답을 얻었어. 처음엔 친구들이 묻는 말에 대꾸조차 하기 싫었어. "네 가슴이나 신경 쓰시지!" 하고 소리치고 싶었지. 그런데 가만히 보니까 친구들이 하는 질문이랑 내가 했던 질문이 별반 다르지 않더라. 친구들이 궁금해하는 건 내 몸이 아니었어. 그냥 자기들 몸이 궁금했던 거야. 얼마 뒤, 나는 입을 다물기보다 친구들 질문에 답해 주는 게 좋겠다는 걸 깨달았어. 그 애들이 사춘기로 접어들었을 때 더 많은 이야기를 함께 나눌 수 있다는 걸 말이야. 그러고 나니까 "그럼, 젖꼭지가 튀어나오는 건 지극히 정상이지." 하고 대답하는 게 한결 쉬워졌어.

> 그렇다 쳐도 네 몸을 보고 묻는 말에 일일이 대답해야 한다? 그건 절대 아니지! 네 몸 이야기니까 대답하고 말고는 네 마음이야. 언니가 묻든 이모가 묻든 간에, 네가 편안하게 대답할 수 있을 때만 하면 돼. 그렇지 않을 때는 이렇게 말해 봐. "이오, 관심 가져 주셔서 고맙지만, 월경은 제 사생활이니까 그만 이야기하시죠." 물론 의사 선생님한테는 다 말씀드려야지. ㅡ세이지

드디어 사춘기!

너만 빼고 세상 모든 여자애들이 다 가슴이 나온 것 같다고? 그럴 때 사춘기가 찾아온다면 긴 겨울 끝에 봄이 찾아온 것처럼 설렐 거야. 그렇다고 그 설렘 때문에 굳이 지각생이 될 필요는 없지. 어른이 된다는 게 얼마나 멋진 일인지 우리가 말했던가? 실버문 캠프에 온 모든 아이들이 밧줄 타기 훈련을 피해 갈 수 없듯 **사춘기도 누구나 반드시 겪게 되어 있어.** 엄마의 아이라이너를 가지고 겨드랑이에 털을 그려 볼까 했던 친구들이 있다면 우리 처방전을 보면서 조금 더 느긋하게 기다려 보도록 해.

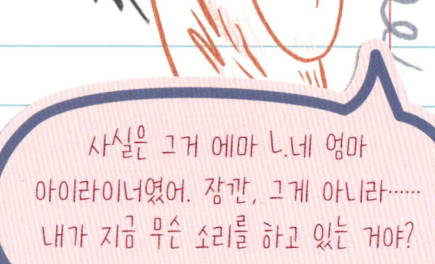

사실은 그거 에마 ㄴ.네 엄마 아이라이너였어. 잠깐, 그게 아니라…… 내가 지금 무슨 소리를 하고 있는 거야? —제나

9번 오두막
언니들이 뽑은 최고의 처방전 TOP 3
사춘기가 영영 오지 않을 것 같을 땐 이렇게!

1. 알아, 알아, 우리가 했던 얘기 또 한다는 거. 그래도 **너보다 나이가 많고 생각이 깊은 사람을 찾아서 이야기를 나눠 봐.** 사춘기에 접어들었을 때만 상담이 필요한 게 아니거든. 사춘기가 언제 닥칠지, 사춘기가 되면 어떤 일이 일어나는지, 사춘기가 왜 아직 안 오는지…… 궁금한 점이 한두 가지가 아니잖아. 엄마, 친구네 엄마, 언니, 이모, 고모, 사촌 언니에게 물어보면 네가 궁금해하는 걸 다 알려 줄 거야. "그럼, 사춘기가 오고말고!" 하고 안심시켜 줄걸. —에마 ㄴ.

나는 아빠만 두 분 계시고 엄마는 안 계셔. 두 분이 모르는 게 없다 해도, 나는 여자 어른이랑 이야기하고 싶었어. 내가 이제나저제나 하고 사춘기를 기다릴 때 도움을 준 분은 실버문 캠프의 지도 교사 줄리아 선생님이셨어. 줄리아 선생님은 우리가 정확한 때를 모를 뿐 사춘기는 꼭, 반드시, 틀림없이 온다고 하셨지. 그 뒤에 정말 사춘기가 온 거야. —제나

나는 이것저것 알고 싶은 게 많아서 여기저기에 다 물어보고 다녔어. —브리애너

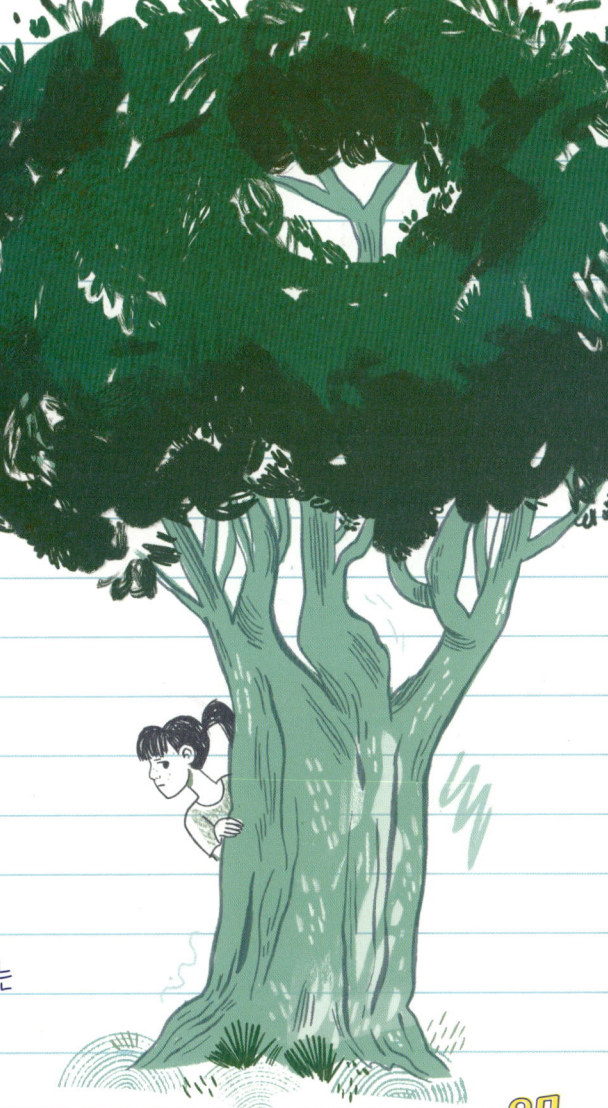

2. **아직 뭘 하지 않아도 되는 때를 즐겨 봐.** 4.8킬로미터에 이르는 숲길 산책에 나설 때 생리대를 안 챙겨도 되지. 사람들 눈에 안 띄는 곳을 찾아서 생리대를 갈지 않아도 되지. 다 쓴 생리대를 어떻게 처리할지 고민 안 해도 되지. 이건 절대로 경험에서 나온 이야기가 아니야! —그레이스

3. **다른 친구들의 실수를 통해 배워 봐.** 사춘기가 빨리 온 친구들을 보면 나만 뒤처진 것 같아 불안하겠지. 그럼 이렇게 생각해 봐. '내가 걸어가야 할 길을 친구들이 미리 평탄하게 닦아 주고 있는 거다.' 털을 밀다가 생길 수 있는 사고부터 브래지어를 고르는 알쏭달쏭한 비법까지 친구들의 경험담을 들어 두면 같은 실수를 되풀이하는 일은 없을 거야. —애비

뒤늦은 사춘기를 위한 애비의 처방전

마침내 사춘기가 왔을 때, 나는 사춘기를 겪는 마지막 지구인이 된 것 같았어. 내 친구들은 한 명도 빠짐없이 나보다 먼저 월경을 시작했거든. 소외감을 느꼈냐고? 당연하지. 그래도 나는 내가 좋아하는 일을 계속하면서 그 감정에 휘둘리지 않으려고 했어. 힙합도 배우고 쿠키도 굽고 친구들과 어울리기도 하면서 말이야. 그러다 보니 가슴이 나오기 시작했지. 그때도 나는 여전히 나였어, 늦된 아이가 아니라.

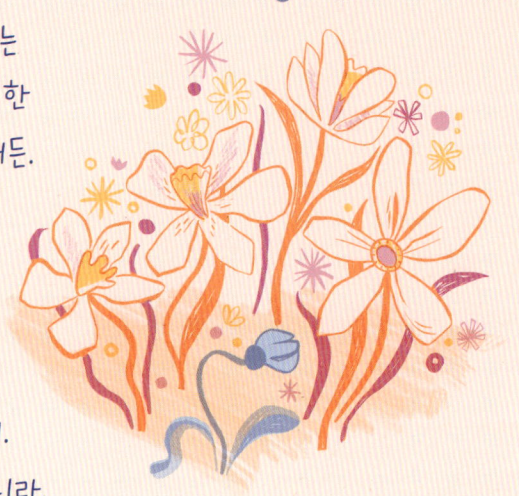

레아가 들려주는 세계의 성년식 이야기

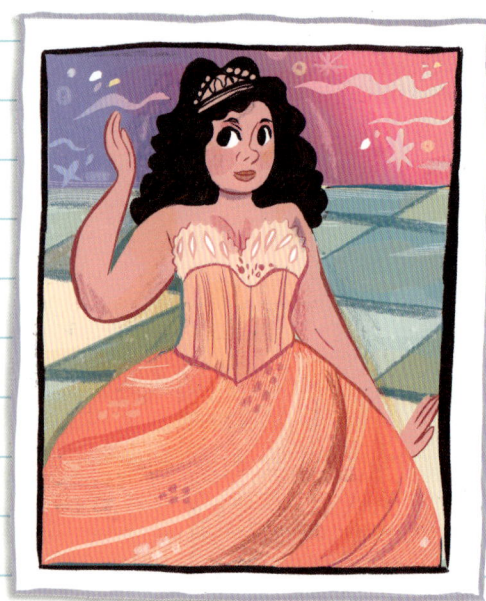

우리만 설레는 마음으로 여성의 세계에 들어선 건 아니야. 혹시 알고 있니? 전 세계 다양한 문화권에서 어른이 된 걸 축하해 주는 행사가 열린다는 사실 말이야. 그중에서 우리가 가장 마음에 들어 했던 몇몇 성년식을 알려 줄게.

킨세아녜라 : 여자아이의 열다섯 번째 생일을 축하해 주는 행사야. 스페인어를 쓰는 중남아메리카 국가에 널리 퍼져 있어. 이 화려한 생일 파티는 원래 여자아이가 결혼도 할 수 있는, 책임 있는 성인이 된 걸 축하해 주는 행사였대. 지금은 여성과 공동체의 축제로 자리 잡았지만 말이야.

세이진 노 히 : 일본의 전통 성년식으로 해마다 1월 둘째 주 월요일에 열려. 만 19세가 된 젊은이들이 전통 의상인 기모노를 입고 참석하지. 젊은이들에게 어른으로서 권리와 책임을 일깨우고 어른이 된 걸 축하해 주는 행사래.

바트 미츠바 : 바트 미츠바는 히브리어로 '율법의 딸'이라는 뜻이야. 여자아이가 열세 살이 되면 치르는 성년식이지. 남자아이는 열세 살에 바르 미츠바라는 성년식을 치른대. 이 행사를 치르고 나면 성인으로서 유대 사회의 활동에 참여할 권리와 율법에 따라 살 의무를 지게 된다고 해.

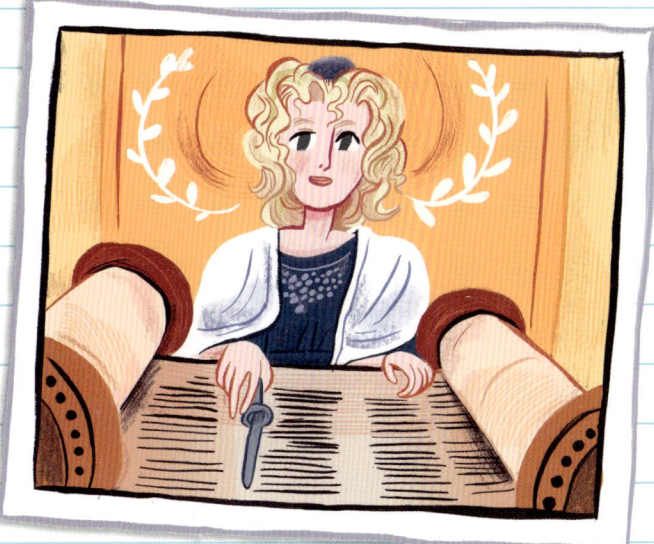

계례 : 한국의 전통 성년식으로 여자아이가 열다섯 살이 되면 사당에 가서 조상에게 고하고 머리를 틀어 올려서 비녀를 꽂아 주었다고 해. 어른이 되었다고 인정해 주는 거지. 지금은 해마다 5월 셋째 주 월요일을 '성년의 날'로 정해 놓고 만 19세가 된 젊은이들을 다 함께 축하해 주고 있어.

사춘기 일기장

사춘기 일기장을 만들어서 네 감정이나 신체 변화를 기록해 봐. 궁금한 점과 그에 대한 답, 네가 알아낸 정보도 함께 적는 거야. 월경을 시작하면 월경 기간과 양, 주기도 꼭 기록하도록 해. 월경 이야기는 뒤에 가서 다시 자세히 들려줄게.

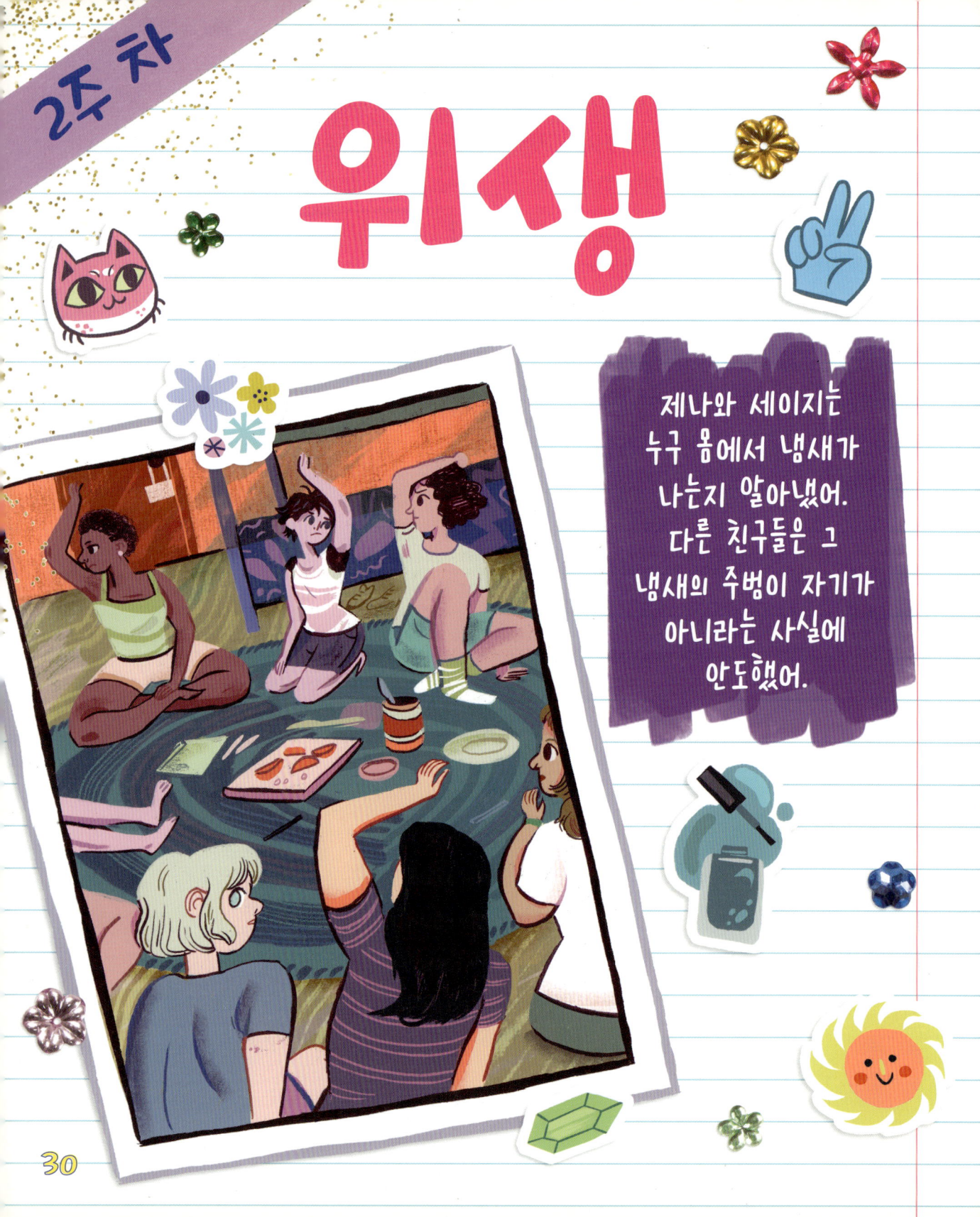

먼저 이거 하나만 짚고 넘어가자. **세이지 몸에서 났던 냄새,** 그건 장미 향 같은 게 아니었어. 세이지가 남자 대 여자 깃발 뺏기 시합에서 우리 팀을 승리로 이끈 그 순간에 나던 땀 냄새 같았어. 정말이지 딱 그 냄새였다고!

처음 냄새가 난다고 한 사람은 제나였어. 모두가 빙 둘러앉아서 저녁 간식으로 사과에 땅콩버터를 발라 먹고 있을 때였지. 여전히 승리의 기쁨에 취한 채 말이야. **"야, 야, 야, 누구한테서 나는지 모르겠지만 안 좋은 냄새가 나."** 제나의 말에 우리는 각자 팔을 들어 겨드랑이에 코를 대고 킁킁 냄새를 맡아 봤어. 거의 모두가 그 냄새의 주범이 자기가 아니라는 걸 알고 기뻐할 때였지. 세이지가 멈칫하더니 제나에게 겨드랑이를 들이밀며 물었어. **"잠깐, 나야?"** 제나는 숨을 깊이 들이쉬며 냄새를 맡더니 비명을 질렀어. 하마터면 밖으로 뛰쳐나갈 뻔했지.

그 뒤 모두가 세이지의 겨드랑이 냄새를 맡아 보고 싶어 했어. 세이지는 기꺼이 겨드랑이를 내주었지.

그렇다고 해도 몸에서 냄새가 난다는 소리를 듣는 게 썩 좋지는 않았을 거야. 그리고 **우리는 누구라도 그런 소리를 들을 수 있다는 걸 깨달았어.** 제나와 그레이스는 디오더런트가 뭔지도 모르고 있었고, 마케일라는 딱 한 달 전부터 그걸 쓰고 있었대.

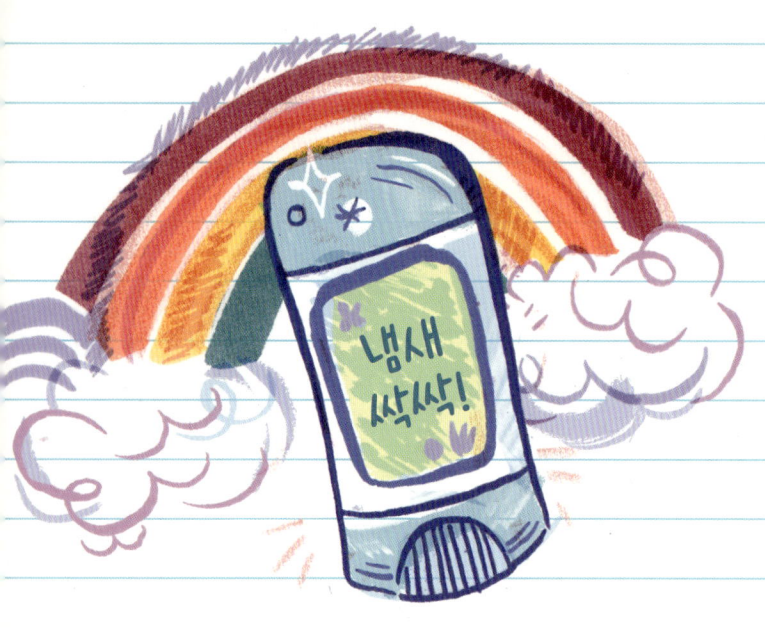

이튿날, 줄리아 선생님이 세이지에게 맞춤한 선물을 줬어. **바로 파우더형 디오더런트였지.** 솔직히 그게 최고의 선물은 아니었다고 봐. 하지만 줄리아 선생님은 디오더런트 바르는 법이랑 디오더런트 가루를 묻히지 않고 티셔츠 입는 법이랑 디오더런트를 쓰지 않고도 땀 냄새 없애는 법 따위를 가르쳐 줬지. 레아는 디오더런트를 쓰고 싶지 않다고 했어. 디오더런트가 자연스러운 매력을 없애기 때문이라나? 아무튼 선생님의 가르침이야말로 최고의 선물이었지.

그해 여름, 새로운 사실을 배운 건 세이지만이 아니었어. 애비는 머리를 빗으면 안 된다는 걸 배웠고, 브리애너는 빗어야 한다는 걸 배웠거든. 에마 R.은 다리털 미는 법을 배웠고. 몇 년 뒤에는 그만두는 법까지 배웠지. 에마 L.은 치약의 쓰임새가 다양하다는 걸 배웠어. 그리고 우리 모두는 가장 중요한 걸 배웠지.

여자가 되는 법을 알고 태어나는 사람은 아무도 없다는 사실을 말이야.

우리는 우리에게 서로가 있어서 정말 다행이라는 사실도!

오두막을 한 바퀴 돌아보면 여기저기에 놓인 위생 용품들이 눈에 띌 거야. 치약, 샴푸, 린스, 세안제, 로션, 선크림, 여드름 크림, 디오더런트, 칫솔, 빗, 손톱깎이, 면도기 따위가 한도 끝도 없이 널려 있을걸.

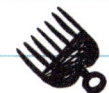

왜냐고? 글쎄, 나이가 들수록 관리가 필요하기 때문이겠지. 치약이나 샴푸 같은 제품은 아마도 네가 갓난아기 때부터 줄곧 써 왔던 제품일 거야. **여드름 크림**이나 **디오더런트** 같은 제품은 왜 필요한가 하고 뒤통수를 긁적거릴 수도 있겠지만 말이야.

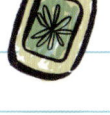

사실 몇 가지 필수품을 뺀 나머지 제품은 네가 쓰기 싫으면 안 써도 돼. 하지만 이 모든 제품의 사용법을 알고 나면 네 몸을 관리하는 게 귀찮기는커녕 엄청 재미있어질걸.

이제 머리카락부터 발가락 사이에 낀 때까지 어디는 꼭 관리해야 하고 어디는 꼭 관리하지 않아도 되는지, 어떤 것들을 활용해서 관리해야 하는지, 우리가 다 알려 줄게.

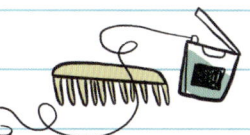

머리에 관한 머리 아픈 문제들

먼저 이거 하나만 짚고 넘어갈게. 전 세계 어느 나라든 모발 관리의 기본은 '청결'이야. 하지만 머릿결이나 머리숱은 사람마다 다 다르기 때문에 각자에게 맞는 관리가 필요해. 혹시 실버문 캠프에 처음 온 거라면 스스로 머리를 관리하는 것도 처음일 수 있겠구나. 처음엔 이런저런 실패를 겪을 수밖에 없을 거야. 하지만 계속하다 보면 머리를 더 예쁘게 관리할 수 있단다.

우리가 지금부터 몇 가지 요령을 알려 줄게. 이거 하나만 잊지 마. 네가 실수로 머리를 망쳤다고 해도 머리는 곧 다시 자란다는 걸 말이야.

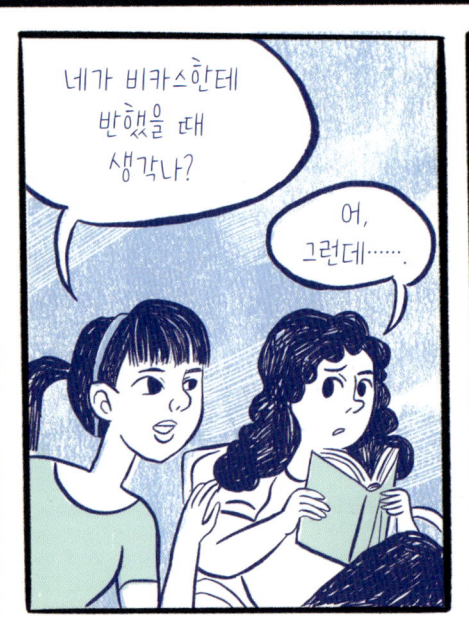
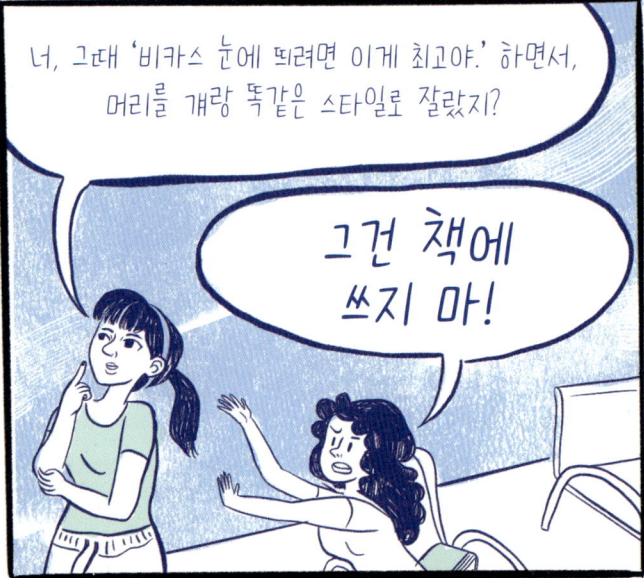
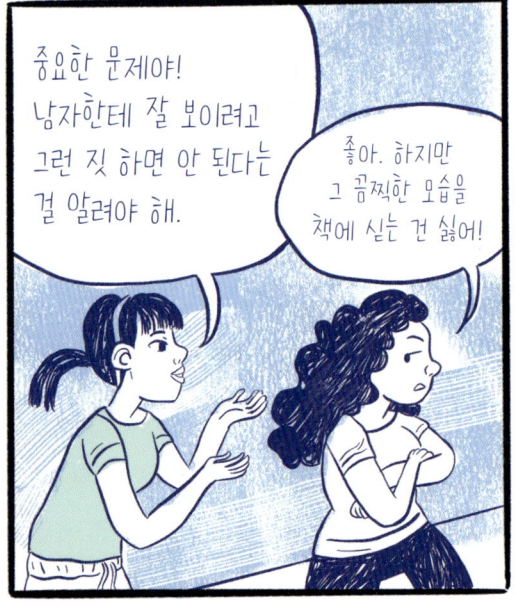
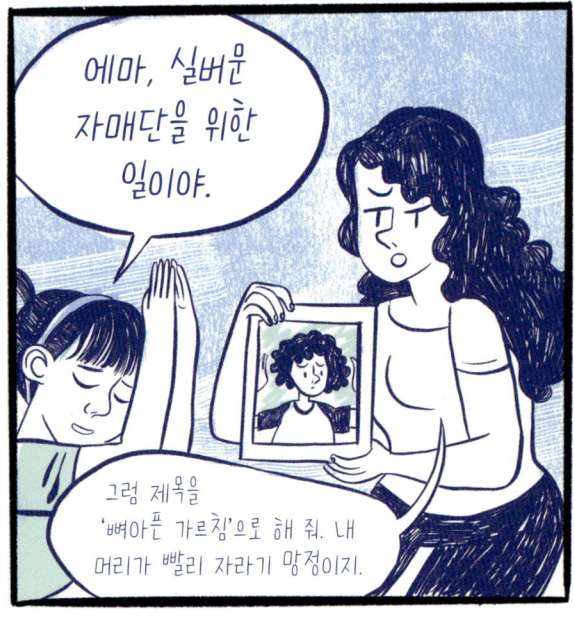

축축 처지는 직모

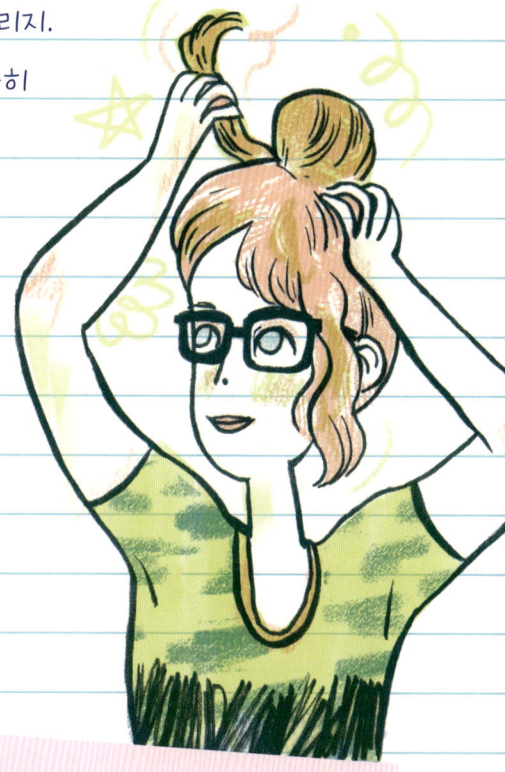

직모는 원래 촉촉한 느낌이 있어. 머리에 윤기가 돈다는 소리지. 단점은 제때 머리를 감지 않으면 금방 기름이 낀다는 거야. 특히 사춘기 때는 피지 분비가 왕성해서 기름이 끼기 쉬워. 호르몬 덕분에 말이지! ☺

아름다운 머릿결을 유지하려면 매일 또는 이틀에 한 번꼴로 머리를 감아야 해. 머리에 윤기를 더하고 싶다면 린스를 써도 좋아. 단 머리카락이 아주 가늘다면 머리끝에만 쓰도록 해. 그리고 아침저녁으로 머리를 빗어 줘야 머릿결이 건강해지고 엉키지 않아. 그럼 이제 외출 준비 끝!

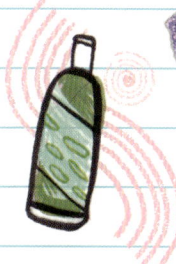

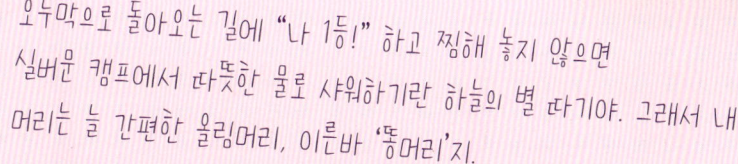

오두막으로 돌아오는 길에 "나 1등!" 하고 찜해 놓지 않으면 실버문 캠프에서 따뜻한 물로 샤워하기란 하늘의 별 따기야. 그래서 내 머리는 늘 간편한 올림머리, 이른바 '똥머리'지.

먼저 말총머리를 하듯 머리카락을 전부 모아 위로 끌어 올려. 그런 다음 머리채를 돌돌 말아서 머리 끈으로 두세 번 묶어 줘. 머리가 너무 길어서 몇 가닥이 흘러내리면 다시 모아서 머리 끈 사이로 끼워 넣으면 돼. 똥머리의 또 다른 장점은 직모건 곱슬머리건 다 틀어 올릴 수 있다는 거야. —제나

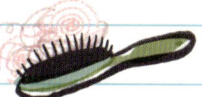

부스스한 곱슬머리

잘 관리한 곱슬머리는 친구들의 부러움을 살 수도 있어. 다만 푸석푸석하고 엉키기 쉽다는 게 흠이지. 네가 수영 시간 내내 머리를 모래에 처박고 있었던 게 아니라면, **머리는 일주일에 두 번만 감도록 해.** 머리를 감을 때 건성용 린스를 쓰면 한결 덜 푸석푸석할 거야. 머리가 부스스해지는 게 싫다면 컬을 살려 주는 제품을 써 봐. 우리가 즐겨 쓰는 건 컬 크림, 젤, 무스야. 하지만 네 머리에 잘 맞는 제품이 먼지 알려면 네가 직접 써 봐야 해. 곱슬머리를 관리하는 데 있어서 가장 중요한 건 다음 두 가지야. **첫째, 머리가 말라 있을 때는 절대로 빗질하지 말 것! 둘째, 머리가 젖어 있을 때 손빗으로 엉킨 부분을 살살 풀어 줄 것!**

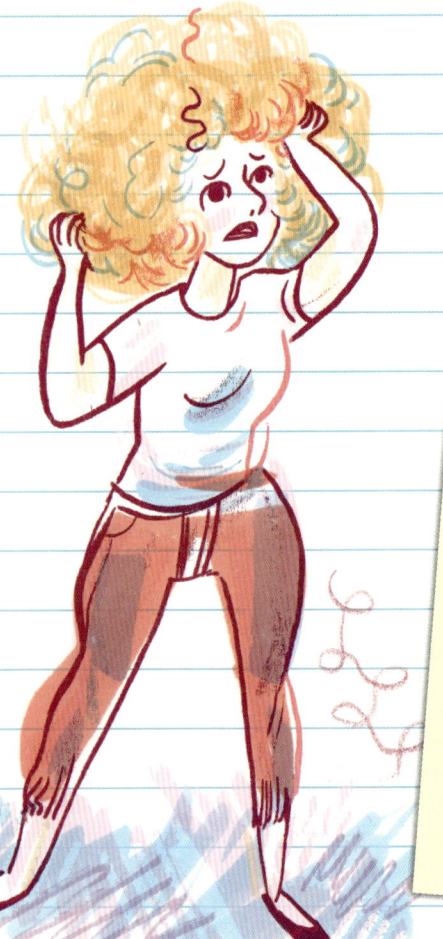

곱슬머리 빗질 절대 금지!

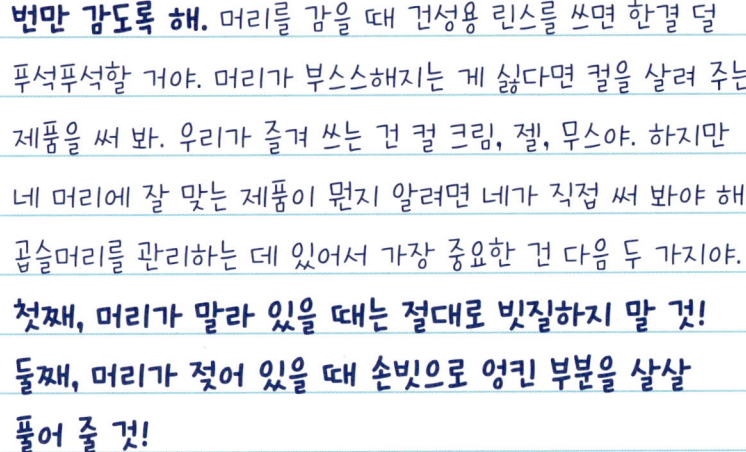

빗질을 안 하면 엉킨 머리를 어떻게 푸느냐고? 머리 감을 때 린스를 바른 다음 빗으로 빗어 주면 돼. 곱슬거림이 심하면 성긴 빗을, 곱슬거림이 심하지 않으면 촘촘한 빗을 쓰도록 해. 머리를 다 감은 뒤에는 고개를 숙이고 앞으로 흘러내린 머리카락을 손가락으로 살살 빗어서 엉킨 부분을 풀어 줘. 머리를 말릴 때는 수건으로 문지르는 대신 면 티셔츠로 감싸서 톡톡 두드려 줘. 그러면 머리가 부스스하게 뜨지 않아. 이제 너한테 맞는 헤어 제품을 골라 머리에 발라 주면 끝! -에마 ㄴ.

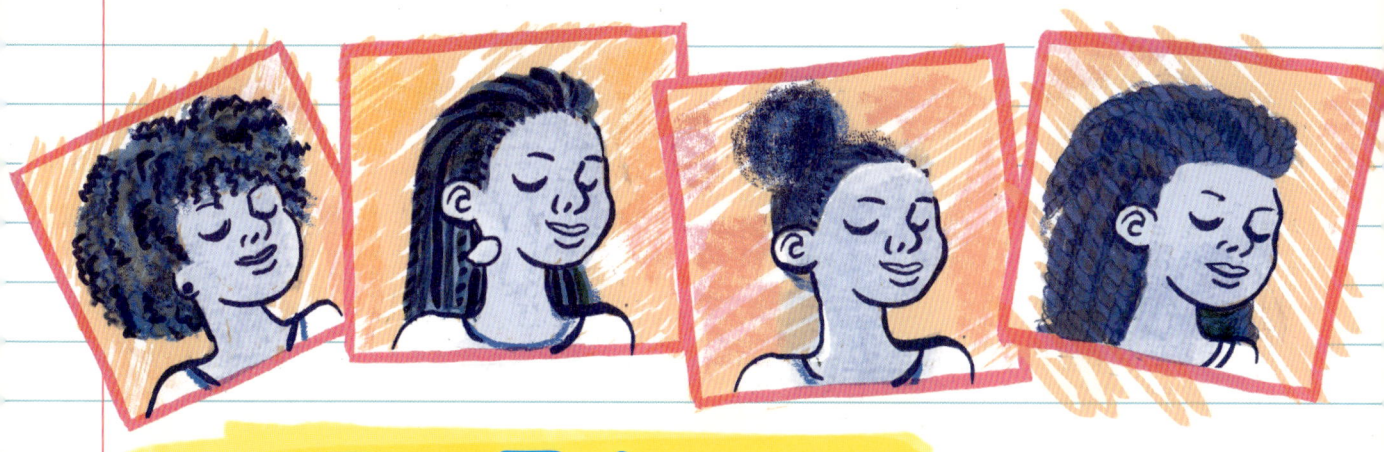

심한 곱슬머리

흑인에게서 흔히 볼 수 있는 곱슬곱슬한 머리의 장점은 이런저런 머리 모양을 다 해 볼 수 있다는 거야. 땋은 머리, 레게 머리, 올린 머리, 컬을 살린 머리……. 날마다 다른 머리 모양을 하고서 캠프 안을 돌아다닐 수 있지. 그래, 사실 날마다는 아닐 수 있어. 머리 손질을 하느라 인명 구조 훈련에 빠질 수는 없으니까 말이야.

헤어스타일의 기본은 잘 관리한 머리카락이라고 할 수 있어. 심한 곱슬머리는 쉽게 건조해질 수 있어서 무엇보다도 수분 공급이 중요하지. 머리카락이 너무 건조하다 싶으면 샴푸 대신 린스를 써 봐. 린스는 샴푸보다 세정력은 떨어지지만 수분과 영양 공급에는 좋거든. 3~5일에 한 번 건성용 린스를 젖은 머리카락에 바른 뒤 성긴 빗으로 머리끝에서 두피 쪽으로 빗어 줘. 그런 다음 린스 성분이 남지 않도록 미지근한 물로 깨끗이 헹구도록 해. 머리를 말릴 때는 면 티셔츠로 감싸고 꾹꾹 눌러서 물기를 없애고 머릿결이 부스스해지지 않도록 헤어 제품을 발라 줘. 린스와 헤어 제품은 아르간 오일, 코코넛버터, 시어버터 같은 성분이 들어 있는 게 좋아.

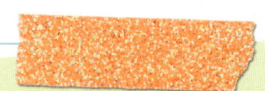

더운물 혼자 다 쓸 거냐는 친구들의 잔소리가 듣기 싫거든 머리에 린스를 바르고 욕실 밖으로 나와서 엉킨 머리카락을 풀도록 해. 그런 다음 욕실이 비면 다시 들어가 머리를 헹구고 샤워를 마저 해. 샤워만 하는 날에는 머리가 젖지 않도록 샤워 캡을 쓰고. —마케일라

건강한 머릿결을 위하여

머리카락은 열과 화학 물질에 약해서 그 사용 횟수를 줄일수록 더 건강해져. 직모든 곱슬머리든 상관없이 다 그래. 네 머리가 부스스한 곱슬머리라면 굳이 스트레이트파마를 하지 말고 자연스럽게 늘어뜨려 봐. 머리가 더 잘 자라고 머릿결도 덜 상할 테니까. 파마한 머리를 본래 곱슬머리로 되돌리고 싶다면 방법은 둘 중 하나야. 머리를 조금 더 길렀다가 파마한 부분만 잘라 내든지, 아니면 머리를 바짝 자르고 다시 기르든지. 건강한 머릿결을 지키는 비밀은 곱슬머리, 반곱슬머리, 직모 모두 헤어드라이어와 헤어 제품을 쓰지 않는 거야. 네 머리가 직모든 곱슬머리든 간에 타고난 머릿결을 살려서 가장 자연스러운 스타일을 연출한다면 그게 바로 너만의 스타일이 되지 않겠니?

반곱슬머리 관리하기

반곱슬머리는 다른 머리에 비해 손이 덜 가는 편이야. 곱슬이 심하지 않다면 매일 또는 이틀에 한 번꼴로 지성용 샴푸와 린스로 머리를 감고 아침저녁으로 빗질하는 게 좋아. 곱슬이 심하고 머리카락이 굵다면 이틀이나 사흘에 한 번꼴로 중건성용 샴푸와 린스로 머리를 감고 머리가 젖은 상태에서 엉킨 부분을 풀어 줘. 헤어 제품은 발라도 그만 안 발라도 그만이지만, 무더운 여름날에는 슬쩍 발라 줘도 괜찮을 거야. 온몸은 축축 늘어져도 머리만은 뽐뽐 살아 있을 테니까.

> 브리애너, 너 현관 밑에 빗 흘려 가지고 3주 내내 머리도 못 빗었던 거 생각나? 너구리한테 물릴까 봐 주우러 가지도 못하고 말이야. —에마 R.

> 그럼! 그 바람에 내 머리가 완전 사자 머리가 됐잖아. 캠프 방문의 날 아침에 줄리아 선생님이 장장 두 시간에 걸쳐 내 머리를 빗겨 주셨지. —브리애너

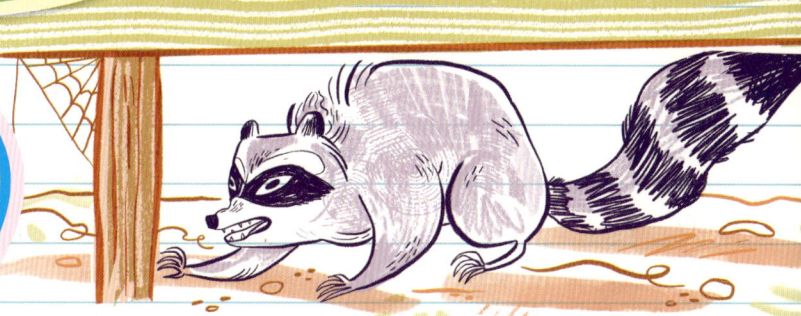

'벼머리' 땋기 (쌀 아님)

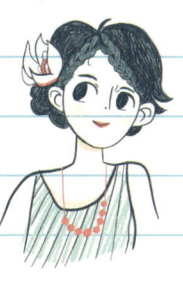

커트 머리나 단발머리는 화려한 올림머리를 하기에는 길이가 짧지. 그렇다고 화려하게 꾸미지 못할 이유는 없어. 커트 머리라면 이마선을 따라 앞머리를 양 갈래로 가늘게 땋아 내린 뒤 머리 끈으로 묶고 핀으로 고정해 봐. 단발머리라면 가르마를 탄 뒤 머리카락이 많은 쪽을 귀 아래까지 땋아서 머리 끈으로 묶어 봐. 조금 긴 단발머리라면 그렇게 땋은 머리를 뒷머리와 함께 묶어 주면 돼.

주방 기습 작전!

아니, 너더러 밤에 몰래 식당에 들어가서 아이스크림을 훔쳐 오라는 소리가 아니야. 우리도 해 봤는데 밤에는 냉동고를 잠가 놓더라고. 아니, 아니, 그게 아니라…… 리앤 주방장님께 부탁해서 모발 영양제를 만들 재료 좀 얻어 오라는 소리야.

레아가 만든 바닷소금 스프레이
직모와 반곱슬머리에 좋은 바닷소금

실버문 호수에만 다녀오면 머리가 축축 처져서 짜증이 난다고? 그렇다면 이 스프레이를 머리에 뿌리고 손질해 봐. 축축 처졌던 직모도, 반곱슬머리도 탱글탱글하게 살아날 테니까.

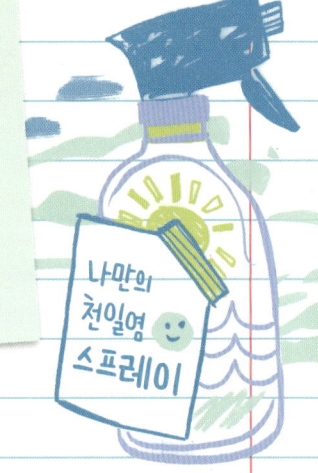

나만의 천일염 스프레이

재료
- 분무기
- 따뜻한 물 한 컵
- 바닷소금 1큰술
- 코코넛오일 1큰술

만들기
분무기에 물, 바닷소금, 코코넛오일을 넣고 잘 섞어. 그런 다음 젖은 머리에 살짝 뿌리고 헤어드라이어로 말려 줘. 머리카락이 풍성하고 힘 있어 보일 거야.

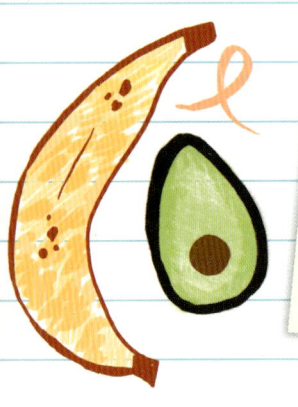

에마 L.이 만든 아보카도 팩
부스스한 곱슬머리에 좋은 아보카도

점심에 또 참치캐서롤이 나왔다면 이 헤어 팩을 머리에 바르기보다는 먹고 싶을지도 모르겠네? 그래도 머릿결이 얼마나 부드러워지는지 알면 팩 하길 잘했다 싶을걸.

재료
- 잘 익은 아보카도 한 개
- 잘 익은 바나나 한 개
- 코코넛오일 두 스푼
- (코코넛오일이 굳었다면 병째 따뜻한 물에 담가 녹일 것)

만들기
큰 대접에 아보카도와 바나나를 넣고 으깬 다음 코코넛오일을 붓고 잘 섞어. 마른 머리카락이나 젖은 머리카락에 팩을 바르고 흘러내리지 않도록 샤워 캡을 써. 길게는 1시간에서 짧게는 30분을 기다린 뒤에 샴푸로 머리를 깨끗하게 감아.

긁적긁적 두피 가려움증

긁적긁적 긁지 않고는 못 배길 만큼 머릿밑이 가렵거든 선생님이나 부모님, 아니면 에마 R.에게 털어놓도록 해. 비듬이 생겨서 그럴지 모르거든. 비듬이란 두피의 각질이 떨어져 나온 건데, 비듬 샴푸를 쓰면 효과가 있을 거야. 아니면……
이가 생겨서 그럴 수도 있어. 이를 없애려면 어른들의 도움을 받아야 하지만 예방법이 없지는 않아. 머리빗, 머리 띠, 머리 끈, 모자, 베개 따위를 돌려쓰지 마. 그리고 가장 친한 친구와 속닥거릴 때라도 10센티미터는 떨어져 있도록 해.

> 어쩌다 보니 내가 우리 오두막의 감시관이 됐네? 이게 다 1천 미터 밖에 있는 서캐도 알아볼 만큼 시력이 좋은 탓이지 뭐야. —에마 R.

알록달록 무지개 머리

파란 하늘, 빨간 소방차, 분홍 솜사탕……. 생긴 대로 사는 게 가장 좋다고 생각하지만, 어쩌다 한 번씩 변화를 주는 것도 재미있지 않을까? 이를테면 염색 같은 걸로 말이야. 보라색 머리가 나한테 안 어울린다 싶으면 다른 색으로 바꾸면 되니까. 다만 염색하기 전에 빠뜨리지 말아야 할 게 두 가지 있어. 하나는 부모님 허락을 받는 거고, 다른 하나는 염색약에 알레르기가 없는지 검사하는 거야. 알레르기 검사법은 염색약에 딸린 설명서에 나와 있어.

> 나처럼 머리가 까만 경우엔 탈색하지 않고 염색만 해 봤자 욕실 바닥만 물들일 뿐이야.
> —그레이스

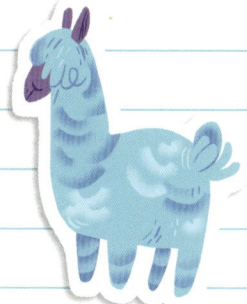

> 고맙지만 염색은 안 할래. 난 지금 이대로가 좋아! —제나

울긋불긋 피부 불청객!

정말 징그럽지만 꼭 알아야 할 사춘기 여드름

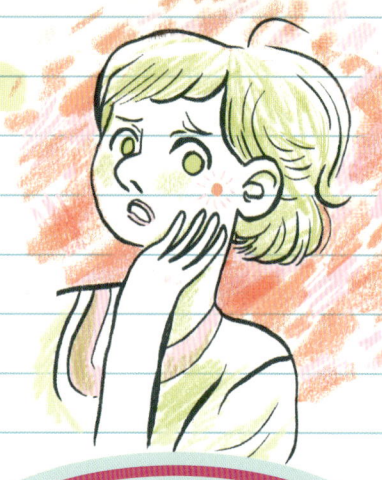

여드름이야말로 누가 봐도 한눈에 알 수 있는 사춘기의 징표지. 너는 여드름 때문에 악 소리가 나올지도 모르겠지만, 우리가 해 줄 수 있는 위로의 말은 하나뿐이야. 다들 그래. 누구나 살다 보면 적어도 한 번은 여드름이 나게 마련이야. 그보다 많이 나는 사람은 더 많고. 너만 그런 게 아니라는 소리야. 그렇다면 여드름이란 정확히 무엇인지, 어떻게 해야 없앨 수 있는지 알아볼까?

> 그래, 줄리아 선생님 말로는 선생님의 육촌 동생의 가장 친한 친구네 오빠의 여자 친구가 평생 여드름이 뭔지도 모르고 살았대. 그런데 우린 그 사람을 본 적이 없으니 진짜 그런 사람이 있는지 없는지 어떻게 알겠어.
> ─제나

여드름

여드름? 여자아이들이 '드럽게' 싫어해서 여드름인가? 여드름은 사춘기가 시작될 무렵부터 얼굴에 오돌도돌 돋아나는 종기를 말해. 끈끈한 고름으로 가득 차 있기도 하고 욱신욱신 아프기도 하지. 도대체 여드름은 정확히 무엇이고 왜 생기는 걸까? 한마디로 모공이 막혀서 생기는 염증성 피부 질환이 바로 여드름이야. 우리 몸에선 늘 피지가 분비되는데, 사춘기 때는 그 분비량이 마구마구 늘어나. 그게 다 호르몬 덕분(?)이지. 가끔 모공이 감당할 수 없을 만큼 피지가 많이 분비될 때도 있어. 여기에 세균까지 나서서 모낭을 자극하면 왝 소리가 절로 나는 염증이 생기는 거지.

> 모공은 몸에 난 털구멍을 말해. 이 구멍으로 피지가 나오는 거야.
> ─레아

까맣고 하얗고 빨간 헤드가 달린 건 뭘까요? (힌트: 신문은 아님)

여드름이면 다 같은 여드름인 줄 알겠지만, 사실은 그렇지가 않아. 여드름의 종류는 한두 가지가 아니야. 그래서 여드름을 치료하는 방법도 한두 가지가 아니지. 그럼 네 얼굴에 돋아난 여드름은 어떤 종류이고 어떻게 관리해야 하는지 한번 알아볼까?

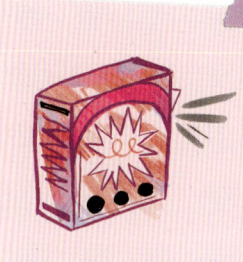

블랙헤드(개방 면포): 이 녀석이 가장 흔히 생기는 여드름이야. 크기가 워낙 작아서 눈에 잘 띄지도 않아. 피지가 모낭에 쌓여 딱딱해진 상태에서 모공 입구가 열려 있으면 멜라닌 색소가 침착되어 까맣게 변하는데 이걸 두고 블랙헤드라고 부르는 거야. 블랙헤드는 살짝 솟아오를 때도 있지만 대개는 까맣고 작은 점처럼 보여. 살리실산 성분이 들어간 순한 세안제를 쓰면 각질과 피지를 없애 줘서 블랙헤드 치료와 예방에 도움이 된다고 해.

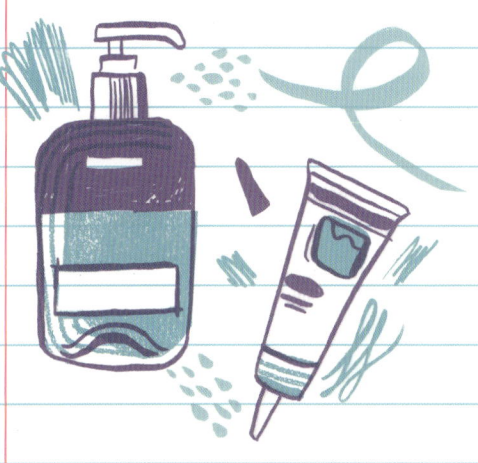

집에 살리실산이 든 세안제가 없으면 베이킹소다를 물에 개서 블랙헤드에 바른 뒤 살살 문질러도 된대. -에마 L.

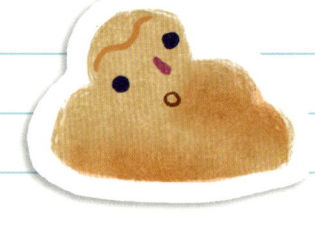

화이트헤드(폐쇄 면포) : 블랙헤드 못지않게 흔한 게 화이트헤드야. 블랙헤드와 마찬가지로 모낭에 피지가 쌓여 딱딱해진 상태인데 블랙헤드와 달리 모공 입구가 닫혀 있는 거지. 피부에 작고 하얀 점이 돋아난 것처럼 보일 뿐 아프지도 않고 붓지도 않아. 화이트헤드는 주로 코나 턱, 이마에 생기는데, 블랙헤드와 마찬가지로 살리실산 성분이 들어간 세안제를 쓰면 도움이 돼.

구진성 여드름과 화농성 여드름 : 이제야 본격적인 여드름의 세계로 들어왔군. 구진성 여드름은 빨갛고 딱딱하고 건드리면 아파. 녀석들은 네 얼굴에서 파티 하는 걸 좋아해서 한 번에 여럿이 우르르 올라오곤 해. 구진성 여드름에 고름(농)이 차기 시작하면 화농성 여드름이 돼. 이 두 여드름에는 균이 많이 살고 있어서 과산화벤조일 성분이 들어간 연고를 바르면 도움이 되지. 그래도 이 여드름이 좀처럼 없어지지 않는다면 피부과에 가서 진료를 받아 보는 게 좋아.

> 피부를 자극하면 여드름이 나기도 해. 나도 한동안 턱 선을 따라 여드름이 마구 돋아서 고민이었어. 그런데 머리를 묶고 다녔더니 조금씩 가라앉더라고. 기름기 많은 머리카락이 턱에 닿아서 여드름이 났었나 봐. -브리애너

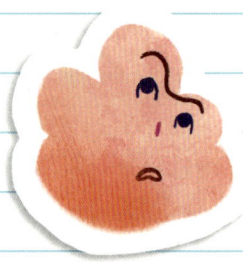

결절성 여드름과 낭포성 여드름 : 이 쌍둥이 악마들을 굳이 좋게 포장해 줄 까닭은 없지. 결절은 혹이라는 뜻이야. 그 이름처럼 결절성 여드름은 피부 깊숙이 자리를 잡고 속에서부터 부어오르는 데다 건드리면 몹시 아파. 낭포성 여드름은 고름이 차올라 주머니(낭포)처럼 변하는 녀석이지. 결절성 여드름이나 낭포성 여드름이 생겼다면 과산화벤조일 성분이 들어간 세안제로 세안하는 게 좋아. 하지만 그보다 피부과에 가 보는 게 먼저겠지. 여드름 상태에 따라 주사나 약물 치료가 필요할 수도 있으니까 말이야.

나는 열네 살 때부터 양 볼에 결절성 여드름이랑 낭포성 여드름이 같이 생겼어. 이제는 깨끗이 없어졌다고 말하고 싶지만, 내 얼굴은 여전히 여드름투성이야. 그래도 피부과를 다닌 건 확실히 도움이 됐어. 의사 선생님이 잘 치료해 준 덕분에 많이 좋아졌거든. 이런 여드름은 꼭 피부과에서 치료를 받아야 한대. 우리가 혼자서 여드름을 치료할 수 있다면 피부과 의사들은 뭘 먹고 살겠어. -그레이스

등에도 여드름이?

이런 소식을 전하게 되어 안타깝지만 여드름은 얼굴에만 나는 게 아니야. 그 이름도 무시무시한 '등드름' 들어 봤지? 등드름이 다가 아니야. 가슴이나 어깨, 사타구니에도 여드름이 날 수 있어. 이런 녀석들과 싸워 이기려면 어떻게 해야 할까?

★ **얼굴에 난 여드름과 똑같이 관리해.** 샤워할 때 여드름 전용 세정제로 가슴과 어깨, 등, 사타구니를 문질러 씻은 다음 연고를 발라 줘. 단 과산화벤조일 성분이 들어간 연고는 가슴이나 어깨, 등에 바르면 안 돼. 옷이나 베갯잇, 이불이 얼룩덜룩 탈색될 수 있거든.

★ **모공을 막지 마!** 외출할 때 선크림이 필수이긴 한데, 선크림 때문에 모공이 막힐 수도 있어. 선크림은 되도록 '유분 0%', '모공 집중 케어', '피부과 전문의 추천'이라고 적힌 제품을 고르도록 해. 다른 화장품도 마찬가지야.

★ **씻어!** 운동하고 나면 꼭 샤워를 해야 해. 땀이 밴 옷이 피부에 닿으면 세균이 자라기 좋은 환경이 되거든. 샤워할 시간이 없다면 여드름 패드로 등드름을 닦은 다음에 옷이라도 갈아입도록 해.

★ **헹궈!** 샴푸나 린스, 다른 헤어 제품 잔여물이 남지 않도록 머리를 깨끗이 헹궈.

★ **마음껏 즐겨!** 여드름 좀 있으면 어때? 당당하게 탱크톱도 입고 수영복도 입어! 자신감만 있으면 여드름 따위는 문제가 되지 않아.

여드름, 알고 보면 속병?

모공이 막혀서 생기는 게 여드름이지만, 마음속이나 몸속의 문제도 영향이 없다고는 할 수 없어. 아직 스트레스와 식생활이 피부에 어떤 영향을 미치는지 확실히 밝혀지진 않았어. 그래도 의학계가 스트레스와 식생활에 관심을 기울이고 있으니 너도 그랬으면 좋겠어.

혹시 중간고사 기간이면 여드름이 더 나는 거 눈치챘니? 너만 그런 게 아니야. 다들 스트레스를 받으면 여드름이 난다더라고. 시험이나 대회를 앞두고 있을 때 말이야.

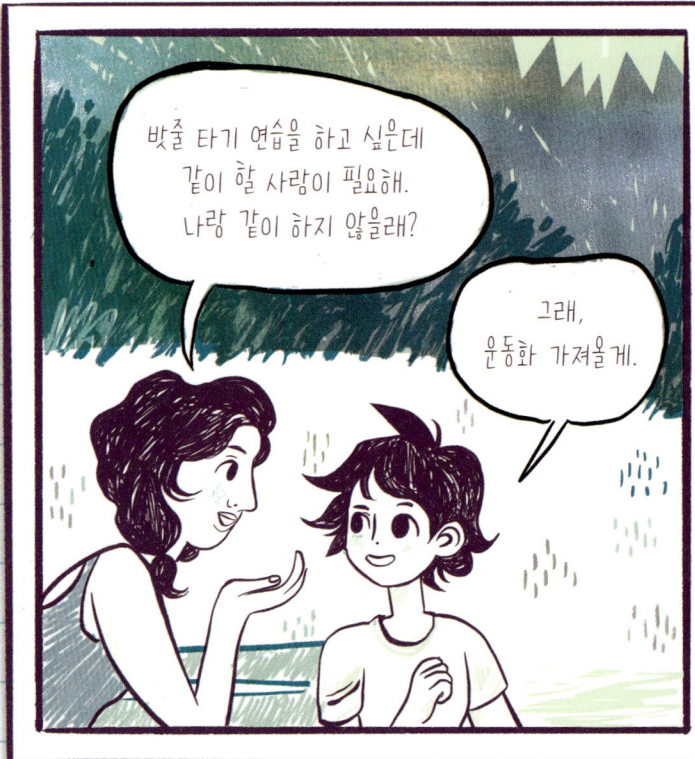 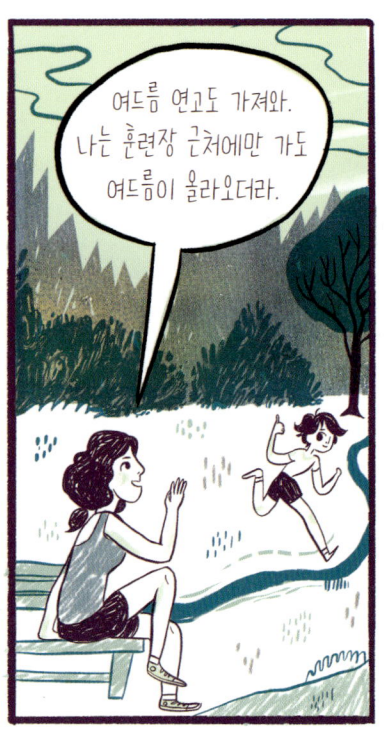

혹시 초콜릿을 먹으면 여드름이 난다는 소리 들어 봤니? 그게 오랜 속설이라는 소리도 들어 봤지? **대체 뭐가 맞는 걸까?**

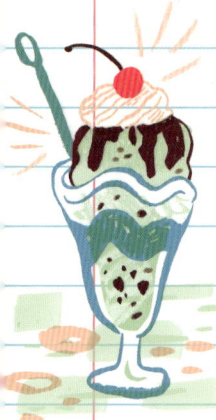

사람에 따라 먹었을 때 여드름이 악화되는 음식이 있어. 그중 가장 인기 있는 녀석들이 바로 설탕, 유제품, 견과류야. 그렇다고 벌써부터 피스타치오 아이스크림을 끊겠다고 선언하지는 마. 같은 것을 먹어도 여드름이 나는 사람이 있고, 아주 멀쩡한 사람이 있거든. 혹시 음식 때문에 피부가 전쟁터로 변할까 봐 걱정이 된다면 한번 실험해 봐. 여드름에 나쁘다고 알려진 음식을 한 가지씩 적어도 3주 동안 먹지 않으면 어떤 변화가 생기는지 말이야. 아무런 변화가 없다면 얼마든지 먹어도 돼. 우리는 네가 괜히 피스타치오 아이스크림을 끊네 마네 하는 걸 바라지 않는다고.

올바른 피부 관리, 잘못된 피부 관리

올바른 관리 : 하루에 두 번 세수하기. 세수할 때는 손을 깨끗이 씻고 향이 없는 순한 세안제와 따뜻한 물을 쓰는 게 좋아. 얼굴의 유분은 피부를 건강하게 지켜 주기도 하니까 너무 자주 박박 닦으면 안 돼. 자칫 유분이 다 씻겨 나가면 피부가 건조해질 수 있거든.

잘못된 관리 : 더러운 손으로 얼굴 만지기. 손에 묻은 먼지와 기름때가 얼굴에 옮아갈 수 있으니까 더러운 손으로 얼굴을 만지면 안 돼. 얼굴을 만지기 전에 손부터 씻어.

올바른 관리 : 참기. 거대한 여드름을 없애는 가장 좋은 방법은? 저절로 없어지게 두는 거야. 참기 힘들 수도 있겠지만 여드름이 자연히 가라앉을 때까지 내버려 두는 게 피부에는 가장 좋아.

잘못된 관리 : 여드름 짜기. 여드름을 꾹 눌러 짜고 싶겠지만 그러지 마. 왜냐고? 여드름을 짜면 염증이 생길 수 있고, 손에 묻은 세균이 상처에 들어가서 2차 감염이 일어날 수도 있거든. 한마디로 여드름이 더 악화될 수 있다는 소리야.

올바른 관리 : 제대로 짜기. 보나 마나 우리 말을 귓등으로도 안 듣고 여드름을 짜겠지? 그럴 거면 화이트헤드만 짜도록 해. 그러니까 피부 표면으로 올라온 여드름만 짜라는 말이야.

잘못된 관리 : 건드리기. 여드름보다 더 나쁜 게 뭐게? 여드름이 났던 자리에 흉터가 생기는 거야. 여드름을 자꾸 건드리면 반드시 흉터가 남는다고!

> 맞아! 이 단락 제목은 '어렵게 얻은 교훈'이라고 하자. -브리애너

올바른 관리 : 정보 공유하기. 어떤 세안제가 네 피부에 맞을지 미리 알기는 어려워. 선택의 폭이 넓을 때는 더 그렇지. 그럴 때는 친구 몇 명을 모아서 세안제를 서로 바꿔 써 보는 거야. 그러다 보면 네 피부에 맞는 걸 찾을 수 있겠지. 단, 병원에서 처방받은 연고는 절대 같이 쓰면 안 돼.

잘못된 관리 : 포기하기! 여드름은 골칫덩이야. 우리도 여드름이 나 봐서 잘 알아. 하지만 여드름이 난 얼굴이 네가 누구인지 말해 주는 건 아니야. 사람들에게 피부 밑에 가려진 네 진면목을 보여 줘! 가장 중요한 건 건강하고 행복하게 살아가는 거니까. 포기하지 마. 너한테 딱 맞는 관리 비결을 찾을지도 모르잖아. 시간이 지나면 피부는 대개 좋아지기 마련이야.

> 2년 전 여름, 제나랑 그레이스랑 에마 R.이랑 나는 각자 다른 세안제를 실버문 캠프에 가져와서 일주일에 한 번씩 바꿔 써 보기로 했어. 정말 엄청난 실험이었지. 그레이스는 살리실산이 잘 안 듣는다는 사실을 알아냈고, 에마 R.은 과산화벤조일이 옷이나 이불에 묻으면 안 된다는 사실을 깨달았어. 그리고 우리 모두는 한 달 사이에 네 가지나 되는 세안제를 두루 써 볼 수 있었지. -에마 L.

여드름 짜는 법
꼭 짜야겠다면 이렇게 해!

먼저 미지근한 물로 손과 얼굴을 씻어. 그러고는 살살, 아주아주 살살 눌러서 고름을 짜내. 손톱으로 짜면 안 되고, 세게 눌러도 안 돼. 그런 다음 바로 알코올 솜으로 닦고 여드름 연고를 발라. 앞서 말했듯 블랙헤드나 화이트헤드만 짜야 해. 빨갛게 부어오른 여드름은 절대 짜지 마. 자칫 잘못 짰다가는 덧나기만 할 뿐이야.

내 말 들려?

이런 속담 들어 봤니? '귀는 팔꿈치로 후벼라!' 이게 무슨 뜻일까? 귀지는 파지 않고 그냥 둬도 괜찮다는 뜻이야. 귀지가 귓속에 세균이 번식하는 걸 막아 주거든. 게다가 면봉이나 귀이개로 귀를 파다가 잘못하면 고막에 상처가 나기 쉬워. 귀지는 저절로 떨어져 나오게 되어 있으니까 신경 쓸 거 없어. 귀지가 떨어져 나오지 않고 너무 많이 쌓여서 답답하다 싶으면 이비인후과에 가서 의사 선생님의 손에 맡겨.

귀를 뚫었을 때는 이렇게!

귀를 뚫었다면 뚫은 자리가 덧나지 않게 관리를 잘 해야 해. 처음 귀를 뚫고 나면 적어도 6주 동안 귀걸이를 빼면 안 돼. 구멍이 제대로 자리를 잡도록 하루에 몇 번씩 귀걸이를 살살 돌려 주는 것도 잊지 말고. 샤워할 때마다 비누로 귀를 씻어 주고, 하루에 두 번 정도 알코올 솜으로 소독도 해 줘. 6주가 지나 귀걸이를 바꿔 달 때는 귀뿐만 아니라 귀걸이도 알코올 솜으로 문질러 닦도록 해. 금속에 민감한 피부라면 금이나 은 제품을 해야 덧나지 않아. 그리고 귀를 뚫을 때는 반드시 전문가를 찾아가. 너 혼자서 뚫으려고 하면 절대로 안 돼!

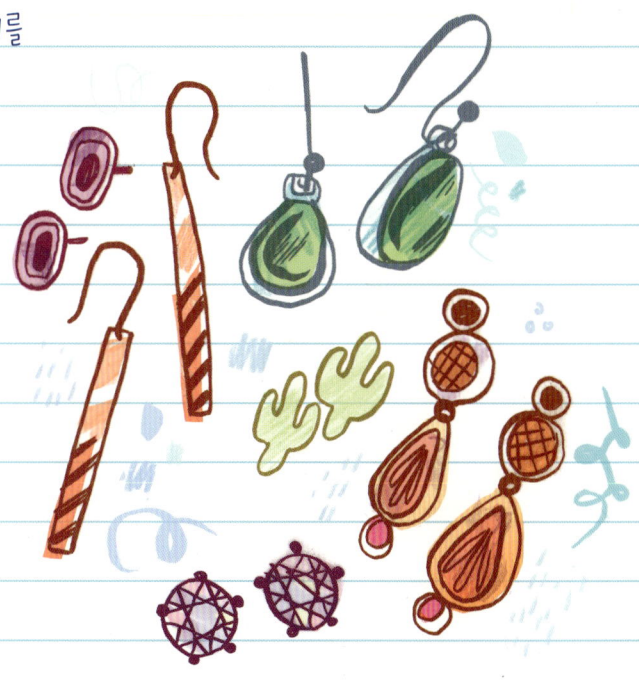

치즈 하세요, 치즈!

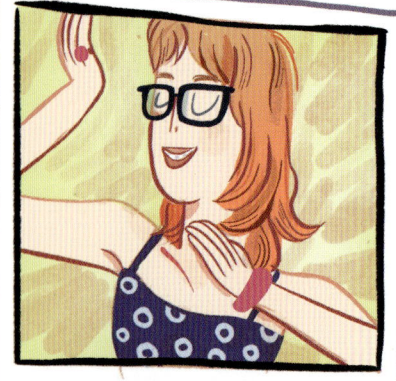
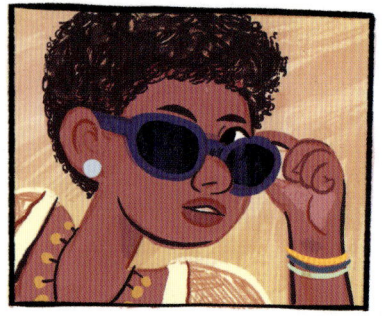
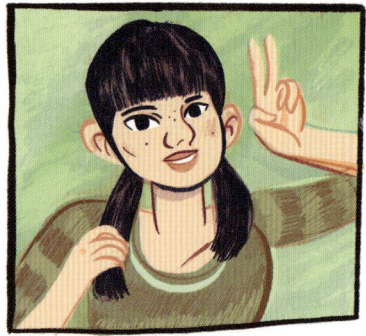
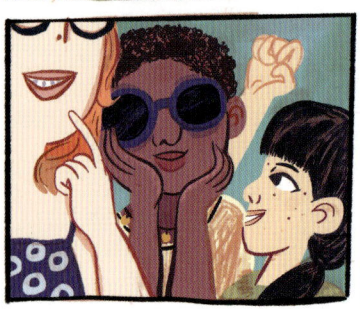

사람들이 다른 사람의 얼굴을 볼 때 눈 다음으로 보는 곳이 바로 입이래. 그러니 입을 깨끗하고 건강하게 관리할 필요가 있겠지? 너도 이미 알고 있을 테지만, **양치질은 하루 세 번 3분간 하는 게 좋아.** 칫솔을 위에서 아래로 굴려 가며 윗니와 아랫니 모두 안팎으로 꼼꼼히 닦도록 해. **입 냄새가 안 나게 하려면 혀도 잊지 말고 꼭 닦아.** 적어도 하루에 한 번은 치실로 잇새에 낀 음식물 찌꺼기를 빼내서 세균이 번식하지 못하게 하고. 이렇게 하면 충치 예방에 도움이 될 뿐만 아니라, 친구한테 귓속말을 할 때 싫은 소리 들을 일도 없을 거야.

무쇠 입?

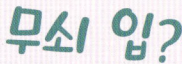

치아 교정을 하고 있다면 이를 더 공들여 닦아야 해. 교정기에 음식물이 끼어서 충치와 입 냄새가 생기기 쉽거든. 칫솔모 중앙에 홈이 있는 교정 전용 칫솔로 치아뿐 아니라 교정기 주변까지 구석구석 잘 닦아 줘. 어금니 안쪽도 잊지 말고 닦아 주고. 교정 전용 치실이나 치간 칫솔도 시중에 나와 있으니까 필요하면 사서 쓰도록 해.

어쩔 수 없이 가끔가다 입 냄새가 스컹크 방귀 냄새 같을 때가 있을 거야. 그렇게 끔찍한 입 냄새는 왜 나는지 그 원인과 해결책을 알려 줄게.

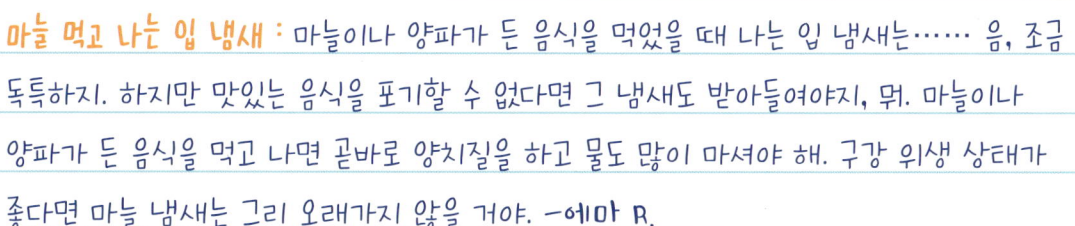

아침 입 냄새 : 아침에 일어났을 때 입 냄새가 나는 건 지극히 정상이야. 낮에는 침 분비가 잘돼서 입 속이 깨끗한데, 밤에는 침 분비가 잘 안 돼. 그 틈을 타서 세균이 입 속에서 잔치를 벌이는 거지. 해결책? 아침에 일어나자마자 이를 닦는 것밖에 뭐가 더 있겠어. 그러면 아침을 먹기 전까지 입 속이 개운할 거야. —세이지

마늘 먹고 나는 입 냄새 : 마늘이나 양파가 든 음식을 먹었을 때 나는 입 냄새는…… 음, 조금 독특하지. 하지만 맛있는 음식을 포기할 수 없다면 그 냄새도 받아들여야지, 뭐. 마늘이나 양파가 든 음식을 먹고 나면 곧바로 양치질을 하고 물도 많이 마셔야 해. 구강 위생 상태가 좋다면 마늘 냄새는 그리 오래가지 않을 거야. —에마 R.

양치질 안 한 입 냄새 : 입에서 냄새가 나는 건 세균 때문이야. 양치질을 하지 않으면 잇새에 낀 음식물 찌꺼기가 썩으면서 입 냄새가 나. 맞아, 완전 구역질 나. 나는 예전에 저녁 먹고 나서 양치질을 거를 때가 많았어. 아빠가 이 닦았냐고 물어보면 나는 방긋 웃으며 고개를 끄덕였지. 그때 왜 그랬냐고 묻지 마. 나도 모르겠으니까. 그러다 충치가 세 개나 생긴 데다 그레이스 남동생한테 엄청난 소리를 듣기까지 했잖아. 내 입에서 쓰레기 냄새가 난다나 뭐라나. 그 뒤로는 내가 아주 치약이랑 칫솔, 치실을 끼고 살잖아. —제나

최악의 냄새!

슬프지만 받아들일 수밖에 없는 사실이 있어. 사춘기에 접어들면 겨드랑이에서 시큼한 냄새가 나기 시작한다는 거야. 겨드랑이, 발바닥, 사타구니에 자리 잡은 땀샘이 우리의 새 친구 호르몬 덕분에 밤잠을 설쳐 가며 일하는 탓이지.

그래서 그런지 늘 겨드랑이가 축축한 느낌이 들어. 새로운 친구를 만나거나 좋아하는 사람과 이야기하거나 시험을 앞두고 있으면 그야말로 땀이 비 오듯 쏟아지거든. 땀 자체는 냄새가 없지만 땀과 세균이 만나면 악취를 풍기기 시작해. 그렇다고 겨드랑이 냄새를 잡을 수 없다는 소리는 아니야. 심지어 깃발 뺏기 시합을 하는 중에도 얼마든지 냄새를 잡을 수 있어. 디오더런트를 쓰면 되니까.

티셔츠가 흠뻑 젖을 정도로 땀이 난다면 땀을 억제해 주는 지한제를 쓰거나, 어두운색 계열의 옷을 입거나, 병원에 가 봐. 아니면 땀자국을 훈장 삼아 당당하게 다니던가. 너도 이제 어른이 되어 간다는 뜻이니까. 다행히 사춘기가 지나면 땀샘이 지금처럼 열심히 일하지는 않을 거야.

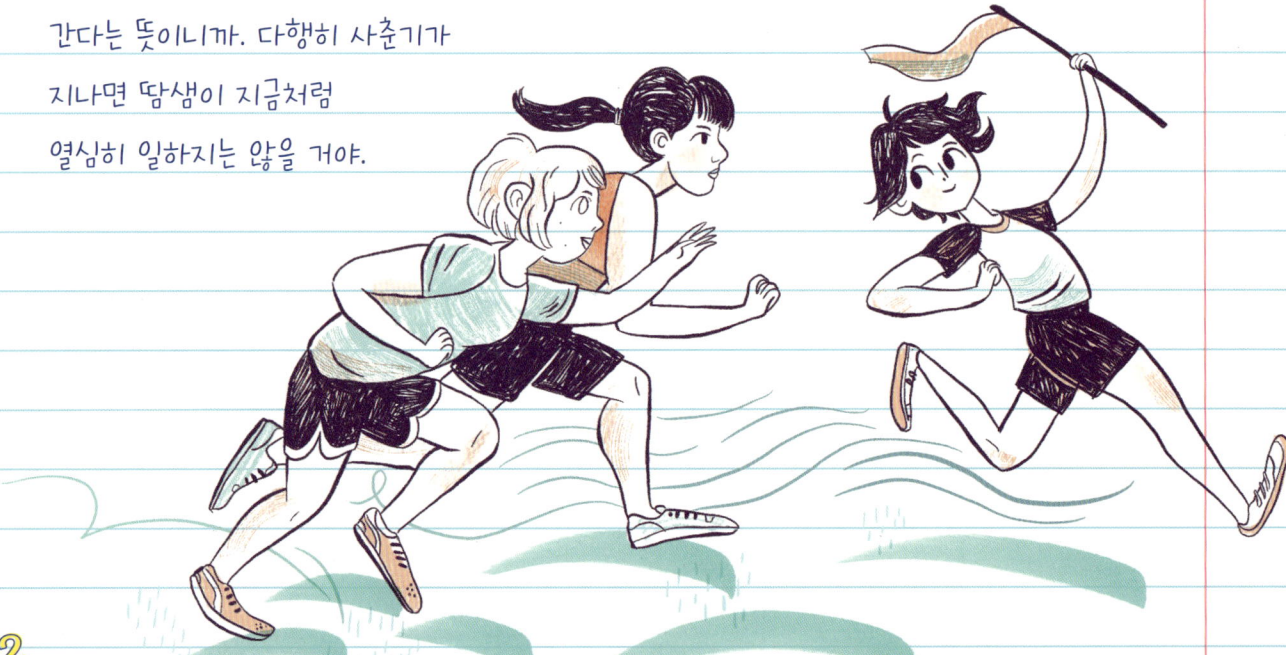

체취를 줄이는 법

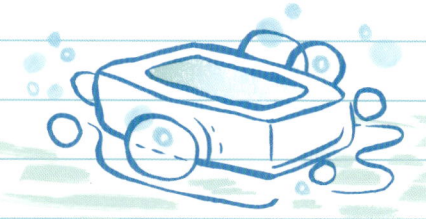

1. **깨끗이 씻어.** 꼬박꼬박 샤워하고 항균 비누로 겨드랑이를 거침없이 문질러 씻어. 겨드랑이에 세균이 적게 살수록 냄새도 덜 날 테니까.

2. **보송보송 말려.** 세균은 덥고 습한 곳에서 잘 자라. 샤워를 마치면 세균이 자라지 못하도록 겨드랑이를 마른 수건으로 잘 닦아 줘.

3. **물을 마셔.** 어떤 음식은 많이 먹으면 체취가 심하게 날 수 있어. 마늘, 양파, 고기 같은 음식이 그래. 이런 음식을 절대 먹지 말라는 소리는 아니야. 대신 물을 많이 마셔 주면 냄새 성분을 몸 밖으로 내보내는 데 도움이 될 거야.

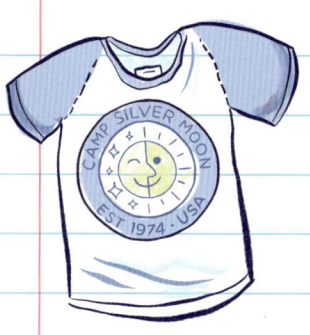

4. **천연 섬유로 만든 옷을 입어.** 면이나 마 같은 소재는 바람이 잘 통해. 바람이 잘 통하면 땀이 덜 나고, 땀이 덜 나면 냄새도 덜 나. 세균과 땀이 차지 않도록 품이 낙낙한 옷을 입는 것도 좋아.

> 네가 동물권에 관심이 있다면 채식을 시도해 보는 것도 좋지!
> −세이지

5. **속옷은 매일 갈아입어.** 몸에서 냄새가 나면 옷에도 그 냄새가 배거든. 어제 밴 땀 냄새를 오늘도 풍기지 않으려면 속옷을 매일 갈아입도록 해. 여름엔 겉옷도!

6. **탈취제를 써.** 가게에서 산 것이든, 집에서 만든 것이든 선택은 자유! 네 마음에 드는 디오더런트로 단단히 무장하고 다녀.

"여기는 겨드랑이, 지원 바람!"
디오더런트 고르기

레아의 체취가 좋다는 건 우리도 인정해. 하지만 네가 우리와 같은 생각이라면, 겨드랑이의 세균을 없애는 데 도움이 될 만한 제품을 추천해 줄게. 하나씩 살펴보자.

> 친구들이 달아날 정도만 아니면, 몸에서 냄새가 나는 건 지극히 정상이야.
> -레아

> 디오더런트가 냄새를 잡아 준다면, 지한제는 땀을 잡아 줘. 겨드랑이가 펑 젖을 정도로 땀이 나는 게 아니라면 디오더런트만 발라도 충분해. -제나

구매하기 : 약국, 편의점, 화장품 가게, 마트, 어디를 가도 디오더런트를 살 수 있어. **여자들은 땀과 냄새를 모두 잡아 주는 지한제 겸용 디오더런트를 쓰는 경우가 많지.** 그 종류로는 스틱형, 롤형, 스프레이형이 있어. 스틱형 디오더런트는 립밤처럼 생겼어. 아랫부분에 달린 톱니를 돌려서 스틱이 위로 올라오게 한 다음 겨드랑이에 쓱쓱 문질러 주면 돼. 롤형 디오더런트는 액상 타입으로 위에 작은 볼이 달려 있어. 그 볼을 굴려 가며 바른 다음 두 팔을 새처럼 파닥파닥 날갯짓해서 말리면 돼. 스프레이형 디오더런트를 골랐다면 충분히 흔든 다음에 20센티미터쯤 거리를 두고 가볍게 뿌리면 돼. 분사구가 겨드랑이를 향하고 있는지 꼭 확인하고! 이 겸용 디오더런트의 단점은 천연 제품과는 거리가 멀다는 거야. 천연 제품을 찾는다면 친환경 매장에 가서 알아봐. 그런 제품은 땀은 잡아 주지 못해도 냄새는 잡아 줄 거고 환경에도 도움이 될 거야. -마케일라

> 천연 제품이라고 다 좋은 건 아니야. 성분 표시를 보고 네가 고른 게 진짜 천연인지, 알레르기 유발 물질이 들어간 건 아닌지 꼼꼼히 확인해야 해. 몇 가지 제품을 두루 써 봐야 네 몸에 맞는 걸 찾을 수 있을 거야. -에마 L.

에마 L.의 사춘기 과학 상식

알루미늄이 함유된 지한제가 암이나 알츠하이머를 일으킬 수 있다는 말을 들어 봤을 거야. 진실은? 의학적 근거가 없는 루머일 뿐이야. 그러니 땀으로 샤워하기 싫다면 지한제를 써도 돼.

> 내가 눈물을 흘리며 배운 사실은 제나가 디오더런트 스프레이를 뿌릴 땐 그 옆에 가지 말라는 거야. -그레이스

만들기: 나는 줄리아 선생님께 스틱을 선물 받으면서 디오더런트의 세계에 발을 들여놓았어. 열세 살 때처럼 겨드랑이 냄새 대소동을 일으키고 싶지 않아서 디오더런트를 쓰고 있지만, 나는 사실 자연스러운 게 좋아. 내 몸이나 지구에도 되도록 해를 끼치고 싶지도 않아. 가끔은 친환경 매장에서 디오더런트를 사기도 하지만, 나는 집에서 만드는 게 더 재미있더라고. **베이킹소다, 코코넛오일, 올리브오일, 밀랍, 시어버터, 세이지 향 에센셜 오일** 따위를 몽땅 섞어 만들면 나만의 디오더런트가 되지. -세이지

임기응변: 정 급하면 베이킹소다를 써 봐. 빵 구울 때 쓰는 거지만 냄새 제거에도 도움이 돼. 실제로 베이킹소다를 컵에 담아 냉장고에 넣어 두면 냄새가 없어지거든. 먼저 겨드랑이를 깨끗이 씻고 물기를 닦은 다음 손가락이나 화장 솜에 베이킹소다를 묻혀 겨드랑이에 발라 봐. 냉장고 탈취용으로 넣어 둔 걸 바르지는 말고. -에마 L.

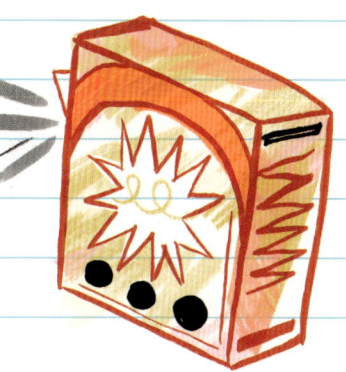

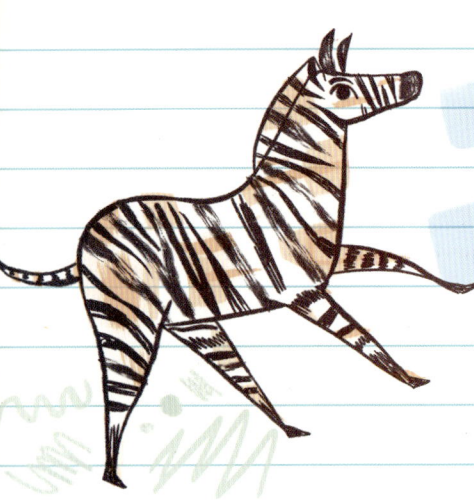

얼룩덜룩한 거 싫어!

디오더런트 묻히지 않고 티셔츠 입기

디오더런트를 즐겨 쓴다면 티셔츠에 하얗게 얼룩질 때가 많을 거야. 얼룩덜룩한 셔츠나 새하얀 셔츠 말고 다른 옷도 입고 싶다면, 옷에 디오더런트가 묻지 않도록 이 방법을 써 봐.

1. 티셔츠를 양손으로 잡고 머리만 집어넣는다.

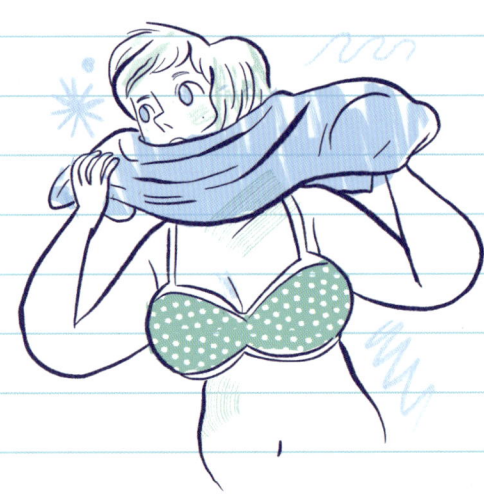

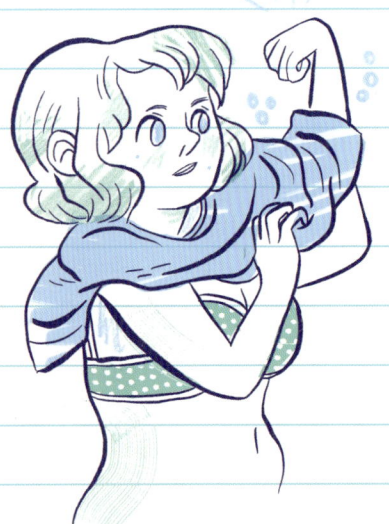

2. 가능한 한 겨드랑이에 옷이 닿지 않게 한쪽 소매통을 벌리고 한 팔을 넣어서 뺀다.

3. 다른 팔도 조심스럽게 소매에 끼워 넣고 티셔츠 자락을 밑으로 내려 입는다.

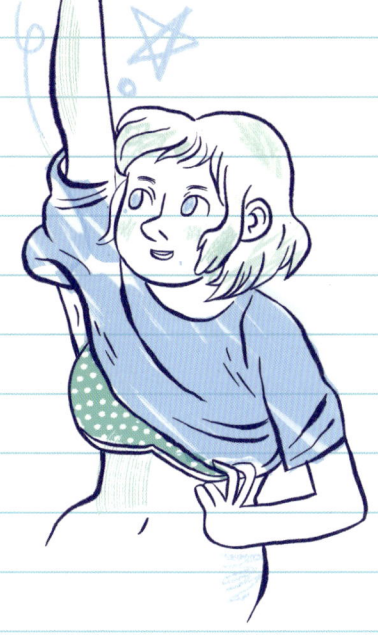

디오더런트 쓰는 데 도가 튼 사람들이나 셔츠에 안 묻히고 입지. 셔츠에 디오더런트 얼룩이 묻어도 비벼 빨면 다 지워져.
—애비

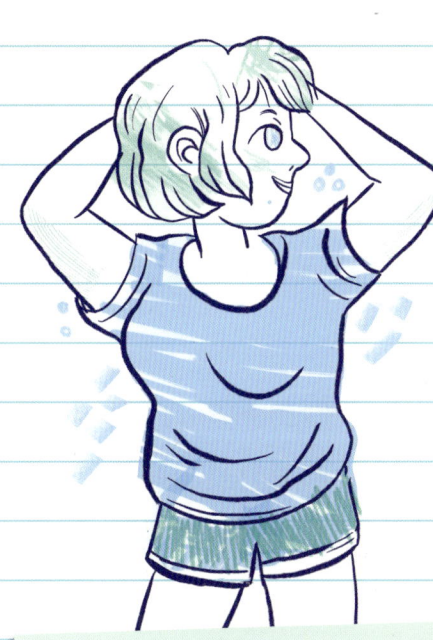

4. 숨을 쉰다.

구석구석 깨끗하게!

우리가 계속 청결에 대한 얘기를 하고 있긴 한데, 실제로 샤워를 얼마나 자주 해야 청결한 걸까? 실버문 호수 밑바닥을 들여다보는 것만큼이나 답이 안 나오는 얘기지. 네가 온종일 코트를 누비는 배구 선수라면 샤워를 날마다 하고 싶을 거야. 그런 게 아니면 사흘에 한 번만 해도 충분해. 샤워를 너무 자주하면 유분이 씻겨 나가서 피부가 건조해지기 쉬워. 샤워할 때는 순한 비누나 세정제로 겨드랑이, 엉덩이, 사타구니를 조금 더 신경 써서 씻어 줘. 그래야 냄새가 덜 나거든.

우리 몸을 감싸고 있는 피부

피부는 우리 몸에서 가장 넓은 부분을 차지하고 있는 조직이야. 그러니 어느 정도 관리가 필요한 게 당연해. 가장 중요한 건? 자외선으로부터 피부를 보호하는 거야. 피부색이 옅든 진하든 외출하기 전에는 자외선 차단 지수(SPF) 15가 넘는 선크림을 바르도록 해. 피부가 잘 타는 편이라면 자외선 차단 지수 50인 선크림을 바르는 게 좋아. 선크림은 반드시 2~3시간에 한 번씩 덧발라 줘야 해. 혹시 물가에서 놀 생각이라면 긴팔 옷이랑 야구 모자라도 하나 챙기도록 해. 파라솔도 하나 빌리고!

나는 햇빛을 떠올리기만 해도 살이 타는 것 같아. 그래서 긴팔 옷이랑 모자랑 선크림을 꼭 챙겨. 일단 물에 들어갔다 나오면 2~3시간이 안 지나도 선크림을 다시 바르고. -제나

모래사장에 누워 있을 거면 발바닥에도 선크림을 발라야 해. -마케일라

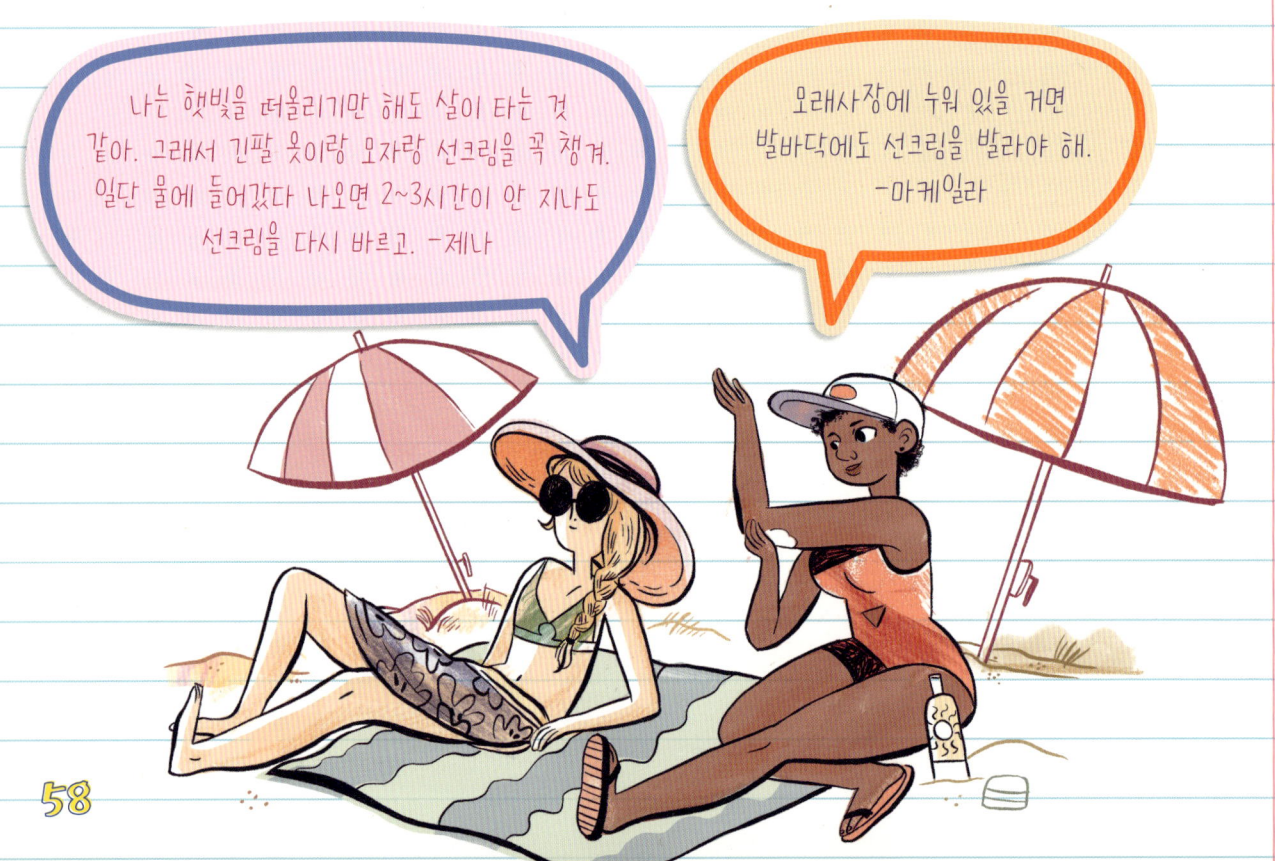

손 좀 줘 봐

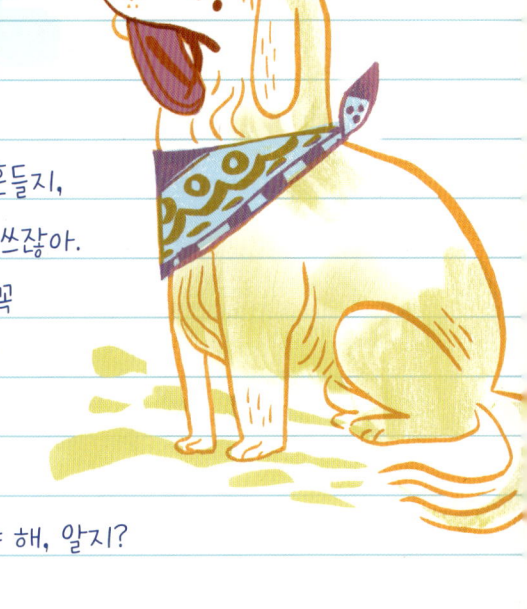

손은 의사소통의 중요한 도구 중 하나야. 인사할 때도 손을 흔들지, 우정 팔찌도 손으로 만들지, 수업 시간에 쪽지를 돌릴 때도 손을 쓰잖아. 그런데 병균도 손에서 손으로 전해져. 화장실을 다녀온 뒤에는 꼭 비누로 손을 씻어야 한다는 것쯤은 너도 알고 있을 거야. 그런데 집안일을 마친 뒤에도, 개를 쓰다듬은 뒤에도, 보건실에 있는 친구를 보러 갔다 온 뒤에도 꼭 손을 씻어야 한다는 거 알고 있었니? 손은 비누칠하고 흐르는 물에 20초 이상 문질러 씻어야 해, 알지?

손톱만큼도!

손톱을 건강하고 아름답게 관리하려면 두 가지를 잘 해야 해. 바로 씻기와 깎기야. 손톱을 깨끗하게 관리하면 세균 번식을 막을 수 있을 뿐만 아니라 예쁘잖아! 우선 손톱 솔에 비눗물을 묻혀서 손톱 밑에 낀 때를 박박 닦아 내.

손톱이 물에 충분히 불었으면 손톱깎이나 손톱 가위, 손톱 줄을 써서 깎고 다듬어. 손톱이 물에 불면 부드러워져서 다듬기가 한결 수월하거든.

발톱도 같은 방식으로 관리하면 돼.

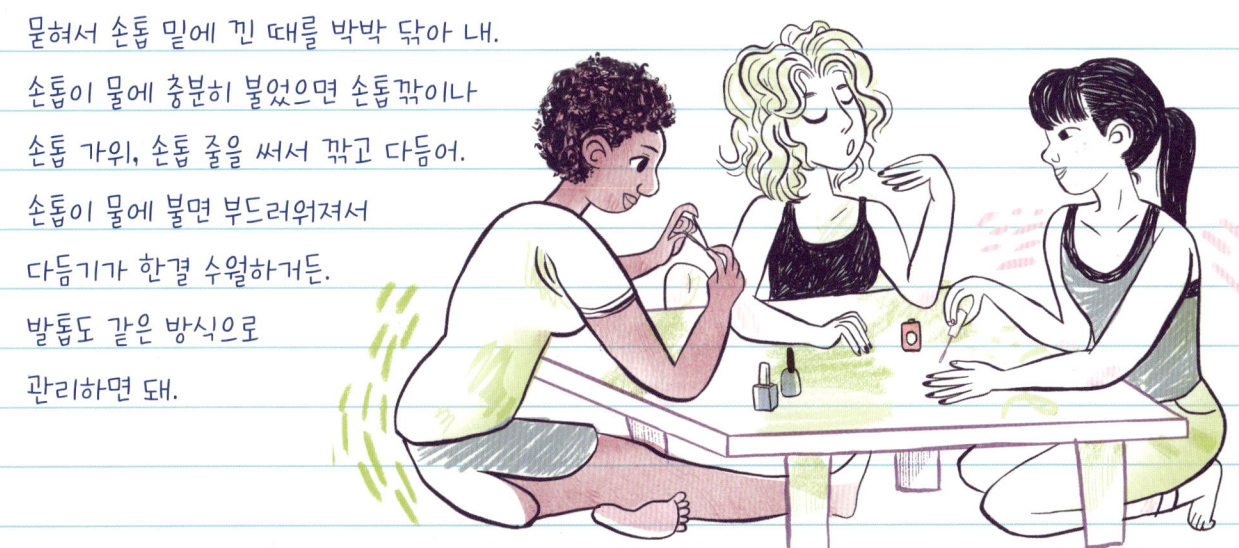

아름다운 손톱을 위해 세 번째로 할 일은? 매니큐어 칠하기! 손톱 뿌리 쪽에서 손톱 끝을 향해 칠하면 돼. 손톱 주변에 묻었다고? 걱정 마. 일단 손톱에 바른 매니큐어가 다 마를 때까지 기다렸다가 손을 물에 불린 다음 샤워 타월로 문질러 지우면 돼. -그레이스

손톱을 물어뜯으면……

온종일 캠프 텃밭을 가꾸고, 깃발 뺏기 시합을 하고, 밧줄 타기 훈련을 했다면 네 손은 더러울 수밖에 없어. 그런 손을 입에 넣으면 세균에게 어서 들어오라고 대문을 활짝 열어 주는 것이나 다름없지. 그러니 손톱을 물어뜯고 싶거든 "안 돼!"라고 소리쳐.

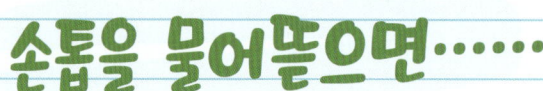

손톱 물어뜯기 대장 애비의 고백
손톱 물어뜯는 버릇 고치기 5단계

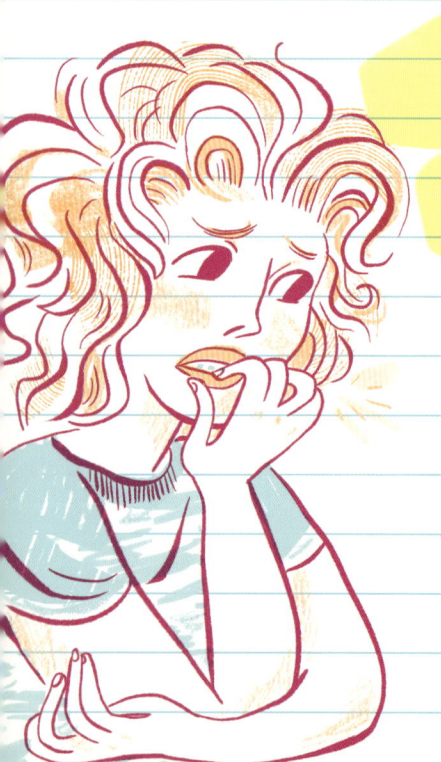

나는 열네 살 때까지 손톱을 어찌나 물어뜯었던지 손톱이 성할 날이 없었어. 그러다 한번은 실버문 캠프에 요충이 돈 거야. 나도 알아. 요충이 얼마나 징그러운지. 나 아직도 트라우마에 시달린단 말이야! 그래서 손톱 물어뜯는 버릇을 고쳐야겠다 싶었어. 지금부터 소개할 5단계를 차근차근 밟아 보니까 효과가 있더라. 이제는 친구들이 매니큐어를 바르자고 하면 내가 가장 먼저 손을 내밀어.

1. **밝은 색 매니큐어를 칠해 봐.** 너도 모르는 사이에 손을 입으로 가져갈 때가 많잖아. 그런데 빨간색이나 초록색 같은 밝은 색 매니큐어를 칠해 놓으면 손톱을 보고 멈칫하게 돼.

2. **손톱 물어뜯기 방지제를 발라 봐.** 이거 엄청 쓴 약이야. 그래서 효과가 있는 거지. 이 약을 손톱에 바로 발라도 되고, 매니큐어를 칠하고 발라도 돼. 약이 눈에 들어가지 않도록 조심해야 해.

> 덤! 이 약은 손가락 빠는 애들한테도 효과가 있어. 내 말은, 혹시 네가 그런 버릇이 있나 해서. -제나

3. **친구들을 동원해.** 나는 브리애너와 마케일라에게 내가 손톱을 물어뜯으려고 할 때마다 내 손을 탁 때려 달라고 했어. 둘이서 내 손을 때리면서 얼마나 재미있어 하던지!

4. **손톱을 가려 봐.** 1에서 3단계까지 해 봐도 별 효과가 없다면 마스킹 테이프로 손톱을 가려 봐. 손톱에 감아도 되고 테이프를 손톱 모양으로 오려서 붙여도 돼.

5. **원인을 찾아봐.** 네가 불안하거나 지루할 때 손톱을 물어뜯는 것 같거든, 그 순간을 넘기게 해 줄 다른 관심거리를 찾으면 돼.

6. **여유를 가져.** 손톱 물어뜯는 버릇을 고치기란 쉬운 일이 아니야. 한 번에 안 되더라도 자꾸 도전해 봐.

거기 아래? 어디?

네가 이 책을 읽는 가장 큰 이유가 월경 편 때문에 그런다는 거 알아. 우리는 월경과 질에 대해 진실만을 말할 것을 엄숙히 맹세해. 그런 의미에서 먼저 위생에 대한 얘기부터 해 보자.

그거 알아? **질은 스스로를 정화하는 신체 기관이야.** 진짜야! 진짜 스스로 깨끗해져. 질에서 나오는 끈적끈적한 분비물, 흔히 하는 말로 냉은 질 내부를 깨끗하게 유지시켜 주는 역할을 해. 게다가 질 안에는 좋은 균이 살면서 질이 감염되지 않도록 열심히 일하고 있어. **그러니까 음부를 너무 자주 씻으면 오히려 질염이 생길지도 몰라.**

질 건강을 지키는 가장 좋은 방법은 그냥 그대로 두는 거야. 질은 그 자체로 완벽하니까. **샤워할 때마다 더운물로 외음부를 부드럽게 씻는 정도면 돼.** 꼭 비누나 세정제를 쓰고 싶다면 향이 없는 약산성 제품을 쓰도록 해. 질 안쪽은 씻지 않아도 돼. 질이 스스로 알아서 청소할 거니까.

> 질 내부는 좋은 균으로 가득해. 하지만 나쁜 균들이 늘 질 내부를 노리고 있지. 외음부를 씻은 다음에는 물기를 잘 말려 줘야 해. 수건으로 톡톡 두드려 닦은 다음 바람이 잘 통하는 면 소재의 속옷을 입어. 속옷은 매일 갈아입도록 하고. 안 그러면 어제 흘린 땀과 분비물을 오늘도 깔고 앉아 있는 셈이 되잖아. 우웩! —그레이스

오늘 한 올이 나면
내일은 두 올이 더 난다

혹시 '오늘 한 올이 나면 내일은 두 올이 빠진다'라는 말 들어 봤니? 아직 우리랑은 거리가 먼 얘기이긴 한데, 사춘기 때는 이것과 정반대의 현상이 벌어져. 전에는 잔털 하나 없이 매끈하던 곳, 그러니까 겨드랑이, 입술 위, 배꼽 아래, 외음부 같은 데에 털이 나기 시작해. 그뿐이겠어. 다리털도 점점 더 굵어져서 눈에 띄기 시작하지. 이 털들을 어쩌면 좋을까?

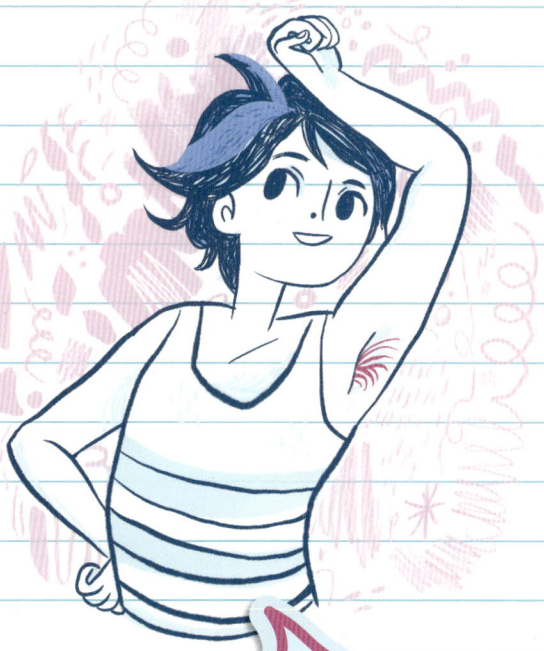

1. 아무것도 하지 마! 털은 자연스러운 신체의 일부야. 누구나 사춘기를 겪을 때면 털이 자라. 그건 새로운 경험이고 명예로운 훈장 같은 거야. 제모하지 않는 게 평범한 선택이 아니라는 건 우리도 알아. 하지만 너도 평범한 여자애는 아니잖아. 남이야 겨드랑이 털을 길러서 땋고 다니든 염색하고 다니든 무슨 상관이야? 만약에 누가 뭐라고 하거든 그 사람을 향해 이 책을 던져 버려!

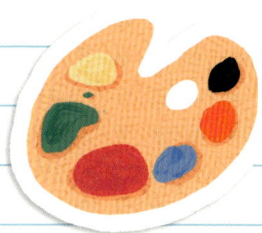

> 겨드랑이 털을 염색하는 거 말인데, 농담 아니야. 겨드랑이 털을 밀지 않기로 했다면, 알록달록하게 염색해 보면 어떨까? 분홍색, 초록색, 파란색⋯⋯. 어때, 재미있을 것 같지 않아? −세이지

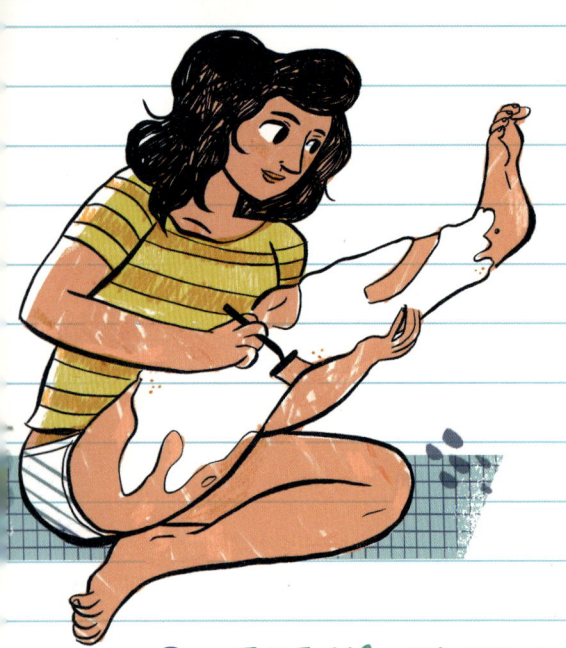

2. 제모해! 변화는 늘 어색하기 마련이야. 털이 없던 곳에 털이 나는 건 변화치고도 확실한 변화지. **겨드랑이 털이나 다리털이 마음에 안 들면 얼마든지 밀어도 돼.** 네가 안전하게 제모할 수 있도록 우리가 하나부터 열까지 다 알려 줄 테니까. 단, 제모는 네가 하고 싶을 때 하는 거야. 누가 너한테 제모하라 마라 잔소리를 하거든 그 사람을 향해 이 책을 던져 버려!

3. 제모하고 싶은 데만 해! 어디는 제모를 해야 되고, 어디는 하지 말아야 되고 하는 건 없어. 다리털은 왁싱을 하고 겨드랑이 털은 안 할 수도 있고, 겨드랑이 털은 면도를 하고 다리털은 안 할 수도 있어. 둘 다 밀거나, 둘 다 안 밀 수도 있고. 네 몸이고 네 몸에 난 털이잖아. **네가 옳다고 생각하는 대로 하면 돼.** 누가 아니라고 하거든 그 사람을 향해 이 책을 던져 버려!

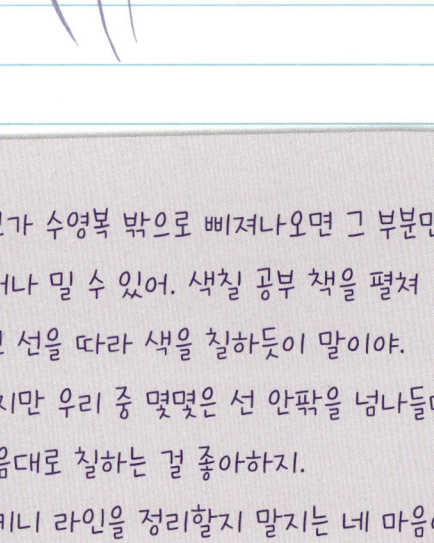

음부의 공식 입장

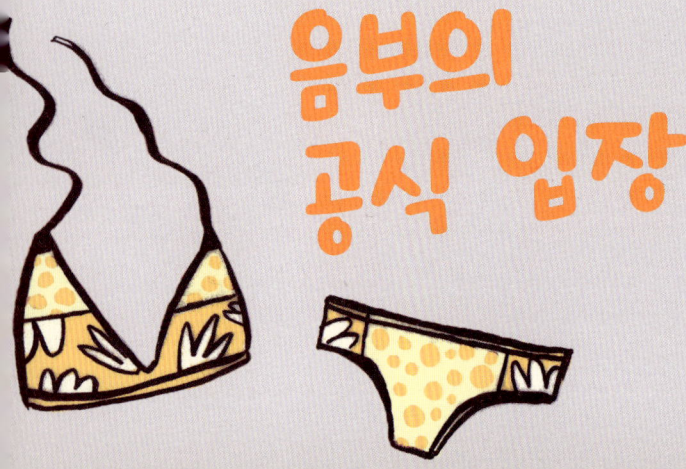

음모가 수영복 밖으로 삐져나오면 그 부분만 뽑거나 밀 수 있어. 색칠 공부 책을 펼쳐 놓고 선을 따라 색을 칠하듯이 말이야. 하지만 우리 중 몇몇은 선 안팎을 넘나들며 마음대로 칠하는 걸 좋아하지.
비키니 라인을 정리할지 말지는 네 마음에 달린 거야.

6인 6색 솔직 당당 제모 탐구

허벅지에 난 털은 잘 안 보이니까, 무릎 밑으로 난 털만 밀어.
—제나

나는 여름에만 털을 밀어. 반바지나 짧은 치마나 민소매를 입을 때만 밀고, 청바지에 스웨터를 입을 때는 안 민다는 소리지.
—브리애너

나는 1년에 딱 한 번 캠프 가기 사흘 전에 왁싱을 해. 다른 때는 그냥 면도를 하는데, 캠프까지 가서 하기는 싫더라고. 왁싱은 한 번 하면 여름 내내 제모를 안 해도 되니까 좋아.
—그레이스

나도 예전엔 다리털을 밀었어. 그런데 내가 밀고 싶어서가 아니라 남들이 다 미니까 의무적으로 민다는 생각이 들어서 그만뒀어. 그래도 겨드랑이 털은 밀어. 내가 밀고 싶어서!
—에마 R.

겨드랑이 털은 미는데. 다리털은 금빛이라 눈에 잘 안 띄더라고. 밀기도 귀찮고 해서 그냥 다녀.
—애비

나는 온몸이 털북숭이라 그 모습을 남한테 보여 주고 싶지 않아. 그래서 어딜 가든 면도기를 꼭 챙겨.
—에마 L.

겨드랑이 털이나 다리털은 없앤다고 건강에 해가 되지는 않아. 하지만 음부 주변의 예민한 피부는 털을 뽑거나 밀다 보면, 긁히거나 베이거나 빨갛게 부풀어 오르기 십상이야. 그때 공기 중에 떠다니는 균이 상처에 들어가면 감염이 될 수도 있어. 속눈썹과 코털이 눈과 코를 이물질로부터 보호해 주듯 음모도 나쁜 균으로부터 질을 보호해 주는 방어벽 역할을 하거든. 음모를 밀기로 마음먹었다면 비키니 라인을 따라서 밖으로 삐져나온 털만 밀어. 나머지는 제 나름의 마법을 부리게 놔두자고.

제모에 대해 알아야 할 모든 것

종류　　　　　방법

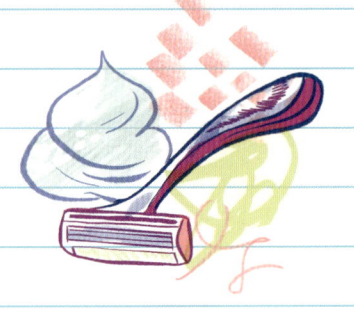

면도

욕조에 들어가 앉거나 욕조 가장자리에 걸터앉거나 욕실 바닥에 수건을 깔고 앉아서 제모할 부위에 면도 크림을 발라. 그런 다음 면도기를 피부에 대고 털이 난 반대 방향으로 살살 밀어. 다리의 경우 발목에서 무릎 쪽으로 밀면 되겠지? 한 번 밀고 나면 면도기를 물에 담가서 면도날 사이에 낀 털과 크림을 씻어 내. 제모한 부위를 씻고 물기를 닦은 다음에는 보디로션을 발라 주는 게 좋아. 면도기가 영 말을 듣지 않으면 면도날을 갈아 끼울 때가 된 거야.

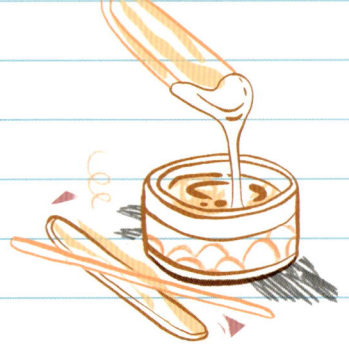

왁싱

네가 정말 용감하면 집에서도 할 수 있어. 하지만 처음 몇 번은 전문점에 가서 시술받는 걸 추천해. 뜨거운 왁스를 제모할 곳에 펴 발라서 뿌리까지 한 번에 뽑아내는 방식이거든.

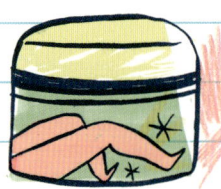

제모 크림

이 크림은 피부에 난 털을 녹여 줘. 제모하고 싶은 곳에 크림을 바른 다음 제품에 표시된 시간, 보통 3~5분을 기다렸다가 물로 잘 씻어 내면 돼.

몸에 난 털의 일부 또는 전부를 없앨 경우, 무엇으로 어떻게 제모하느냐에 따라 그 결과는 하늘과 땅만큼 차이가 날 거야. 여자들은 거의 면도나 왁싱, 크림으로 제모하곤 하지.

찬성이요!

반대요!

면도는 샤워할 때 같이 하면 되는 데다 아프지도 않아.

면도는 피부 밖으로 나온 털만 잘라 내는 것이다 보니, 어느새 털이 다시 수북해져 있곤 해. 면도를 시작하면 적어도 2~3일에 한 번은 해야 할 거야. 그리고 면도기로 피부를 너무 세게 누르면 안 돼. 자칫하면 면도날에 베일 수 있거든. 실수로 살을 베였다면 물과 비누로 씻은 다음 피가 멈출 때까지 타월이나 티슈로 꾹 눌러 줘.

왁싱은 털을 뿌리째 뽑는 거라 한 달에 한 번 정도만 하면 돼.

왁싱은 털을 뿌리째 뽑는 거라 무지하게 아파!

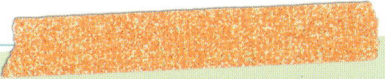
애들 겁주지 마. 왁싱도 하다 보면 다 익숙해져.
—브리애너

제모 크림은 쓰기 편하고 아프지도 않아. 면도보다 유지 기간도 길어서 3~5일에 한 번씩 쓰면 돼.

피부가 민감하다면 제모 크림의 화학 성분 때문에 살이 화끈거리거나 알레르기 반응이 일어날 수도 있어. 제모 크림은 털이 가는 사람에게 적합하니까, 털이 굵은 사람은 남들보다 자주 써 줘야 하고. 아예 다른 방법을 찾아야 할지도 몰라. 게다가 천연 성분이 들어간 제품을 좋아한다면 제모 크림은 안 맞을 거야.

피부가 울긋불긋 오톨도톨

면도한 자리가 울긋불긋 오톨도톨 올라와서 가렵거나 따가운 건 흔한 일이야. 왁스나 크림으로 제모했을 때도 이와 비슷한 증상이 나타나곤 하지. 면도기로 제모한 뒤 긁지 않고는 못 배길 정도로 가렵다면 알로에 젤을 발라 봐. 그래도 가라앉지 않으면 피부과에 가서 진료를 받아. 면도 크림이나 젤을 바르고 제모하면 이런 증상을 어느 정도 예방할 수 있어.

면도나 제모를 하지 않았는데도 피부가 울긋불긋 오톨도톨 올라오는 까닭은 뭘까? 그건 피부 속으로 파고들어 자라는 털 때문이야. 어떤 털은 모공 밖으로 자라 나오지 않고 피부 속으로 파고들기도 하거든. 그러면 작은 뾰루지 같은 게 올라오면서 아프기도 해. 그럴 땐 그 자리를 스팀 타월로 덮어서 모공을 열어 준 다음에 핀셋으로 털끝을 피부 밖으로 끄집어내면 돼.

고약한 발 냄새

발 냄새는 고약해. 그래, 누구나 발 냄새가 고약한 건 아니야. 하지만 맨발로 운동화를 신고 깃발 뺏기 시합을 했다면 발 냄새가 엄청날걸. 왜냐고? 겨드랑이와 사타구니처럼 발에도 땀샘이 있기 때문이야. 발에 땀이 차서 세균과 섞이면 냄새가 나게 마련이지.

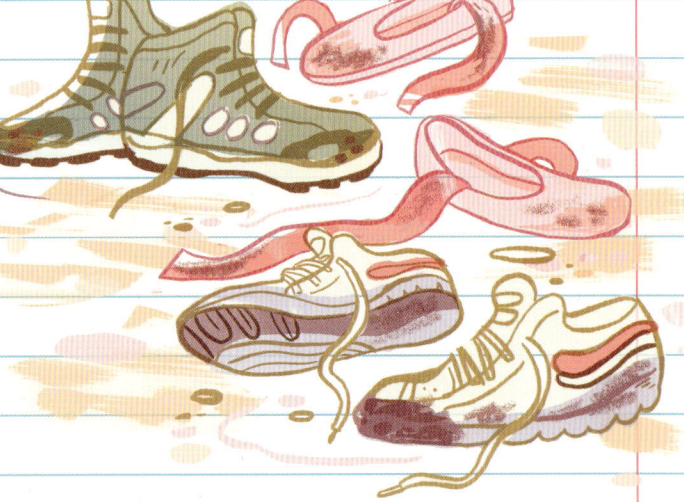

친구들이 네 냄새 나는 신발을 뒷마당에 던져 버리는 꼴을 보고 싶지 않다면, 운동화를 신을 때는 꼭 깨끗한 면양말을 신도록 해. 땀이나 물기에 젖은 양말은 바로바로 갈아 신고, 샤워할 때마다 발이랑 발가락 사이도 북북 문질러 씻어야 해. 발을 씻은 뒤에는 잘 말리는 것도 잊지 마.

발 냄새가 너무 심할 때는 사과 식초 3큰술을 탄 물에 발을 담가 봐. 효과 만점일걸. -세이지

내 건 내 게, 네 건 네 게!

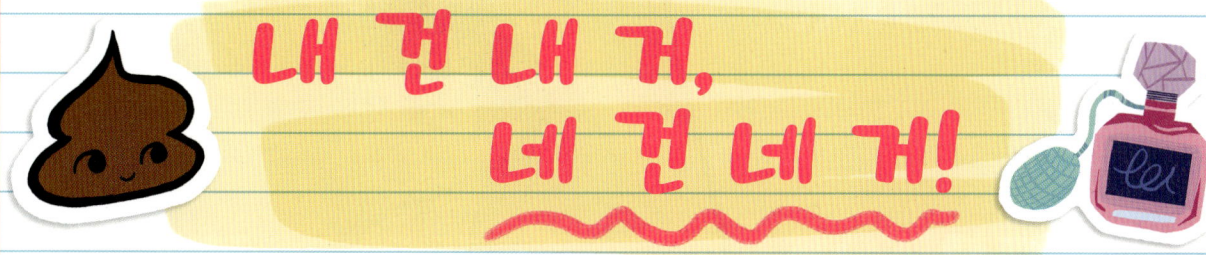

콩 한 쪽도 나눠 먹는 게 친구지. 그래도 개인위생 용품만큼은 각자 따로 쓰는 게 좋아. 칫솔, 비누, 디오더런트는 세균을 잡아 주는 거잖아. 그런 용품을 돌려쓰면 서로 세균을 주고받는 꼴이 되는 거야. 그건 좀 그렇잖아.

사실 피부에 직접 닿는 물건은 돌려쓰지 않는 게 좋아. 손톱깎이, 면도기, 스틱형 디오더런트, 수건 같은 거 말이야. 병원에서 처방받은 약도 절대로 나눠 먹어서는 안 돼.
샴푸, 린스, 세안제, 헤어 젤, 스프레이형 디오더런트처럼 피부에 직접 닿지 않는 제품은 마음 편히 빌려 써도 돼. 친구에게 먼저 물어본 다음에 말이야!

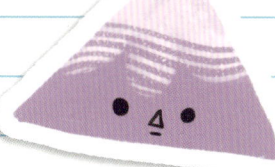

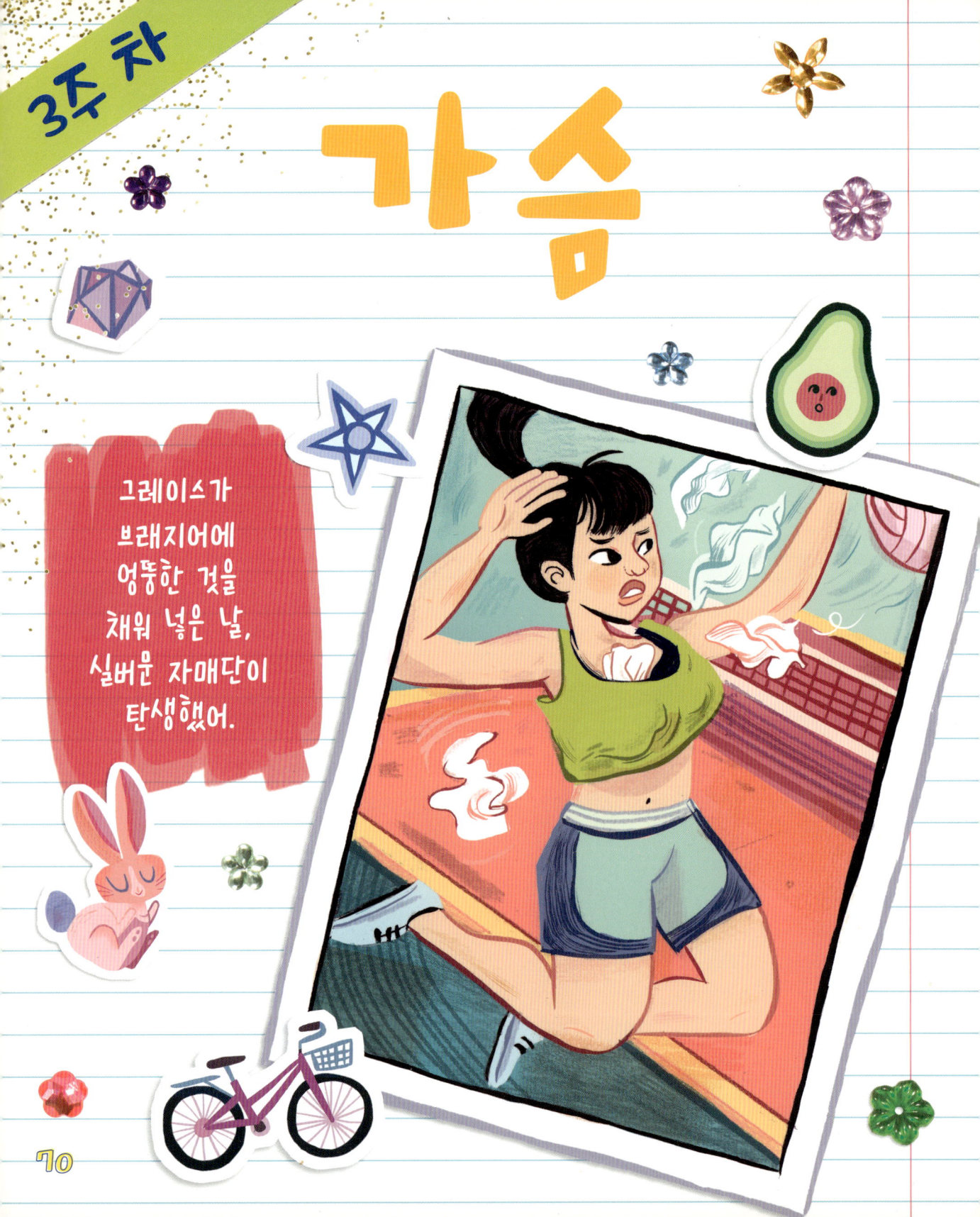

그해 여름, 우리 머릿속엔 온통 가슴 생각밖에 없었어. 알아, 이 말이 100퍼센트 진실은 아니라는 거. 열네 살 선배들과 함께 어울릴 댄스파티, 우리 오두막 친구들이랑 함께 짓던 나무집, 밤잠을 설치게 만든 너구리 가족 생각도 했지. 그중에서도 가슴 생각을 가장 많이 했다는 소리야.

브리애너와 마케일라는 열세 살 때부터 가슴이 나오긴 했어. 그런데 갑자기 엄청 커진 거야. 에마 R.도 가슴이 나오긴 했지만, 오래전부터 나온 터라 아무도 관심을 두지 않았어. 그 누구보다 본인이 그랬지. 에마 L.은 가슴이 한쪽만 나왔어. 제나와 그레이스는 상담실 전신 거울 앞에 서서 몽우리라도 안 잡히나 하고 몇 시간이고 가슴만 들여다봤지. 레아도 바다 저 건너에서 거울을 들여다보며 가슴이 나오기만을 간절히 바랐대. 모기 물린 자국만 하게 몽우리가 잡힌 세이지와 그조차도 없는 애비만 너무 바빠서 친구들 사정을 알아채지 못했지. **그러던 중 그레이스가 기가 막힌(?) 생각을 해냈어. 에마 L.의 브래지어를 빌려서 그 속을 가득 채우기로 한 거야.** 그래서 그레이스는 브래지어 한쪽에 각각 티슈를 여섯 장씩 채워 넣었어.

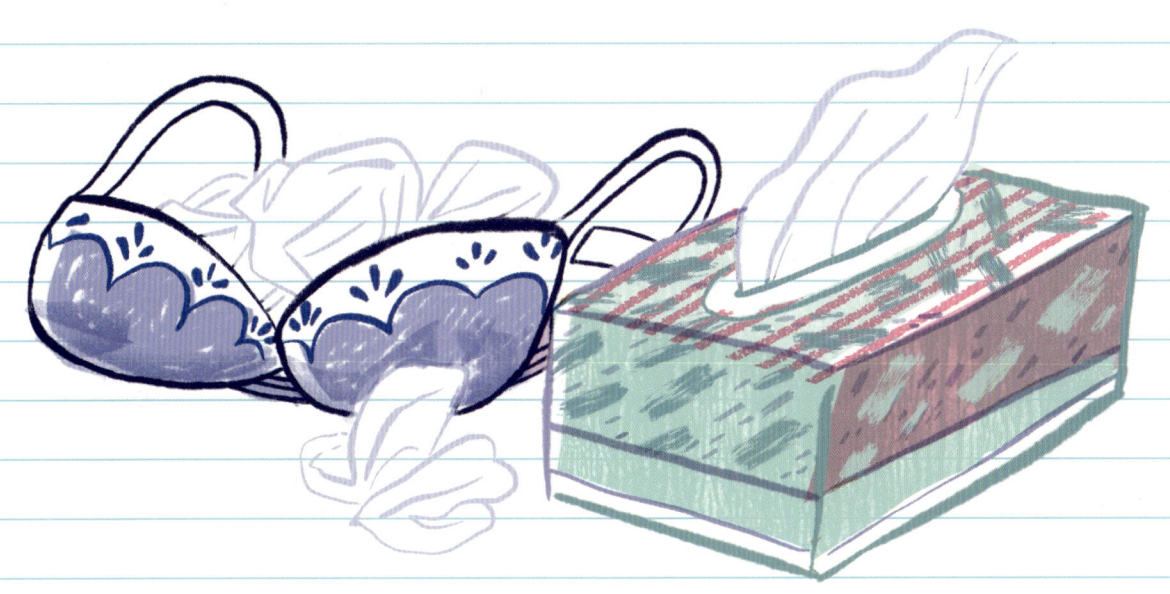

가슴이 좀 울룩불룩해 보이긴 했지만, 미술·공예 수업을 할 때와 큰 나무 밑에서 음악 수업을 할 때는 괜찮았어. 그런데 체육 시간에 괜찮지가 않았지. 배구를 하지 않았다면 아무 문제가 없었을 거야. 그런데 배구를 하고야 말았지. 그레이스는 배구를 할 때 거의 날아다니거든. 스파이크를 할 때면 공을 향해 거침없이 달려들어 강타를 날리곤 했지. 그런데 높이 뛰어올라 팔을 휘두르는 동작에서 사달이 난 거야. 브래지어 왼쪽에 들어 있던 티슈가 탱크톱 위로 딸려 나와 팔랑팔랑 날아다닌 거지. 여섯 장이 전부 다. 게다가 네트 위로 넘긴 것도 아닌데, 티슈 여섯 장이 모두 상대편 코트 위로 사뿐히 내려앉더라고. 그해 여름 내내 사람들이 그레이스만 보면 "티슈 있니?" 하고 물었다는 것 정도로만 하고 이야기를 마칠게.

아무튼 이 엄청난 참사에서 또 하나의 전설이 탄생했어. 그날 밤, 우리는 불 꺼진 오두막 가운데에 둥그렇게 둘러앉아 그레이스를 위로했어. 가슴이 크건 작건 계속 붙어 다니자면서 말이야.

절친이자 찐친인 우리는 이 순간을 기념하기 위해 모임을 만들기로 했어. 그게 바로 **실버문 자매단이야!**

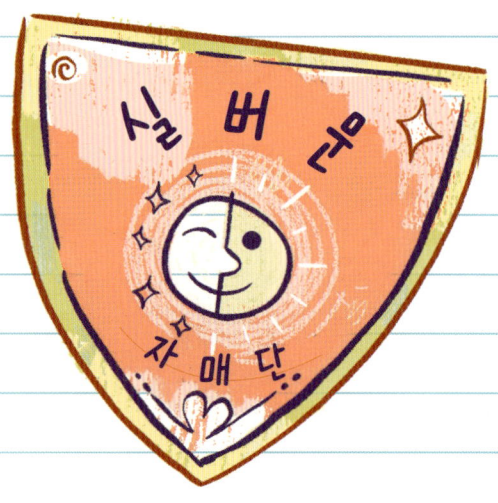

친구들의 가슴 모양

이 그림은 친구들의 가슴을 그린 거야. 큰 가슴, 작은 가슴, 뾰족한 가슴, 둥근 가슴, 납작한 가슴, 조롱박처럼 생긴 가슴, 위에 붙은 가슴, 아래에 붙은 가슴, 탄탄한 가슴, 물렁한 가슴, 봉긋한 가슴, 축 처진 가슴……. 맞아, 하늘에서 내리는 눈송이도 똑같이 생긴 게 하나도 없듯이 가슴도 사람마다 다 다르게 생겼어.

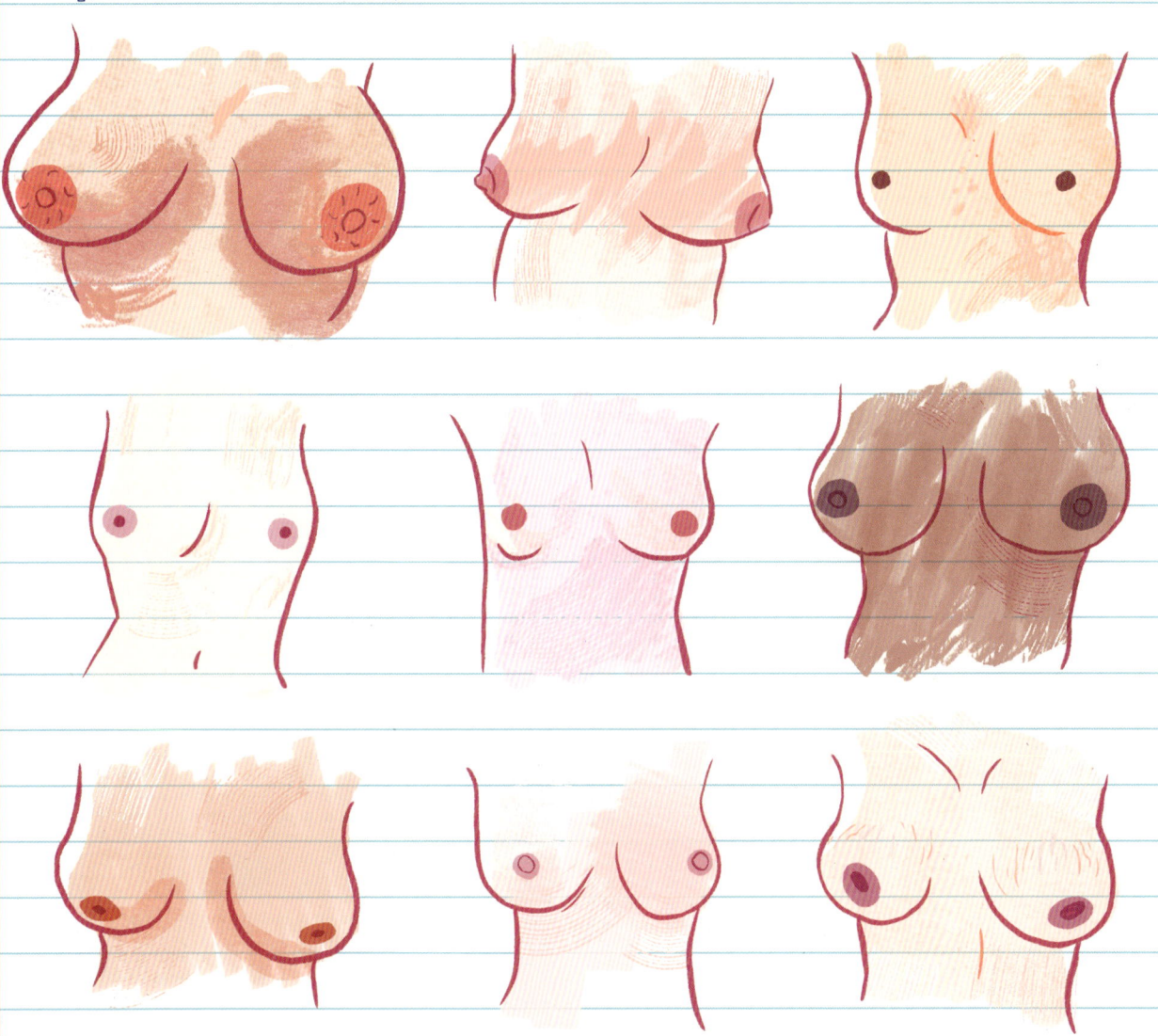

그래, 우리가 전 세계 모든 사람들의 가슴을 다 철저하게 조사한 건 아니야. 그럼 하늘에서 내리는 눈송이를 하나하나 다 살펴본 사람은 있어? 없잖아.

주위를 둘러보면 사람마다 가슴 모양과 크기가 다 제각각이라는 걸 알 수 있어. 네 가슴도 한번 살펴봐. 아마 양쪽 가슴이 살짝 다를걸. 아직 몽우리조차 잡히지 않았든, 이미 오래전부터 브래지어를 하고 다녔든, 한 가지 분명한 사실이 있어. 너뿐만 아니라 모든 실버문 자매단 친구들도 가슴이 나왔거나 나올 예정이라는 거 말이야.

가슴이란 무엇일까?
기초 과정

가슴은 다른 말로 젖, 젖가슴, 유방이라고 해. 어릴 때는 우리 모두 찌찌라고 불렀지. 너희 엄마, 고모, 이모, 그리고 머잖아 너한테도 생길 이 신체 기관의 주된 기능은 아기에게 먹일 젖을 만들어 내는 거야. 그러니까 가슴이 커진다는 건 네 몸이 아기를 가질 준비를 하고 있다는 뜻이지. 물론 네가 아기를 가지려면 최소 몇 년에서 최대 몇십 년은 걸리겠지만 말이야. 남자아이들은 결코 가질 수 없는 가슴이 생긴다는 건 장점이 많은 것 같아. 혼자 있을 때는 조물조물 만져 보는 재미가 있고, 옷을 입을 때는 봉긋하니 맵시가 있어 보이거든.

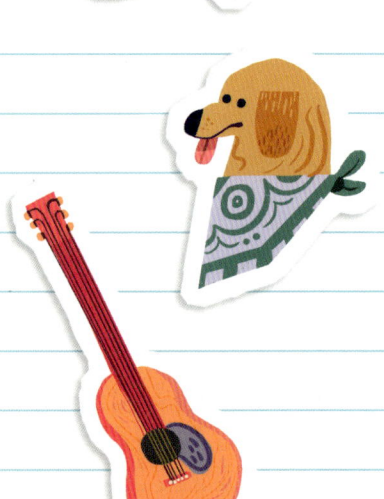

가슴이란 무엇일까?
심화 과정

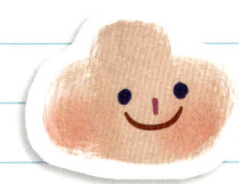

인간의 가슴은 다양한 조직으로 이루어져 있어. 아니, 그런 조직 말고 우리 몸을 이루는 세포의 집단 말이야. 가슴 안쪽은 모유를 만드는 유선(젖샘)과 모유를 나르는 유선관(젖샘관), 가슴의 크기를 결정하는 지방 조직 등으로 이루어져 있어. 아, 모유는 아기를 낳기 전엔 안 나오니까 걱정 마.

가슴 바깥쪽에는 유두(젖꼭지)와 유륜(젖꽃판)이 있지. 유륜은 유두를 둥그렇게 에워싸고 있는 거무스름하거나 불그스름한 부분을 말해.

> 가슴은 지방 조직이라 해도 무방하지만, 가슴이 크다고 몸무게가 많이 나가는 건 아니야. -에마 L.

모양과 크기

유륜의 크기가 사람마다 다 다르다는 거 알고 있니? 유륜의 색깔은 보통 피부색보다 조금 어둡지만, 피부색과 별반 다르지 않은 경우도 있어. 아주 밝은 분홍색에서 아주 짙은 갈색까지 다양하지. 모양도 마찬가지야. 가장자리가 동그랗게 딱 떨어지는 경우도 있고, 가장자리가 흐리멍덩해서 어디까지가 유륜인지 알 수 없는 경우도 있어.

유두의 크기나 모양 또한 사람마다 다 달라. 유두가 연필 끝에 달린 지우개처럼 볼록 나온 사람도 있고, 달걀노른자처럼 퍼진 사람도 있어. 가끔은 유두가 유륜 속으로 함몰되어 있는 사람도 있지. 유두가 볼록 나온 게 아니라 움푹 들어가 있다는 소리야. 애초에 유두와 유륜이 어때야 한다는 기준은 없어!

이 모든 신체 변화는 어떻게 진행될까?

이거 하나는 확실해.

하룻밤 사이에
이 상태에서 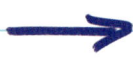 이 상태로 바뀌진 않는다는 거야.

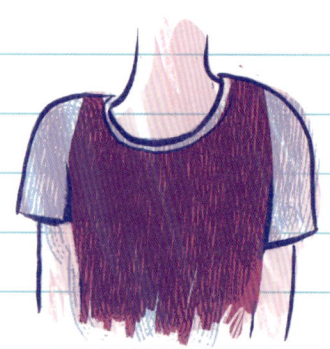 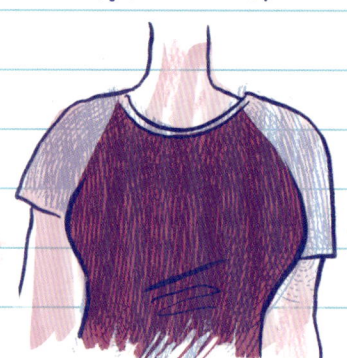

그러니 '내일 아침에 새로 바뀐 몸을 이끌고 어떻게 식당에 가지?' 하는 걱정일랑 붙들어 매셔. 가슴은 대부분 사춘기에 발달하기 시작하지만, 그보다 더 일찍 또는 더 늦게 발달할 수도 있어. 가슴이 발달하기 시작해서 성장을 멈출 때까지 보통 3~5년 정도가 걸려. 가슴은 5단계에 걸쳐 발달하지만 그 변화가 워낙 미미해서 네가 알아차리지 못할 수도 있어.

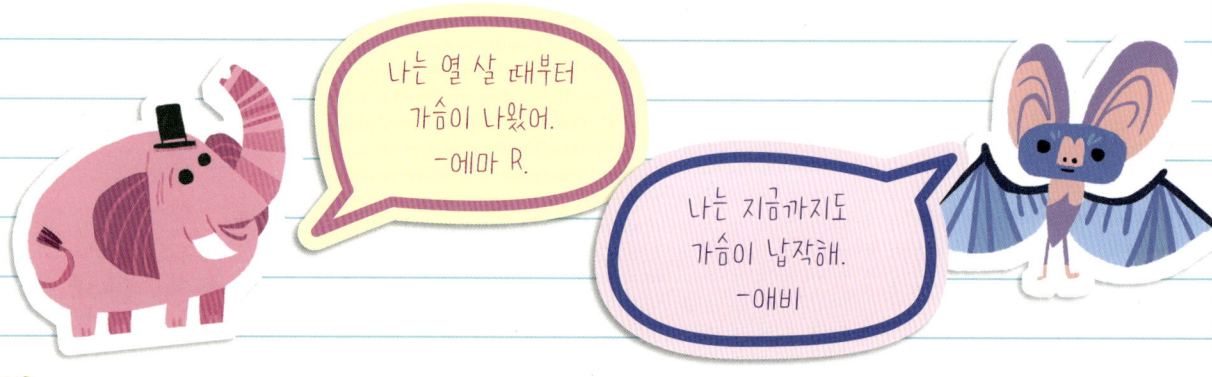

나는 열 살 때부터 가슴이 나왔어.
—에마 R.

나는 지금까지도 가슴이 납작해.
—애비

1. **가슴이 나오지 않은 단계.** 이게 바로 사춘기가 시작되기 전의 모습이지. 아마 태어나서 지금까지 줄곧 봐 오던 모습일 거야.

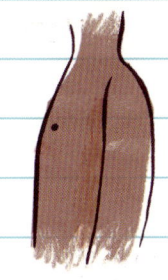

2. **가슴 몽우리가 생기는 단계.** 가슴이 발달하기 시작할 때 가장 먼저 눈에 띄는 게 유두 밑에 생기는 동전만 한 혹이야. 이것을 가슴 몽우리라고 해. 가슴 몽우리는 대개 단단하고 만지면 좀 아파. 처음에는 한쪽 가슴에만 몽우리가 생길 수도 있지만 걱정할 거 없어. 결국엔 다른 쪽 가슴에도 몽우리가 생길 테니까. 한쪽 가슴이 다른 쪽 가슴보다 먼저 발달하는 건 지극히 정상적인 일이야. 그리고 결국엔 양쪽 가슴 다 고르게 발달할 거야. 이 단계에서 유륜 또한 크기가 조금 커지고 색이 짙어질 수 있어.

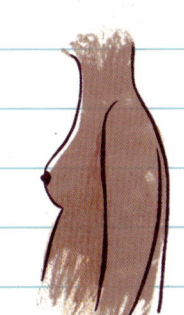

3. **가슴이 커지는 단계.** 가장 신나는 때야! 가슴이 계속 자라거든. 아마 자라고, 자라고 또 자랄 거야. 앞에서 말했던 조직이 발달해 가는 거지.

4. **가슴 발달 마무리 단계.** 유두와 유륜이 계속 자라고 색도 더 짙어질 거야. 유두와 유륜만 도드라져 보일 수도 있어. 마치 부은 것처럼 말이야. 심지어 털이 나기도 해! 이 털은 자르거나 뽑아도 되지만 그냥 놔둬도 아무 문제 없어.

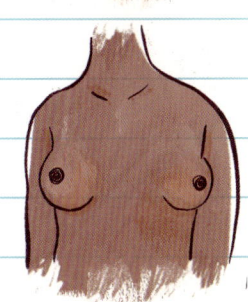

5. **성숙한 가슴!** 가슴이 전체적으로 봉긋해져서 더 이상 유두와 유륜만 도드라져 보이지 않을 거야. 이게 바로 네 가슴이야! 정말 아름답지 않니?

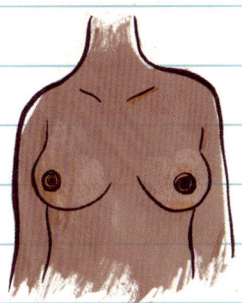

이른 사춘기를 맞은 동생들을 위한 에마 R.의 처방전

여자라서 좋은 점은 네 경험을 다른 여자들과 나눌 수 있다는 거야. 하지만 네 또래 중에서 사춘기에 들어선 사람이 너 하나라면 그게 쉽지 않겠지. 그럼 엄마나 언니, 고모, 이모, 사촌 언니, 선생님처럼 너보다 나이가 많고 생각이 깊은 사람을 찾아가 고민을 털어놔. 친구들과 고민을 나누기 전까지 그 사람들이 조언해 줄 거야. 걱정 마. 그때가 되면 네가 친구들에게 조언해 주는 사람이 될 테니까! 그리고 9번 오두막을 쓸 동생들에게 한 가지 귀띔해 주자면, 캠프 선생님들은 여자로서도 어른으로서도 뛰어난 조언가들이란다.

가슴이 얼마나 커진다는 거야?

마법의 8번 공을 쥐고 이 질문을 한 다음 흔들었더니, '다시 생각하고 물어봐.'라는 점괘가 나오지 뭐야. 사실 네 가슴이 얼마나 커질지 그건 알 수 없어. 유전자가 실마리가 될 수는 있겠지. 엄마나 이모를 봐. 그분들 가슴을 보면 네 가슴의 미래가 보일지도 몰라. 다만 유전자는 엄마와 아빠 모두에게 물려받는다는 사실을 잊어선 안 돼. 네가 어느 쪽을 닮을지는 아무도 몰라. 어쩌면 할머니의 할머니의 할머니의 여동생을 닮을 수도 있지. 가슴이 일찍 나오거나 늦게 나오는 것도 가슴 크기와는 아무 상관이 없어. 우리가 해 줄 수 있는 말은 이거 하나야. "참고 기다리다 보면 알게 될 것이니라!"

가슴에 크림을 바르거나 주문을 외우거나 약을 먹으면 효과가 있을까?

주디 블룸의 《안녕하세요, 하느님? 저 마거릿이에요》를 읽지 않았다면, 당장 이 책을 내려놓고 도서관으로 달려가서 그 책부터 다 읽고 와. 기다려 줄 테니까.

다 읽었다고? 좋아, 그럼. 이제 우리가 "반드시, 반드시 꼭 가슴을 키울 거야!"라고 할 때, 이 말이 무슨 뜻인지 알아듣겠네? 하지만 운동을 하고 크림을 바르고 약을 먹으면 정말로 가슴이 커질까? 아래 제나의 고백을 보면 알 수 있듯이, 그렇지 않아. 그것만이 아니야. 크림과 약의 안전성도 정확히 알려진 게 아니라서 잘못 바르거나 먹었다가는 몸에 해로울지도 몰라. 그런 정보는 흘려듣는 게 좋아. 네 가슴은 있는 그대로 완벽하다고! 그럼 운동은 도움이 되냐고? 운동도 가슴을 키우는 데는 별반 도움이 되지 않지만, 운동하는 게 즐겁다면 누가 말리겠니??

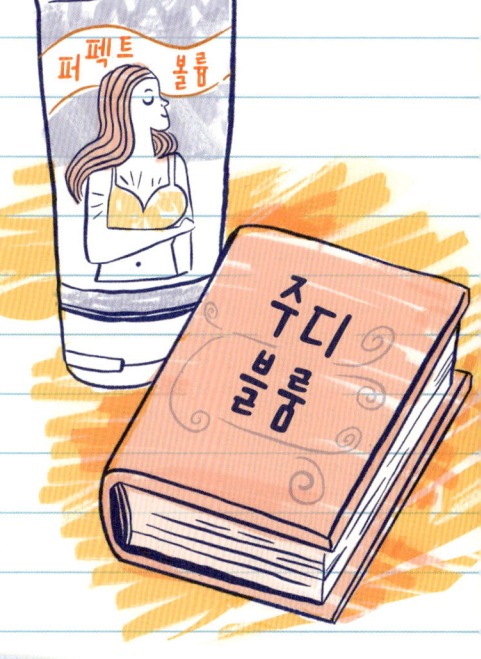

> 맞아. 인정하긴 싫지만 열다섯 살 때 거의 1년 내내 가슴에 크림을 바르며 살았어. 그 크림을 사느라 알바해서 모은 피 같은 돈을 75달러나 썼지. 그 돈으로 영화나 보러 다닐걸. 난 이제 내 작은 가슴을 받아들이기로 했어. 브래지어를 안 해도 되니까, 어깨끈이 없거나 등이 파인 옷도 마음껏 입을 수 있거든. -제나

가슴 크기를 줄일 수 있을까?

우리가 가슴이 커지는 걸 기뻐했듯 너도 그랬으면 좋겠어. 그래, 우리도 알아. 가끔 말 그대로 '가슴이 아플 때'가 있다는 걸 말이야. 특히 체육 시간이 되면 더 그렇지. 가슴이 없던 시절로 되돌아가고 싶을 만큼……. 그럴 때는 몸에 잘 맞는 브래지어가 도움이 돼. 가슴을 잘 받쳐 주는 브래지어를 하면 가슴이 흔들리지 않아서 통증이 덜하거든. 자세한 이야기는 뒤에 가서 또 해 줄게.

새침데기와 말괄량이 모두를 위한
건강한 가슴 지키기

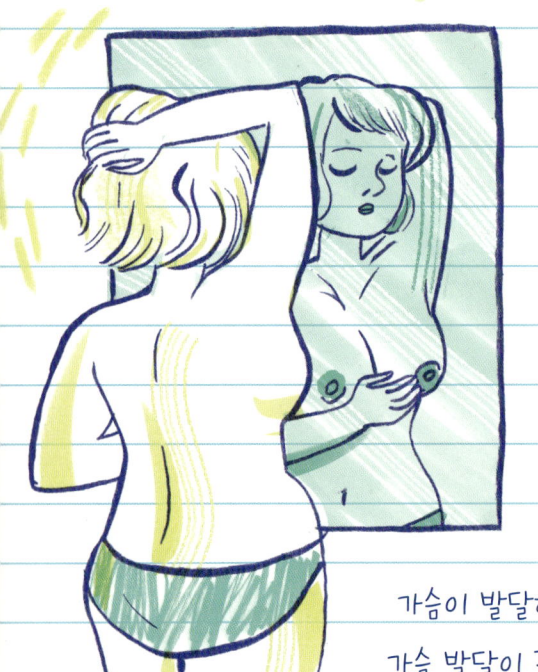

가슴 건강을 지키는 가장 좋은 방법은 거울을 보면서 안부를 확인하는 습관을 들이는 거야. 양손을 깍지 낀 채 뒤통수에 대고 가슴이 좌우 대칭을 이루는지, 부풀어 오르거나 붉게 변한 데는 없는지 확인하는 거지. 또 한 손을 머리 위로 올리고 다른 손으로 유두를 중심으로 달팽이 모양을 그리면서 만져 보는 거야. 손으로 움켜쥐지 말고 손가락 두 마디 정도를 써서 꼼꼼히 눌러 보고 만져 보는 게 좋아. 평소 가슴 상태가 어떤지를 알아 둬야 변화가 생기면 바로 알아차릴 수 있거든. 사춘기 때는 가슴이 발달하는 중이니까 사소한 변화는 걱정하지 않아도 돼. 하지만 가슴 발달이 끝나고 난 뒤부터는 수상한 변화가 보이면 바로 병원에 가 보는 게 좋아.

가슴이 이상한 것 같은데 병원에 가고 싶지 않다면? 정상 또는 이상 증상을 알려 줄게.

증상	정상 또는 이상	처방
가슴이 부어 있거나 스치기만 해도 아프다	정상일 거야. 월경할 때가 다가오지? 그럼 월경 전 증후군일 수 있어. 그리고 가슴이 자라면서 생기는 일종의 성장통일 수도 있으니까 겁먹지 마.	월경이 끝난 지 일주일이 넘었는데도 여전히 가슴이 아프다면 병원에 가 봐.
유륜이 오톨도톨하다	지극히 정상이야! 유륜에는 원래 돌기가 있어. 이 돌기는 피지를 분비해서 유륜을 촉촉하게 유지해 주는 분비샘이야.	치료가 필요 없어! 오히려 함부로 건드리면 큰일 나. 이 돌기는 뾰루지가 아니니까 짜고 싶어도 절대로 짜면 안 돼. 돌기를 잘못 건드리면 염증이 생길 수도 있어.
유륜에 털이 난다	지극히 정상이야! 사춘기 때는 유륜에 털이 날 수도 있어.	별일 아니야. 네가 원한다면 조심스럽게 뽑아도 되지만, 굳이 그럴 필요는 없어. 두세 가닥 정도라면 걱정할 일도 아니야. 다만 갑자기 눈에 띄게 많이 난다면 병원에 가 보는 게 좋겠지.
유두가 안으로 들어갔다	지극히 정상이야! 볼록 나오는 대신 움푹 들어간 유두가 더러 있지. 이런 유두를 함몰 유두라고 해.	별일 아니야. 하지만 유두가 늘 밖으로 튀어나와 있다가 갑자기 부끄러움을 타는 것처럼 안으로 들어갔다면 병원에 가 봐야 해.
유두에서 분비물이 나온다	이상 증상일 수도 있지만, 꼭 그런 건 아니야. 유두를 가볍게 짰을 때 분비물이 조금 나온 거라면 걱정하지 않아도 돼.	유두를 짜지 않았는데도 분비물이 나온다면 병원에 가 봐. 더구나 피까지 섞여 나온다면 반드시 병원에 가야 해.

증상	정상 또는 이상	처방
살이 텄다	지극히 정상이야! 사춘기에 성장 급등이 일어나면 가슴이나 엉덩이, 허벅지에 살이 틀 수가 있어.	치료가 필요 없어! 살이 튼 자국은 저절로 흐려져. 그래도 뭘 해 보고 싶다면 올리브오일이나 코코아버터, 달걀흰자 따위를 한 달쯤 매일 발라 봐. 하지만 '인간 샐러드'가 되기 싫다면 할 수 있는 일은 아무것도 없어.
몽우리가 잡힌다	이제 막 가슴이 생기기 시작했다면 정상일 거야. 유두 주위를 눌렀을 때 단단하게 느껴지는 게 가슴 몽우리거든. 가슴이 성숙한 경우라면 유선 조직이 잡힌 걸 수 있어.	전에 없던 단단한 덩어리가 잡힌다면 병원에 가서 진찰을 받아 봐. 별것 아니라는 소리를 듣더라도 진찰을 받아 보는 건 중요해. 기억해, 가슴에 대해 더 많이 알수록 이상이 생겼을 때 더 빨리 알아차릴 수 있다는 걸!
한쪽 가슴이 다른 쪽보다 크다	지극히 정상이야! 가슴이 자라기 시작할 때 흔히 한쪽 가슴이 다른 쪽보다 먼저 자라거나 더 빨리 자라. 가슴 크기는 완벽하게 똑같을 수 없어. 대부분 한쪽 가슴이 다른 쪽보다 조금 더 커.	참고 기다리다 보면 양쪽 가슴 크기가 엇비슷해질 거야. 그 차이는 너만 알 수 있어. 심한 짝가슴인 경우엔 패드를 넣을 수 있는 브래지어를 사서 가슴이 작은 쪽에 넣으면 돼.
가슴이 커서 상체가 아프다	네 고민은 알겠지만, 가슴이 큰 건 비정상이 아니야. 물론 가슴이 정말 크면 체중이 앞으로 쏠려 목과 어깨, 허리가 아플 수도 있어.	가슴을 받쳐 주는 브래지어를 하면 도움이 돼. 네가 큰 가슴을 좋아하면 좋겠지만, 거추장스럽고 힘들다고 해도 이해해. 가슴을 받쳐 주는 브래지어를 했는데도 통증이 계속된다면 병원에 가 봐. 성장이 끝난 뒤에는 가슴 축소술을 고민해 볼 수도 있겠지.
가슴을 만지면 기분이 좋아진다	지극히, 완전 정상! 가슴은 대표적인 성감대야. 성적인 즐거움을 느끼는 곳이지. 그러니까 가슴을 만지면 기분이 좋아질 수밖에. 누구나 다 가슴이 예민한 건 아니지만, 네 가슴이 예민하다면 좋은 일이지.	가슴을 만지는 게 기분이 좋다면 얼마든지 만져! 다만 남들이 없는 개인 공간에서 만지길 권해.

브래지어, 기초 중의 기초

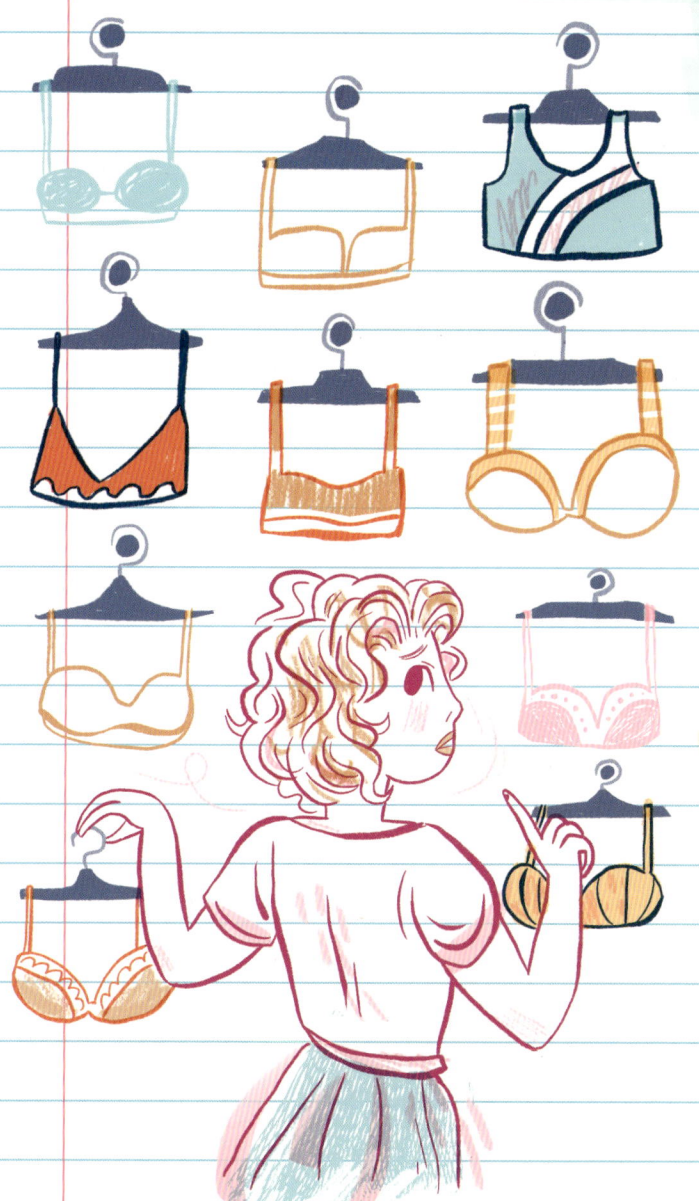

가슴 얘기를 했으니, 이제 브래지어 얘기를 해 보자. 브래지어를 사러 가면 뭐가 뭔지 엄청 헷갈릴 거야. 브래지어에 적힌 숫자와 알파벳을 이해하려면 대학 졸업장이 필요할 지경이지. 그리고 브래지어 종류만 해도 수십억 가지가 넘잖아. 스포츠? 브라 톱? 풀 컵? 하프 컵? 이게 다 무슨 뜻인가 싶지?

브래지어란 뭘까?

브래지어를 단순한 가슴 가리개라고 생각하는 친구는 없겠지? 브래지어는 가슴 모양을 예쁘게 잡아 주고 가슴을 받쳐 주는 기능성 속옷이야. 때로는 나만의 개성을 표현하는 패션 아이템이 되기도 하지.

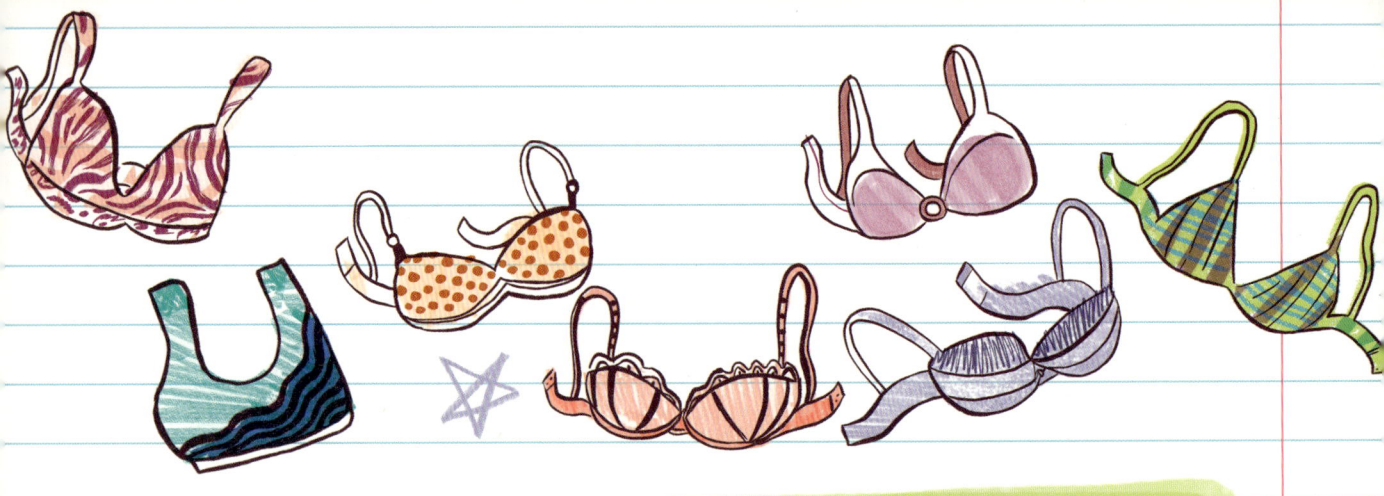

브래지어는 꼭 착용해야 할까?

아니, 브래지어를 착용해야 할 의학적 근거는 없어. 가슴이 출렁거리면 움직일 때 불편하니까, 가슴 모양을 예쁘게 잡아 주니까 브래지어를 하는 거지. 유두가 겉옷에 쓸리는 게 싫어서 브래지어를 하기도 해. 하지만 브래지어가 몸을 옥죄거나 브래지어 끈이 살에 파고드는 느낌을 싫어하는 사람도 많아. 사춘기가 시작되면 대개는 브래지어를 하는 쪽으로 기울지만 패션은 엄연한 선택이야. 브래지어를 할지 말지는 네가 결정하면 돼.

> 왜들 브래지어 가지고 난리인가 싶어서 6개월 동안 하고 다녀 봤어. 하지만 난 안 했을 때의 자유로운 느낌이 더 좋더라고. 지금은 달리기할 때만 브래지어를 해. -세이지

> 나도 브래지어를 안 하면 좋겠어! 하지만 가슴이 너무 커서 브래지어를 안 하면 감당이 안 돼. 권유는 고맙지만, 나는 '젖싸개'를 해야 해! -브리애너

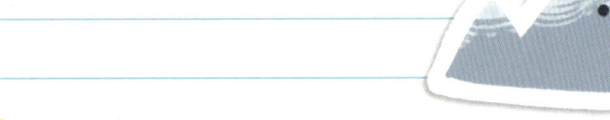

브래지어 치수 재기

브래지어 치수는 70A 또는 85C처럼 숫자와 알파벳의 조합으로 표기해. 숫자는 밑가슴둘레를, 알파벳은 컵의 크기를 뜻하지. 사실 자기한테 딱 맞는 브래지어 치수를 알아내기란 쉽지 않아. 그것만 알아내면 다른 건 땅 짚고 헤엄치기인데 말이야. 그런데 브래지어 치수를 알아내는 특별한 공식이 있대. 우리 같이 배워 볼까?

1. 가슴 바로 밑에 줄자를 대고 수평으로 밑가슴둘레를 재. 이때 줄자가 밑가슴을 너무 조이거나 느슨하지 않도록 똑바로 재야 해. 그런 다음 아래 표에서 네 브래지어 치수를 찾아봐.

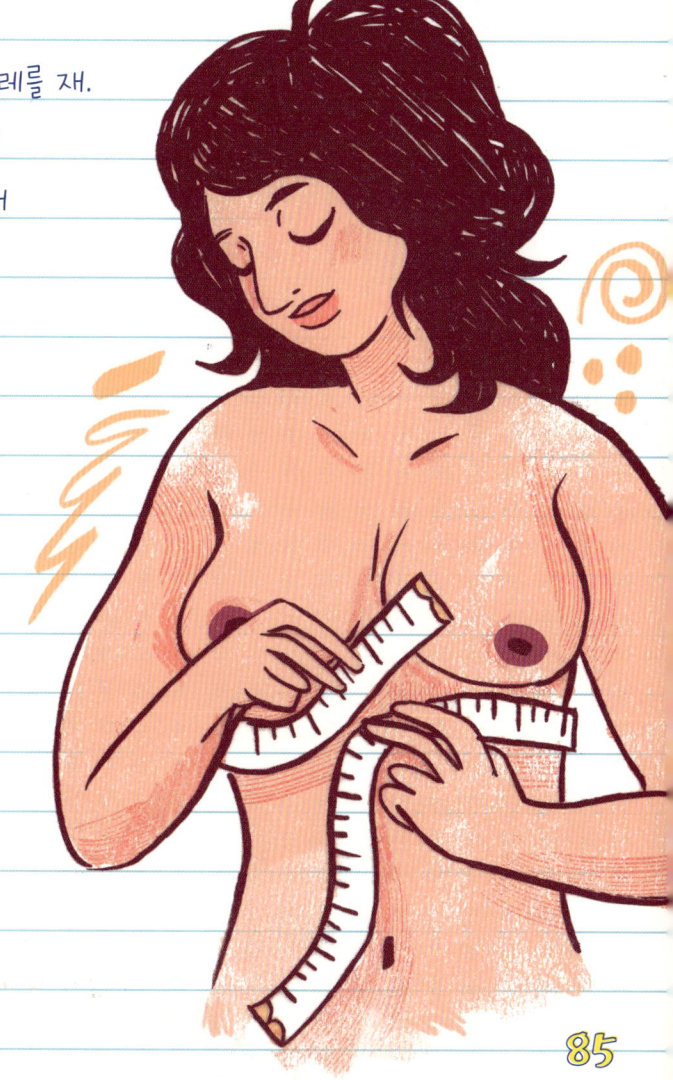

범위	치수
63~67cm	65
68~72cm	70
73~77cm	75
78~82cm	80
83~87cm	85
88~92cm	90

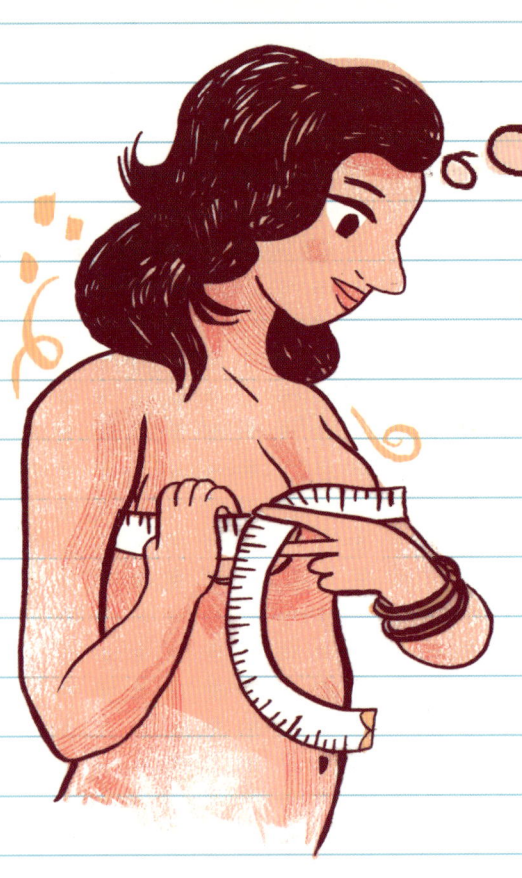

2. 이제 유두를 가로지르도록 줄자를 대고 수평으로 가슴둘레를 재. 이번엔 줄자를 조금 느슨하게 해서 재도 좋아. 브래지어를 했을 때 가슴이 눌리는 느낌이 들면 안 되니까. 소수점이 나오면 반올림하면 돼. 이게 바로 네 가슴둘레니까 잘 적어 놓도록 해.

3. 간단한 수학 문제를 풀어 볼까? 네 가슴둘레에서 밑가슴둘레를 빼 봐. 이 값으로 컵 크기를 알 수 있어.

가슴둘레-밑가슴둘레	컵 크기
7.5cm 이내	AA
10cm 이내	A
12.5cm 이내	B
15cm 이내	C
17cm 이내	D
20cm 이내	E

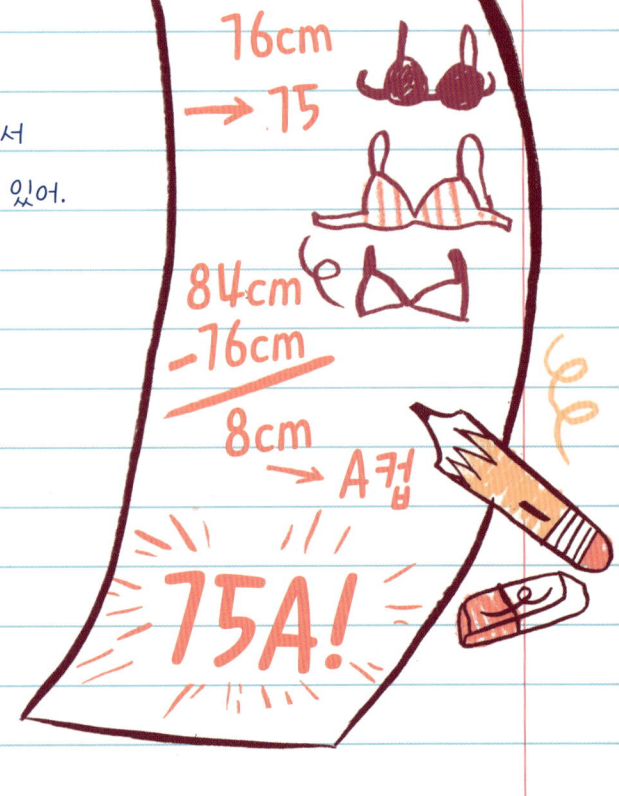

아직도 헷갈린다고? 우리도 그래. 몸에 딱 맞는 브래지어를 찾으려면 브랜드도 다르고 치수도 다른 여러 브래지어를 두루 입어 보는 게 좋아. 브래지어 밴드가 몸에 딱 맞는 건 좋지만 몸을 조여서는 안 돼. 숨 쉬기가 편해야 하니까. 브래지어 컵은 가슴이 다 담기는 느낌이 드는 게 좋아. 컵이 가슴을 짓누른다면 한 치수 큰 것을, 컵이 뜬다면 한 치수 작은 것을 골라야 해. 가슴은 눈 결정처럼 다 달라서 저마다 가장 잘 맞는 브랜드와 치수가 따로 있거든. 하지만 여기까지 읽고 나서도 도무지 이해가 되지 않는다면 브래지어 따위 안 해도 괜찮아.

> 브래지어와 팬티를 전문으로 파는 속옷 가게에 가면 점원이 알아서 치수를 재 줄 거야. 전문가가 골라 주는 브래지어를 입어 보는 것도 괜찮지. —브리애너

> 브래지어는 입을수록 늘어나기 때문에 훅을 가장 느슨하게 채웠을 때 몸에 맞는 걸 사야 해. 그래야 훅을 가장 바깥쪽에서, 중간으로, 마지막엔 가장 안쪽으로 옮겨 가며 채우지. —에마 R.

각양각색 브래지어 중에서 내 몸에 맞는 것 고르기

브래지어를 사러 다니다 보면 '정신줄'을 놓치기 딱 좋아. 우리도 몇 번이나 울면서 주저앉을 뻔했지 뭐야. 그러니까 처음 브래지어를 살 땐 친구랑 같이 가는 게 좋아. 먼저 브래지어를 사 본 친구 아니면 엄마한테 같이 가 달라고 해. 친구나 엄마가 널 올바른 길로 이끌어 줄 테니까. 네가 잘못된 길로 가려고 하면 말려 줄 거고.

> 나랑 브래지어 사러 갈래? —제나

> 갈래라니? 당연히 가야지! 너 혼자 가면 비키니 수영복을 사 올 게 뻔한데. —마케일라

어떤 브래지어가 네 몸에 잘 맞을지 모르겠다면, 수백만 가지에 이르는 브래지어를 다 입어 봐도 돼. 하지만 앞으로 40년 동안 브래지어만 사러 다닐 게 아니라면 다음 도표를 활용해 봐. 선택의 폭을 좁히는 데 도움이 될 거야.

	기능	대상
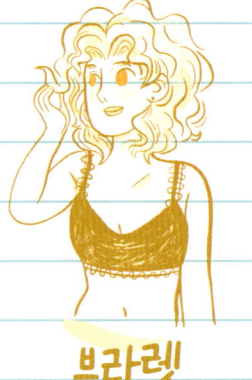 브라렛	와이어, 패드, 훅이 없이 가슴을 부드럽게 받쳐 주는 홑겹 브래지어야. 그냥 티셔츠를 입듯 머리 위로 뒤집어쓰면 돼. 치수도 보통 대, 중, 소로 나뉘어 있어서 크게 고민하지 않아도 돼.	가슴이 작아서 받쳐 줄 필요는 없지만, 유두가 겉옷에 쓸리지 않았으면 하는 사람
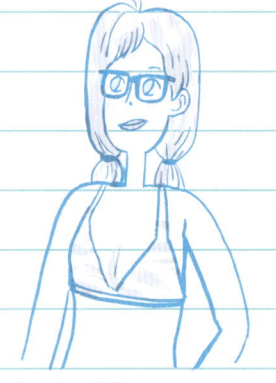 삼각 컵 브래지어	이 브래지어는 와이어 없이 가슴을 부드럽게 받쳐 준다는 점에서 브라렛과 비슷해. 하지만 여느 브래지어처럼 뒤에 훅이 달려 있고 치수도 다양하지.	가슴이 작고 유두가 겉옷 위로 도드라지지 않았으면 하는 사람
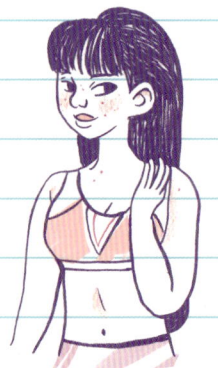 스포츠 브래지어	라이크라나 스판덱스 원단으로 만들어져 지지력과 신축성이 좋아. 운동할 때 가슴이 출렁거리지 않도록 잘 잡아 주지.	운동선수, 그리고 걸핏하면 버스를 놓치는 지각 대장

	기능	대상

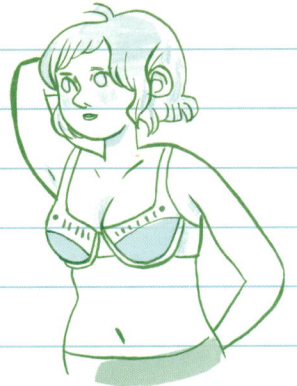

언더와이어 브래지어

컵 밑에 와이어가 들어간 브래지어야.
와이어는 가슴을 받쳐 주고 흔들리지 않게 해 준단다.

가슴을 받쳐 줄 필요가 있는, 중간에서 큰 가슴을 가진 사람

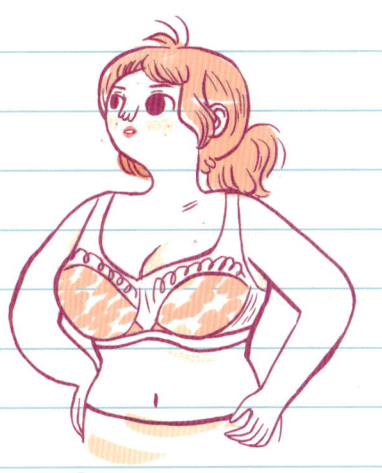

풀 컵 브래지어

풀 컵 브래지어는 가슴을 가장 잘 받쳐 줘. 가슴을 완전히 감싸는 풀 컵에 두껍고 폭신한 어깨끈, 3단 또는 4단 훅이 달린 넓은 밴드를 갖추고 있거든. 가슴 무게 때문에 목이나 어깨, 허리가 아프면 이 브래지어를 해 봐.

가슴이 큰 사람만 하도록 해.
C컵 이상인 친구들에게 추천해.

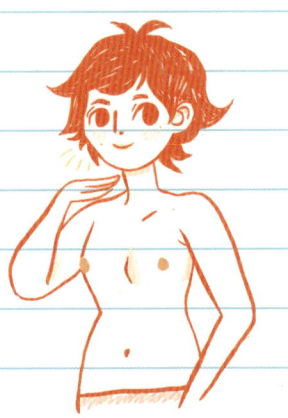

노브라!

무더운 여름밤 실버문 호수에서 알몸으로 수영하는 것만큼이나 황홀한 자유를 맛볼 수 있어.

누구나! 브래지어를 안 해도 가슴이 아프지 않고 어색하지 않다면 노브라가 맞을지도 몰라.

브래지어 소재와 색깔, 무늬는 정말 다양해. 속옷 가게를 둘러보다 보면 '지름신'이 내리기 십상이지. 하지만 비싸고 화려한 브래지어는 가슴이 다 자란 다음에 사도록 해. 나는 한 번 입고 작아서 못 입게 된 형광 녹색 브래지어를 생각하면 아직도 속이 쓰려. -그레이스

만일 완벽한 브래지어, 즉 가격 착하고 편하고 귀엽고 몸에 딱 맞고 가슴도 잘 받쳐 주는 브래지어를 보면 두 개, 아니 세 개씩 사 둬. 정확히 한 달이 지나면 단종될 게 뻔하거든. 유행이 워낙 빨리 바뀌잖아. -마케일라

가슴 성장이 더딘 동생들을 위한 애비의 처방전

열여섯 살이 됐는데도 가슴이 밋밋해? 팬티는 같이 입으면 안 되지만, 브래지어는 괜찮아! 친구들보다 가슴 발달이 늦는다면 그 점을 역이용해 봐. 친구들이 작아서 못 입는 예쁜 브래지어를 찜해서 옷장에 쟁여 두는 거지.

그레이스, 우리 가슴이 통하는 친구 할래? -애비

일단 내가 뭘 하면 되는지부터 들어 보고. -그레이스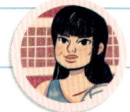

음, 브래지어 사러 갈 때 같이 가 주면 좋겠어. -애비

나 브래지어 쇼핑 엄청 좋아해! -그레이스

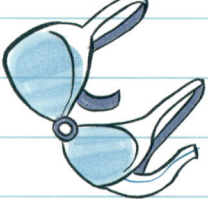
그리고 작아서 못 입는 브래지어 나 줘! -애비

얼마든지! -그레이스

그 형광 녹색 브래지어도 잊지 말고……. -애비
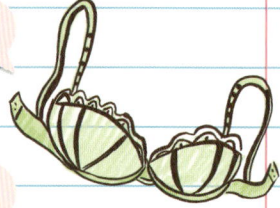

차라리 날 잡아먹어라! -그레이스

앞에서 채울까? 뒤에서 채울까?
올바른 브래지어 착용법

좋아, 브래지어를 샀으니 이제 입어 볼까? 뒤에 훅이 달린 브래지어는 입는 방법이 두 가지야. 이 방법을 놓고 내가 옳네, 네가 옳네 하며 열을 내는 사람들이 많아. 그렇지만 장담컨대 두 방법 모두 옳아. 네 생각에 어느 한쪽이 옳은 것처럼 보일지라도 말이야.

방법 1: 등 뒤에서 훅 채우기 -시범 조교 제나

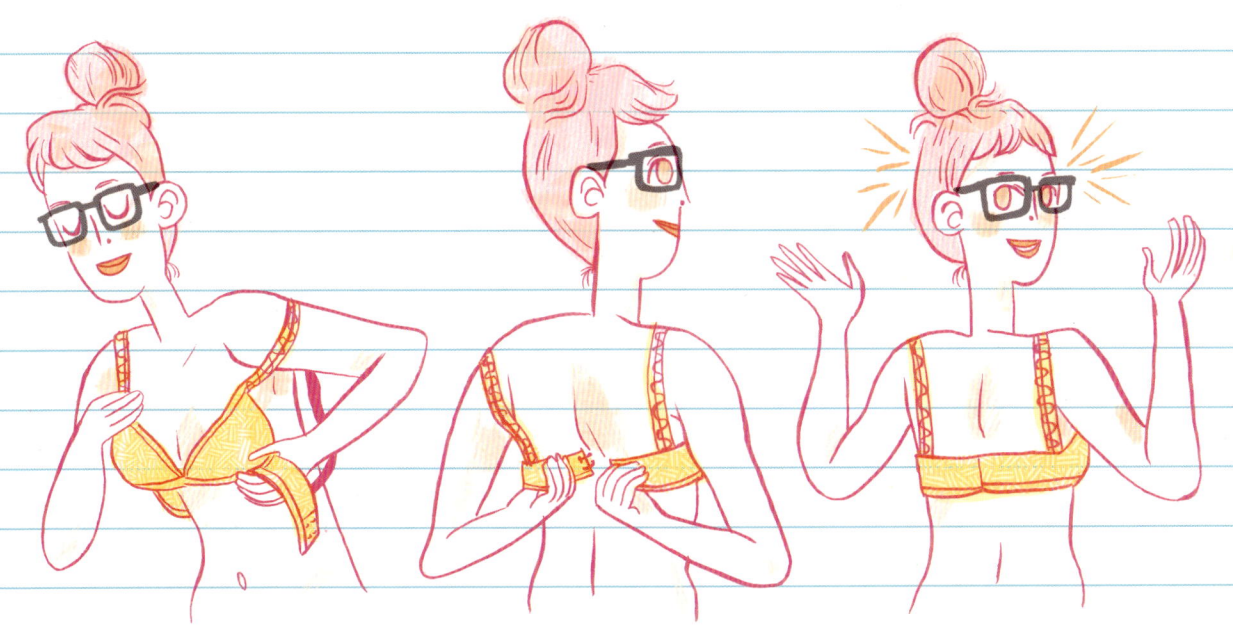

1. 앞치마를 걸치듯 양쪽 어깨끈 사이로 팔을 넣어.

2. 손을 등 뒤로 돌려서 브래지어 밴드의 양쪽 끝을 잡아.

3. 훅을 채우면 끝!

방법 2: 앞에서 훅 채우기 -시범 조교 에마 L.

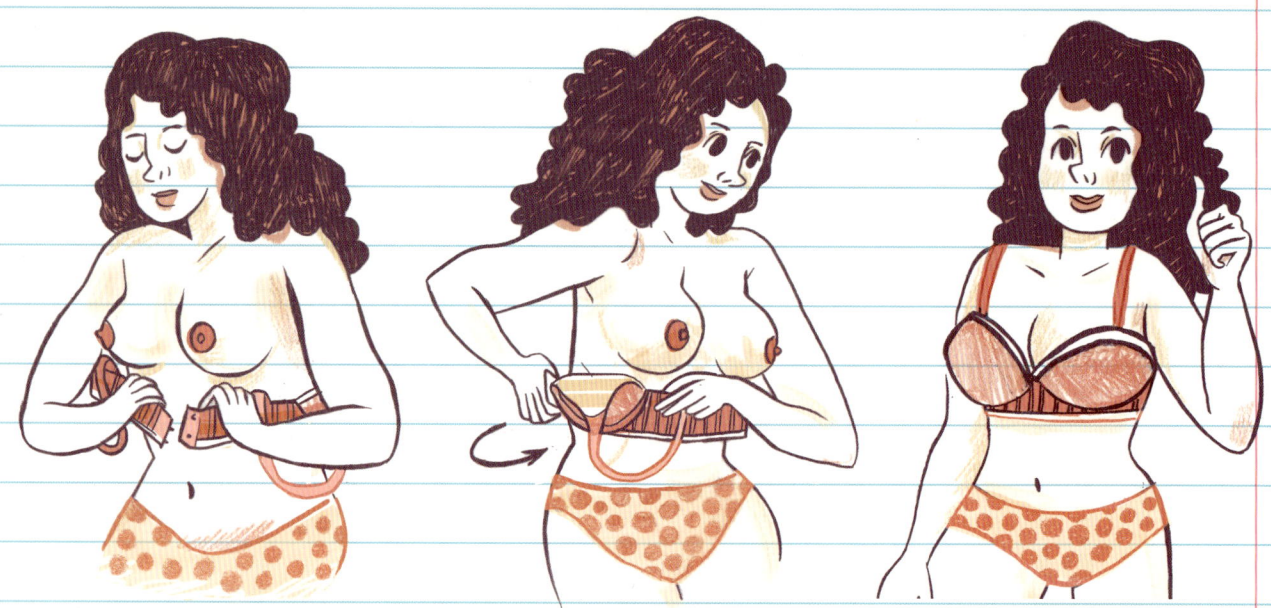

1. 컵이 등 쪽으로, 훅이 가슴 쪽으로 오도록 브래지어를 몸에 둘러. 아직 어깨끈 사이로 팔을 넣지 마. 브래지어를 거꾸로 입고 싶은 게 아니라면 말이야.

2. 훅을 채운 다음 컵이 앞으로 오도록 브래지어를 돌려.

3. 양쪽 어깨끈 사이로 팔을 넣으면 끝!

두 방법 모두 최종 점검이 필요해. 브래지어 밴드는 가슴 바로 밑에 있어야 하고 어깨끈은 너무 조이지 않아야 해. 집에 와 보니 어깨에 움푹 파인 자국이 생겼다면 어깨끈을 느슨하게 해 줘. 반대로 어깨끈이 자꾸 흘러내린다면 좀 더 조여 주고.

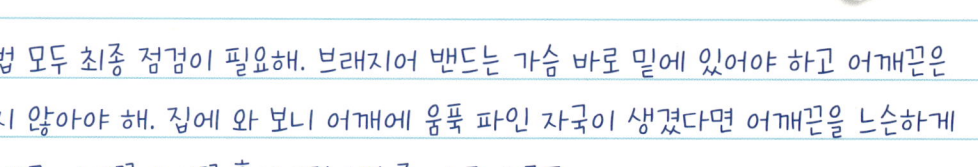

나처럼 훅이 앞에 달린 브래지어를 하면 골치 아픈 싸움에 휘말리지 않아도 되잖아. -마케일라

새침데기와 말괄량이 모두를 위한
올바른 브래지어 관리법

먼저 이거 하나만 짚고 넘어갈게. 브래지어는 한 번 입고 나서 바로 빨지 않아도 돼. 두 번을 입고 나서도. 세 번을 입고 나서 냄새를 맡아 보고 하루 더 입을지 말지 판단하면 돼. 하지만 딱 네 번까지만 입어야 해. 안 그러면 냄새 난다고 놀림당할 테니까. 스포츠 브래지어는 여기에 해당되지 않아. 땀을 많이 흘렸다면 바로 세탁기에 던져 넣도록 해. 마침내 브래지어를 빨 때가 됐다면 어떻게 빨아야 하는지 요령을 알려 줄게.

1. 되도록 손으로 빨도록 해. 세탁기에 넣고 빨았다가는 망가지기 십상이야. 브래지어는 형태가 유지되어야만 제 기능을 할 수 있거든.

2. 손으로 빠는 게 너무 번거롭다면 브래지어를 보호해 주는 전용 세탁망을 써. 브래지어를 세탁망에 넣고 지퍼를 채운 다음 다른 옷과 함께 세탁기에 돌리는 거지. 특히 와이어가 들어간 브래지어는 반드시 세탁망에 넣고 돌려야 해. 안 그러면 와이어가 곧잘 브래지어 천을 뚫고 나오거든.

> 손빨래에 몇 분만 투자하면 브래지어 수명을 몇 년 더 늘릴 수 있어. -마케일라

3. 반드시 그늘에 펴서 말리도록 해. 아무렇게나 널었다가는 중력 때문에 모양이 틀어질 수 있거든. 이런 것까지 다 알려 주다니, 나중에 생각해 보면 우리가 무척 고마울 거다.

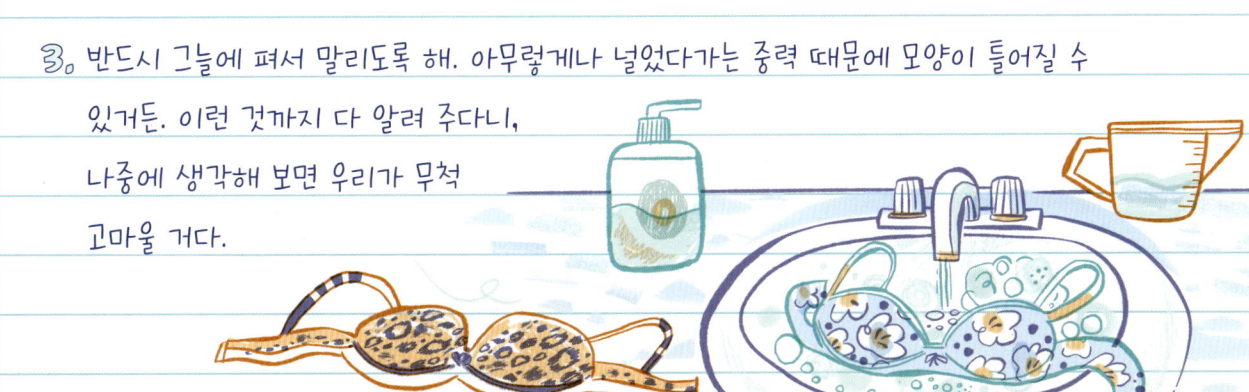

그레이스를 통해 어렵게 배운 것

브래지어에 티슈를 넣지 말아야 할 다섯 가지 이유

#1 가슴이 울퉁불퉁해 보일 거야.

#2 티슈 한 장이 빠져나올지도 몰라.

#3 아니면 여섯 장이······.

#4 앞으로 다들 너를 '티슈'라고 부를걸.

#5 그동안은 이름으로 불렀을 테지만 말이야.

예쁜 가슴을 앞으로 내밀고 당당하게!
마지막으로 남기는 응원 한마디

주위를 둘러보면서 '내 가슴이 더 컸더라면?' 또는 '내 가슴이 더 작았더라면?' 하고 생각하는 건 자연스러운 일이야. 사람마다 가슴 크기나 모양이 다 다르니까 그런 생각이 들 수 있지. 하지만 네 가슴이야말로 세상에서 가장 예쁜 가슴이야. 우리 말이 믿기지 않는다면 오른쪽 내용을 봐. 가슴이 크면 큰 대로, 작으면 작은 대로 좋은 이유가 나와 있으니까 말이야.

작은 가슴이 좋은 이유

브래지어를 안 해도 돼. 어깨끈이 없는 옷을 입으려는데 어깨끈이 없는 브래지어가 없다고? 안 해도 돼. 깜빡하고 브래지어를 안 빨았다고? 안 해도 돼. 가슴이 답답하다고? 안 해도 돼. 그것만이 아니야. 뛰거나 달리거나 엎드려 잘 때도 아무런 불편함이 없어.

— 애비, 세이지, 제나

중간 크기 가슴이 좋은 이유

세상 모든 옷은 널 위해 만들어진 거야. 단추 달린 셔츠나 원피스를 살 때 가슴이 너무 끼는지 또는 너무 헐렁한지 걱정 안 해도 되잖아. 브래지어와 팬티 세트를 살 때도 같은 치수로 살 수 있고 말이야. 딱 좋은 가슴을 가졌으니 한껏 즐기도록 해!

— 에마 L., 에마 R., 그레이스, 레아

큰 가슴이 좋은 이유

두말할 것도 없이 가슴골이지! 가슴이 크면 가슴골이 선명하게 드러나잖아. 옷깃 사이로 보이는 가슴골이 얼마나 섹시한데. 가끔은 주머니 노릇도 해. 실버문 호수까지 선크림을 들고 가기 귀찮다 싶을 때 말이지. 호수 이야기가 나왔으니 말인데…… 가슴은 물에 떠. 가슴이 있다고 물에 안 빠지는 건 아니지만 말이야. 다음에 실버문 호수에서 수영할 때 물 위에 뜬 네 가슴이 얼마나 예쁜지 한번 봐.

— 브리애너, 마케일라

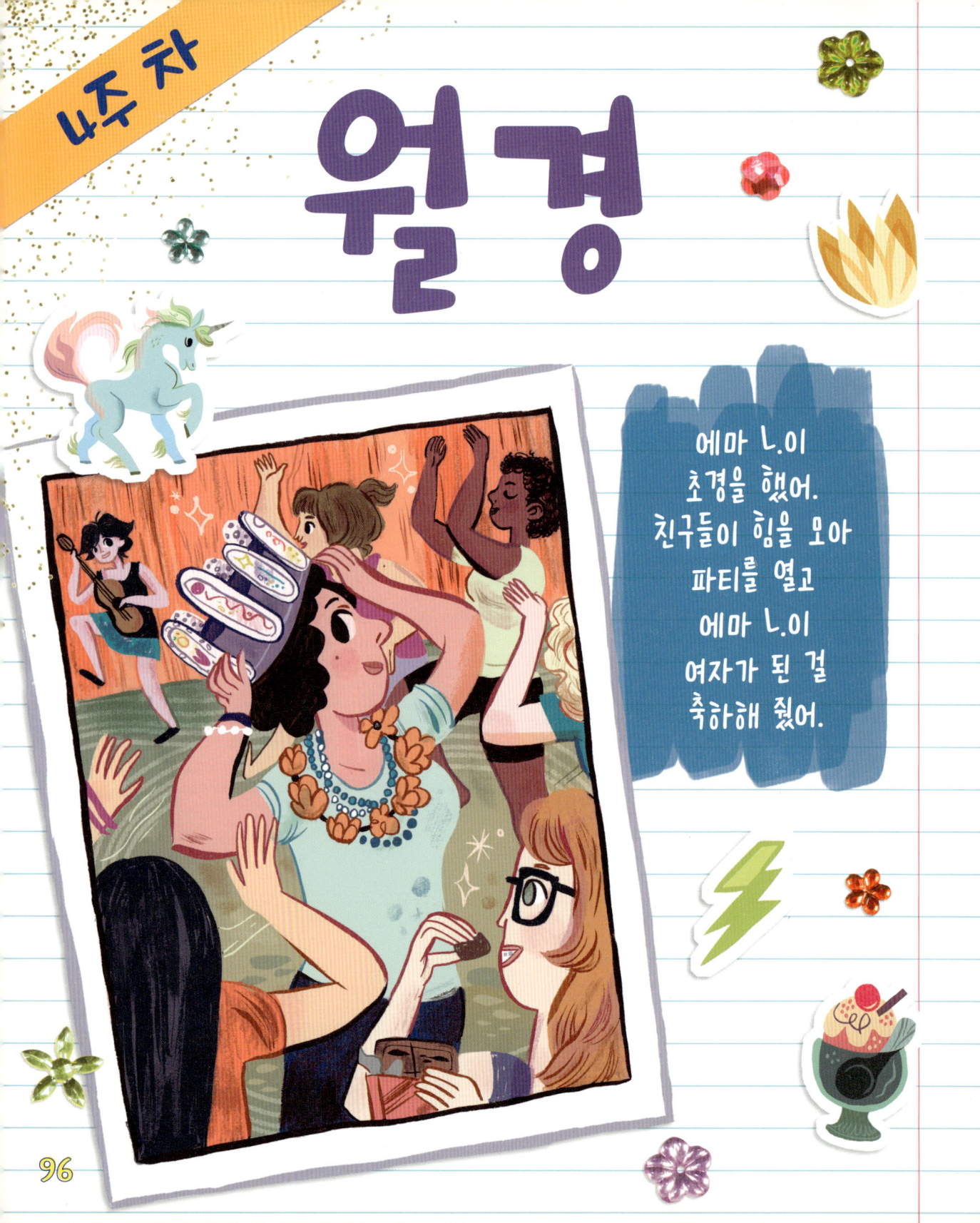

7월 26일 아침에 에마 L.이 초경을 했어.

에마 L.이 우리 중 가장 먼저 초경을 한 건 아니야. 그 영광은 에마 R.에게 돌아갔지. 그해 여름 에마 L.이 가장 먼저 월경을 한 것도 아니었어. 마케일라와 에마 R.이 둘 다 7월 초에 월경을 했고, 브리애너는 곧 시작할 것 같다며 투덜댔거든. 하지만 실버문 캠프에서 초경을 한 건 에마 L.이 처음이었어.

우리는 오전 수영 시간을 앞두고 그 사실을 알게 됐어. 아직 아침 10시도 안 됐는데 벌써 바깥 기온이 32도를 넘어서고 있었지. 그건 하늘이 무너져도 수영 시간에 결코 빠질 수 없다는 뜻이었어. 그런데 안타깝게도 에마 L.은 탐폰을 넣지 못하고 있었어. 억지로 넣어 보려고 했지만 절반밖에 못 넣었지. 우리는 별 도움이 되지 못했어. 마케일라와 브리애너는 둘 다 생리대를 썼거든. 줄리아 선생님도 마찬가지였지. 콜레트 선생님이 탐폰을 썼지만, 하필 쉬는 날이었어. 에마 L.을 도와줄 사람은 오로지 에마 R.뿐이었지.

실버문 자매단의 일원이라면 누구나 그렇듯 에마 R.은 훌륭한 코치였어. 욕실 문 밖에 서서 에마 L.에게 모든 단계를 빠짐없이 가르쳐 줬거든. 심지어 눈으로 보면서 탐폰을 넣으면 더 도움이 될 거라며 손거울도 하나 욕실 안으로 들여보냈지. 그리고……

마침내 에마 L.이 성공했어! 그래, 맞아. 둘 다 오전 수영 시간엔 못 들어갔어. 하지만 오후 수영 시간엔 둘이 나란히 호수로 뛰어들었지. 우리 모두는 에마 R.이 가르쳐 준 걸 열심히 외워 두었어. 나중에 써먹으려고 말이야.

우리는 저녁을 먹자마자 곧장 파티를 열었어. 초경은 축하받아 마땅한 일이니까. 에마 L.에게 팬티 라이너로 만든 왕관을 씌우고, 함께 나눠 먹을 초콜릿도 준비했지. 그런 다음 여자를 주제로 한 음악을 틀어 놓고, 에마 L.을 에워싸고 춤을 추었어. 파티에 참석한 사람이라곤 우리밖에 없었지만,

실버문 캠프 역사상 가장 멋진 초경 파티였어.

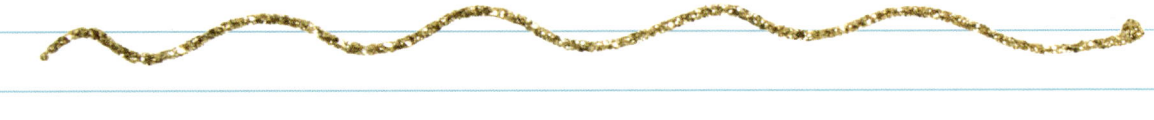

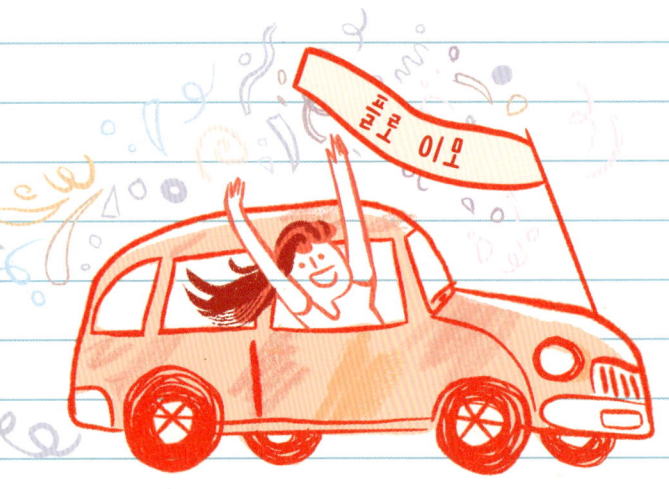

아, 캠프 방문의 날도 아닌데 '플로 이모'가 오긴 했지. 초대하지도 않았는데 말이야. 그래, 플로 이모란 월경을 말하는 거야. 그날, 빨간 날, 마법…… 월경을 뜻하는 은어는 전 세계적으로 5천 가지나 된대. 생리도 그런 말 중 하나지. '생리 현상'에서 따온 말이니까. 월경이 몹쓸 병도 아닌데 굳이 돌려 말할 필요가 있을까? 우리는 그냥 월경이라고 하자고!

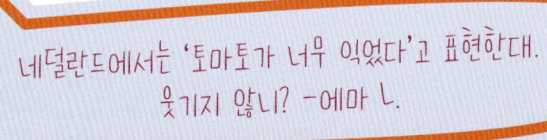

네덜란드에서는 '토마토가 너무 익었다'고 표현한대. 웃기지 않니? -에마 L.

월경
기초 과정

월경은 과학적으로 말하면 임신이 되지 않았다는 몸의 신호이고, 비과학적으로 말하면 한 달에 한 번 질을 통해 피가 나오는 거야. 이게 무슨 소리냐고? 그래그래, 이 소리가 조금 무섭게 들릴 수도 있겠지. 하지만 월경은 익숙해지는 데 시간이 좀 걸릴 뿐 무서워할 일은 아니야.

월경
심화 과정

사춘기에 일어나는 거의 모든 변화처럼, 월경은 네가 아기를 가질 수 있는 몸이 되었다는 신호야. 일단 월경을 시작하면 몸은 다달이 아기를 만들 준비에 들어가. 그러다 임신이 되지 않으면 포기하고 다시 시작하는 거야. 무슨 소리인지 잘 모르겠다고? 그럼 더 자세히 설명해 줄게.

우리가 생식기에 대해 이야기했던 거 기억나? 사실 우리도 잘 안 나. 캠프 1주 차 때 했던 이야기인 데다, 그사이에 가슴이랑 여드름같이 중요한 문제를 다뤘잖아. 그래서 복습하자면 생식기는 생식에 관여하는 기관으로 난소, 나팔관, 자궁, 자궁 경부, 질 따위를 말해. 이 신체 기관들은 네가 어릴 때는 줄곧 잠들어 있다가 사춘기에 접어들면 하나둘 기지개를 켜기 시작하지.

복습!

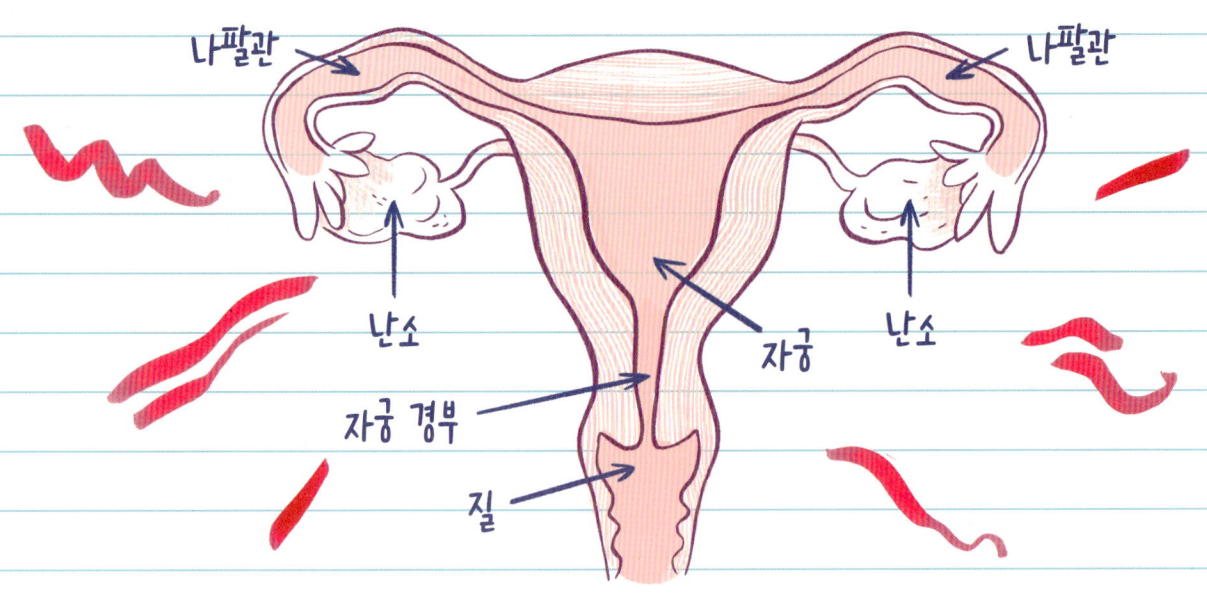

호르몬은 한 달에 한 번씩 난자를 내보내라고 난소에게 신호를 보내. 난소에서 나온 난자는 며칠에 걸쳐 나팔관을 지나 자궁으로 이동하지. 그동안 자궁은 피와 조직으로 자궁 내벽을 두껍게 만들어. 손님 맞을 준비를 하는 거야. 난자가 정자를 만나 수정란이 되면 자궁 내벽에 붙어서 자라거든. 하지만 수정이 되는 일은 거의 없어. 그럼 자궁은 짜증이 나서 난자를 내쫓고 자궁 내벽을 허물어 버리지. 뒤이어 자궁 경부가 열리고 난자와 함께 자궁 내벽을 이루던 피와 조직이 흘러나와. 짜잔, 월경이 시작되는 거지!

수정이란?

여자의 난자와 남자의 정자가 만나서 결합하는 일을 가리켜 수정이라고 해. 하지만 이런 일은 여자와 남자가 피임하지 않고 성관계를 했을 때만 일어나. 다시 말해 수정은 네 의지로 충분히 통제할 수 있다는 말이야.

에마 L.의 사춘기 과학 상식

네가 평생 동안 배출할 난자를 모두 가지고 태어났다는 거 알고 있니? 그래, 여자들은 누구나 200만 개쯤 되는 난자를 가지고 태어나. 그렇다고 걱정할 건 없어. 월경을 200만 번 한다는 소리는 아니니까. 난자는 사춘기에 들어서면 30만 개쯤으로 줄어들고, 그중에서도 450개 정도만 배란이 되거든.

달걀을 한 바구니에 다 담지 말라는 말 들어 봤니? 아마 우리 몸도 그 말을 들었나 봐. 그래서 난소가 두 개나 되는 거지. 난소는 한 달에 한 번씩 왼쪽과 오른쪽이 번갈아 가며 난자를 내보내. 어쩌다 양쪽 난소가 동시에 난자를 내보내면 이란성 쌍둥이가 생기는 거야. -레아

> 잠깐, 진도 나가기 전에 우리 잠깐 돌아가면 안 될까? 나는 우리가 생식기라는 퍼즐에서 아주 중요한 조각을 놓치고 있는 것 같아. 외음부 말이야. -세이지

> 그러게. 외음부도 내부 생식기 못지않게 중요한데. -에마 L.

> 세상에, 네 말이 맞아! 우리가 어쩌다 외음부를 건너뛰었지? -마케일라

> 외음부! 외음부! 외음부! -브리애너

외음부, 다시 말해 외부 생식기

너도 이제 내부 생식기에 대해서는 알 만큼 알 거라고 생각해. 그럼 밖으로 드러난 부분에는 뭐가 있을까? 그래, 외음부가 있어. 외음부는 마법 같은 구석이 있긴 해. 네 다리 사이를 자세히 들여다본 적이 없다면, 손거울을 가지고 한번 들여다봐. 침대에 앉거나 누워서 봐도 좋고, 의자에 한쪽 발을 올려놓고 서서 봐도 좋아.

외음부는 몸 밖으로 드러난 생식기 전부를 말해. 위아래로는 치구(불두덩)와 항문 사이, 좌우로는 양쪽 사타구니 사이에 있는 부분이지. 외음부는 내부 생식기를 보호하는 역할을 하고…… 만지면 기분이 좋아져!

> 외음부 탐사는 네 방이나 욕실에서 하는 게 좋아. 캠프 오두막에서 하면 안 돼! —에마 R.

그럼 외음부 각 부분의 이름과 기능을 알아볼까?

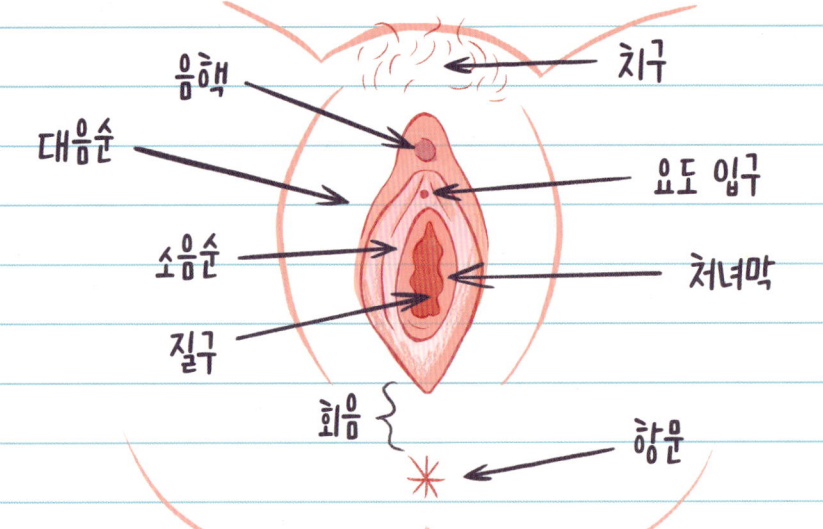

치구 : 음모로 덮인 언덕이야. 음모는 대부분 여기에 돋아 있지.

대음순 : 외음부의 다른 부분을 덮어서 보호하는 기관으로 커다란 입술처럼 생겼어. 여기에도 음모가 돋아 있지.

소음순 : 대음순 안쪽에 있는 작고 얇은 피부 주름이야. 질구를 보호하고 질이 건조해지지 않게 해 줘.

음핵 : 외음부 위쪽 소음순 사이에 있는 작은 돌기야. 나머지 부분은 몸속에 숨겨져 있어. 8천 개에 이르는 신경 말단이 모여 있어서 무척 예민하지. 오로지 즐거움을 안겨 주기 위해 존재하는 기관이야.

처녀막 : 질구를 덮고 있는 근육 조직이야. 처녀막 가운데는 월경혈이 나오는 구멍이 있는데, 그 모양은 사람마다 다 달라. 구멍이 크거나 작을 수도 있고, 하나이거나 여러 개일 수도 있지. 가끔은 아예 구멍이 없어서 수술로 열어 주어야 하는 경우도 있어. 처녀막은 자라는 동안 곧잘 찢어지기도 하고 늘어나기도 해. 자전거를 타거나 탐폰을 쓰거나 성관계를 하면서 말이야. 처녀막이 찢어지면 피가 나기도 하지. 하지만 처녀막이 찢어졌는지 어쨌는지 모르고 넘어가는 경우도 많아. 더러 처녀막이 두꺼우면 찢어지지 않을 수도 있어. 아무튼 처녀막의 유무는 성적 순결과는 큰 상관이 없어.

질구 : 질의 입구야. 겉에서는 질구만 보일 테지만, 그 안으로 질과 자궁 경부, 자궁이 이어져 있어. 탐폰도 질구로 넣는 거야.

요도 입구 : 질구 위쪽에 있는, 소변이 나오는 구멍이야.

두 가지 덤 : 외음부에 속하지 않지만, 회음과 항문도 보일 거야. 회음은 외음부와 항문 사이의 도도록한 부분인데, 이 회음의 근육은 배변이나 출산에 쓰인대.

자위행위

자위행위는 성적 즐거움을 느끼려고 자기 성기를 만지는 걸 말해. 여자든 남자든 자위행위를 하는 건 지극히 자연스러운 일이야. 특히 여자는 오로지 성적 즐거움만을 위한 기관인 음핵도 가지고 태어났으니 더 말할 것도 없지. 그리고 사람들은 자기 몸을 알아 가는 걸 좋아해. 너는 자기 몸을 자극하는 일에 관심이 많을 수도 있고, 관심이 아예 없을 수도 있고, 그 중간일 수도 있겠지. 그런데 자위행위를 하든 말든 그건 전적으로 개인의 선택이야. 다만 이건 대단히 사적인 행위에 속하니까, 사적인 공간에서만 하는 게 좋아.

> 음핵이 성적 즐거움을 위해서만 존재하는 유일한 신체 기관이라는 거 알고 있었니? 남자한테는 그런 기관이 없어. 여자로 태어났다는 건 정말 멋진 일인 것 같아. -세이지

다 다르고 다 아름다운 외음부

외음부는 사람마다 다 다르게 생겼어. 우리의 모습이 서로 다르듯 소음순의 길이, 너비, 모양, 색깔도 다 달라. 소음순이 대음순에 덮여 있기도 하고 대음순 밖으로 나와 있기도 해. 모든 외음부는 나름대로 특별하고 아름답단다. —레아

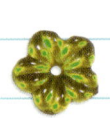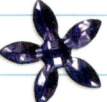

질 분비물은 나와야 정상!

질 분비물이란 뭘까? 그건 세균을 씻어 내기 위해 질샘에서 분비되는 액체야. 질 분비물은 맑은 빛을 띨 수도 있고, 우윳빛을 띨 수도 있어. 물처럼 끈적임이 없을 수도 있고, 달걀흰자처럼 끈적일 수도 있어. 질 분비물의 색깔과 점성, 양은 수시로 변해. 보통 초경하기 몇 달 전부터 이런 분비물을 보게 될 거야. 질 분비물이 나오면 그냥 두면 돼. 질 분비물은 속옷에만 묻을 뿐 밖으로 새지 않는 데다 속옷을 빨면 금세 지워지거든. 하지만 분비물이 흘러 속옷이 젖을 정도라면 팬티라이너를 쓰도록 해. 팬티라이너는 작은 생리대 같은 건데, 질 분비물을 흡수해서 속옷이 젖는 걸 막아 줘.

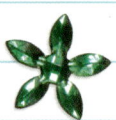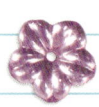

뭔가 이상해……

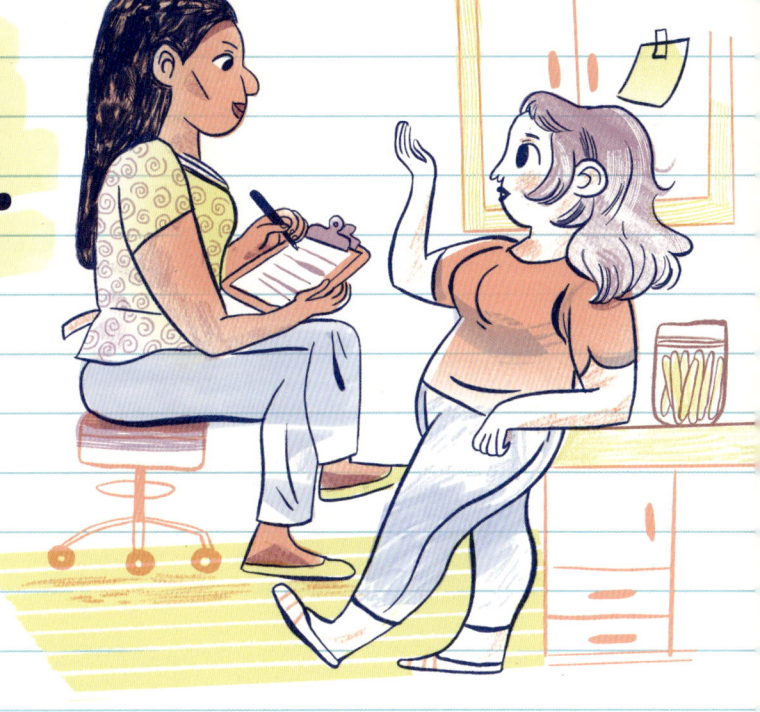

질은 특별하게 관리할 필요가 없지만, 다른 모든 신체 기관처럼 뭔가 좀 이상할 때가 있어. 다음과 같은 증상이 나타나면 병원에 가서 진료를 받아야 해.

칸디다 질염 : 칸디다균이라고 하는 곰팡이균에 감염되어 생기는 질염이야. 칸디다 질염이 생기면 크림치즈 같은 분비물이 나오면서 외음부가 몹시 가렵거나 따가워. 연고나 질 좌약으로 간단히 치료할 수 있으니까 걱정할 건 없어. 일단 약국이나 병원에 가서 상담해 봐. 참, 합성 섬유로 만든 팬티나 스타킹, 몸에 꼭 끼는 바지를 입으면 더 심해질 수 있으니 조심해.

세균성 질염 : 질을 산성으로 유지하는 유산균이 없어지고 세균이 번식하면서 생기는 질염이야. 질 분비물이 짙은 노란색이나 초록색을 띠면서 냄새가 심하게 난다면 세균성 질염을 의심해 봐야 해. 세균성 질염은 한번 걸리면 재발하기 쉬우니까 얼른 병원에 가 보도록 해.

방광염 : 요도를 통해 세균이 침투해서 요도나 방광, 신장에 염증이 생기는 증상이야. 여자들의 경우에는 주로 방광에 염증이 생기곤 하지. 소변을 자주 보고 싶고 소변을 볼 때 아프면 방광염일 수 있으니까 얼른 병원에 가 봐. 방광염을 예방하려면 대변을 보고 나서 닦을 때 앞에서 뒤로 닦는 습관을 들이도록 해.

그럼 자매단 여러분,
다시 처음으로 돌아가 하던 얘기를 마저 해 볼까?

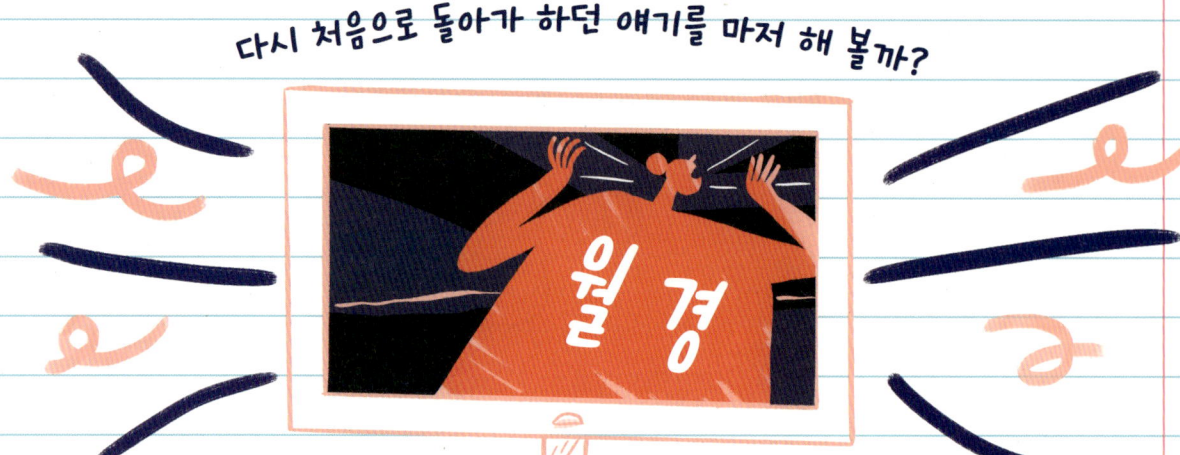

에마 L.이 들려주는 초경 이야기

나는 열세 살 여름 캠프에서 초경을 했어. 하지만 완전히 무방비 상태에서 한 건 아니었어. 초경을 치르기 전부터 몇 가지 신체 변화가 나타났거든.

그럼, 월경이 언제쯤 시작될지 어떻게 알 수 있을까? 미리부터 생리대를 하고 다니면 불편하잖아.

1. 보통 초경을 시작하기 2년 전쯤부터 젖 몽우리가 생기기 시작해. 그러니까 허리 위로 아무런 변화가 없다면, 허리 아래로도 아무런 변화가 없을 테니 걱정하지 마. 참, 난 그때 가슴이 한쪽만 나왔는데, 지금은 둘 다 아무 이상 없이 잘 크고 있어.

> 그 여름 나는 언제 생리가 시작될지 몰라서, 날마다 생리대를 하고 다녔잖아. 날이면 날마다! 그런데 자그마치 2년이 지나서야 생리가 시작되지 뭐야. 내가 뭘 알았어야지!
> —제나

2. 음모가 생길 거야. 보통 초경 1년 전쯤부터 털이 나기 시작하거든. 다른 건 몰라도 털이 거의 안 났다면, 조금 더 있다가 초경이 시작될 거야.

3. 속옷에 하얀 분비물이 묻어날 거야. 초경이 시작되기 몇 달 전쯤부터 질 분비물이 나오기 시작하거든. 분비물이 나오기 시작했다면, 생리대를 가지고 다니는 게 좋겠지.

4. 월경 일주일 전쯤부터 가슴이 조금 아프고 짜증이 나고 아랫배가 쿡쿡 쑤실지 몰라. 그게 바로 월경 전 증후군이야. 달마다 월경이 시작되기 전에 찾아오는 고통이지. 아랫배가 살살 아프다 싶으면 곧 월경이 시작될 거야.

> 가슴과 아랫배가 살살 아파 온다면 초경할 때가 된 거야. 속옷에 피를 묻히고 싶지 않으면 팬티 라이너를 하고 생리대도 몇 개 챙겨 가지고 다녀. -그레이스

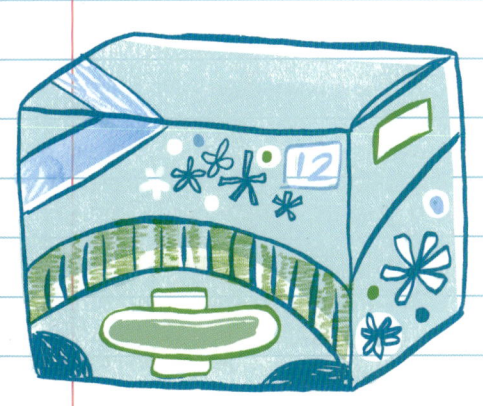

5. 초경이 시작되면 생리대가 필요해. 소변이나 대변을 보고 난 뒤처럼 외음부를 잘 닦고 생리대를 차도록 해. 그런 다음 부모님이나 선생님, 친구에게 달려가서 말해. 그럼 네가 앞으로 무엇을 어떻게 해야 할지 알려 줄 거야. 물론 축하도 해 줄 거고.

주기적으로 찾아오는 월경

월경 주기란 월경이 시작된 첫날부터 다음 월경 전까지 걸리는 기간이야. 보통은 28~35일 정도지만 짧게는 21일마다, 길게는 45일마다 월경을 하는 사람도 있어. 배란은 보통 월경 주기가 끝나기 2주 전에 일어나. 그러니까 다음 월경 예정일 14일 전후가 배란일인 거지.

도대체 월경 주기를 왜 알아야 하느냐고? 그래야 다음 월경이 언제 시작될지 짐작하고 대비할 수 있잖아. 스마트폰 앱이나 일기장, 달력에 달마다 월경을 시작한 날과 끝난 날을 기록해 두면 네 월경 주기를 파악하는 데 도움이 될 거야.

물론 월경 주기가 일정치 않거나 정상적인 주기를 벗어나는 경우도 있어. 이런 경우를 월경 불순이라고 하는데, 초경을 하고 1~2년이 지난 뒤에도 계속되면 병원에 가서 진료를 받아 볼 필요가 있어.

> 나는 열한 살에 초경을 했는데, 거의 1년이 다 되도록 다음 월경이 없었어. 처음엔 나처럼 월경 주기가 불규칙한 사람이 많다나 봐. 초경을 하고 1~2년은 지나야 월경 주기가 안정이 된다고 해.
> ㅡ브리애너

> 나는 열세 살에 초경을 한 뒤로 26일에 한 번씩 시계추처럼 정확하게 월경을 해. 한 달이 30일이든 31일이든 28일이든 상관없이 말이야. ㅡ에마 ㄴ.

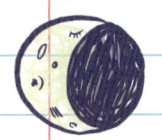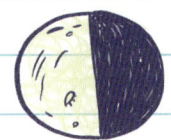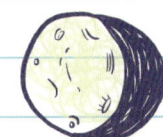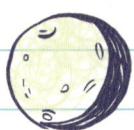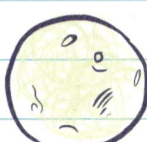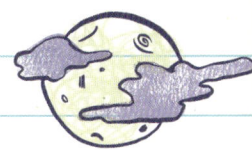

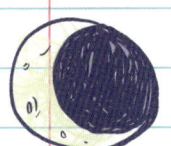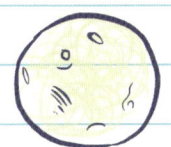

무엇이든 물어봐

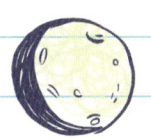

월경을 하면 어떤 일이 일어나는지 정확하게 알려 줄게.

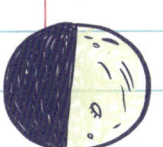

> 나는 월경혈이 무릎 까졌을 때 나는 피 같을 줄 알았어. 그런데 색도 진하고 걸쭉한 걸 보고는 놀라 돌아가시는 줄 알았지 뭐야. -레아

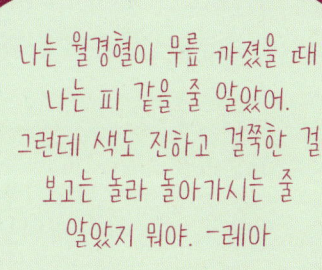

월경은 얼마 동안 해?

월경하는 기간은 보통 3~5일 정도야. 짧게는 2일, 길게는 7일까지 하는 사람도 있다고 해.

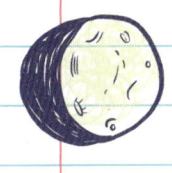

피는 어떻게 나와?

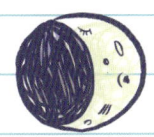

월경 기간에 나오는 분비물은 자궁 내벽을 이루던 피와 조직이야. 상처에서 나오는 피하고는 달라. 첫째 날이나 둘째 날에는 특히 더 걸쭉하고, 덩어리가 월경혈에 섞여 있을 수도 있어. 피와 조직이 섞여 덩어리를 이룬 거니까 걱정할 건 없어. 피 색깔은 밝은 빨강부터 짙은 갈색까지 다양해. 월경 초반에는 붉은 편이다가 월경 후반에는 갈색에 가까워지곤 하지.

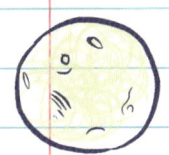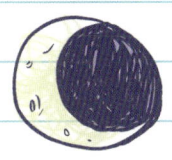

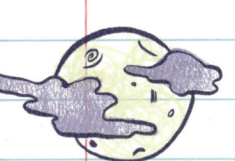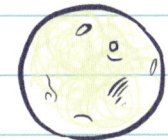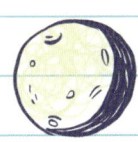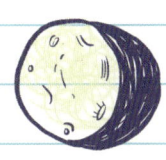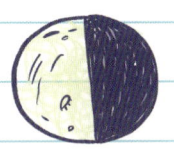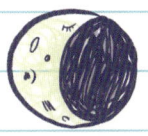

피가 정확히 얼마나 나와?

사람마다 다 달라. 피가 수십 톤이나 쏟아지는 것 같겠지만, 보통은 하루에 2~3큰술 정도 나오는 게 고작이래. 양이 적으면 1큰술 정도 되고, 많으면 6큰술 정도 된다고 해.

> 월경 기간이나 월경량은 사람마다 다를 뿐 아니라 달마다 다를 수 있어. 나만 해도 월경량이 많은 달과 적은 달이 왔다 갔다 하거든. -그레이스

피가 한꺼번에 다 쏟아져 나와?

다행히도 그렇지는 않아. 월경을 처음 시작할 때는 피가 살짝 비치는 정도야. 그때 생리대나 탐폰을 들고 화장실로 뛰어가도 늦지 않아. 흔히 처음 2~3일이 가장 양이 많고, 그 뒤로는 하루하루 줄어들다가 멈추곤 하지. 마지막 날에는 정말 찔끔 나오고 말아.

아플까?

아마도. 자궁이 두꺼워진 내벽을 떨궈 내려고 수축을 반복하는데, 그럴 때마다 아랫배가 콕콕 찌르듯이 아플 수 있어. 월경을 앞두고 며칠 전부터 아프기 시작해서 첫째 날이나 둘째 날까지 아프기도 하지. 때로는 허리도 같이 아프곤 해. 월경혈이 빠져나가도록 자궁 경부가 열리면서 그 언저리가 찌릿하고 아플 수도 있어. 월경통은 아주 심한 사람도 있고 전혀 없는 사람도 있어.

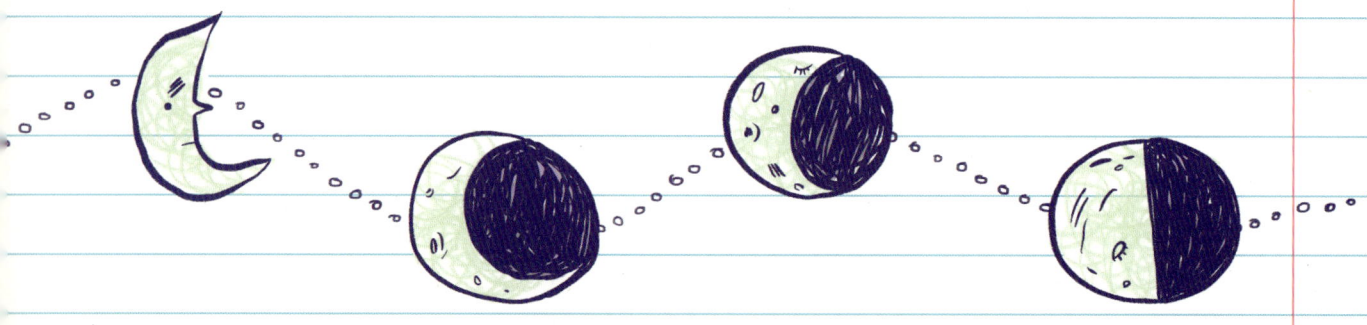

환경에 따라서 더 아프기도 하고 덜 아프기도 하지. 하지만 매달 참을 수 없을 만큼 아프다면 병원에 가서 진료를 받아 보도록 해.

> 월경통이 시작되면 몸이 또르르 말릴 정도로 아파. 하루밖에 안 아파서 다행이지만 말이야. 그 대신 월경을 아주 일주일 내내 하지.
> —마케일라

> 어떤 달에는 아무렇지도 않다가 어떤 달에는 토할 것처럼 아프기도 해. 내가 어떤 달을 좋아하는지 말 안 해도 다 알겠지? —레아

다른 건 없어?

월경은 배변에도 영향을 미칠 수 있어. 5일간의 출혈도 모자란다 이거지. 월경 기간에 설사를 하거나 변비가 생기는 건 안타깝지만 정상이야.

> 내가 월경 첫날이면 화장실을 열두 번 넘게 들락거리잖아. '월경 변' 덕분에. —브리애너

> 웩, 누가 네 똥 얘기 듣고 싶댔니! —제나

> 뭐야? 이건 주제에 합당한 발언이야. 월경 중에 설사를 할 수 있다는 건 누구나 알아야 할 사실이라고! —브리애너

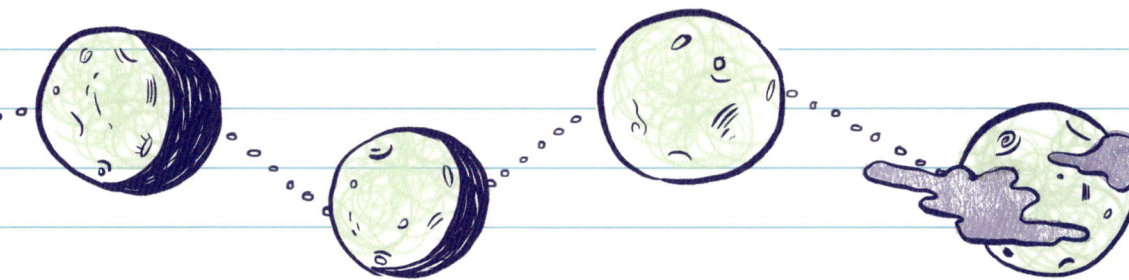

111

9번 오두막 언니들의 생존 매뉴얼!

월경을 한다는 건 좋은 일이야. 네가 정상적으로 자라고 있다는 뜻이니까. 그렇다고 해도 월경을 무슨 축제처럼 여길 수는 없어. 한 달 한 달 무사히 넘어가길 바랄 뿐이지. 그러자면 생존에 필요한 '장비'가 있어야 해. 그것도 아주 좋은 장비가!

생리대, 탐폰, 생리 팬티, 생리 컵에 이르기까지 다양한 월경 용품이 너의 선택을 기다리고 있어. 우리가 해 주는 이야기를 참고삼아 네 몸에 맞는 월경 용품을 골라 써 봐. 뭐, 이거 썼다, 저거 썼다, 섞어 썼다 해도 아무 상관이 없어.

생리대 → 이게 뭐냐면

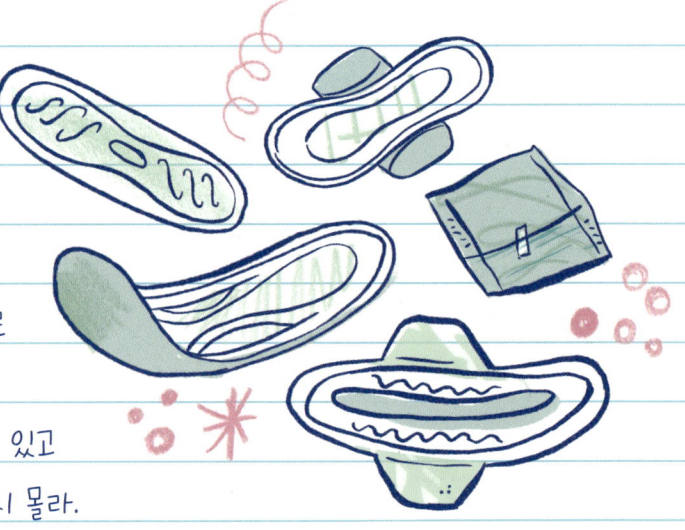

옛날에는 헝겊을 적당한 크기로 잘라서 착착 접어 생리대로 썼대. 그러다 미국의 킴벌리 클라크라는 회사에서 '코텍스'라고 불리는 일회용 생리대를 내놓았어. 코텍스를 비롯한 초창기 생리대는 솜뭉치를 끈으로 속옷에 고정시켜 쓰는 식이었다고 해. 요즘 생리대는 속옷에 붙이는 접착 면도 있고 월경혈도 잘 흡수해서 얼마나 다행인지 몰라.

→ 이걸 어떻게 쓰냐면

1. 변기에 앉은 채 생리대 포장을 뜯고 뒷면에 붙은 접착테이프도 떼어 내.

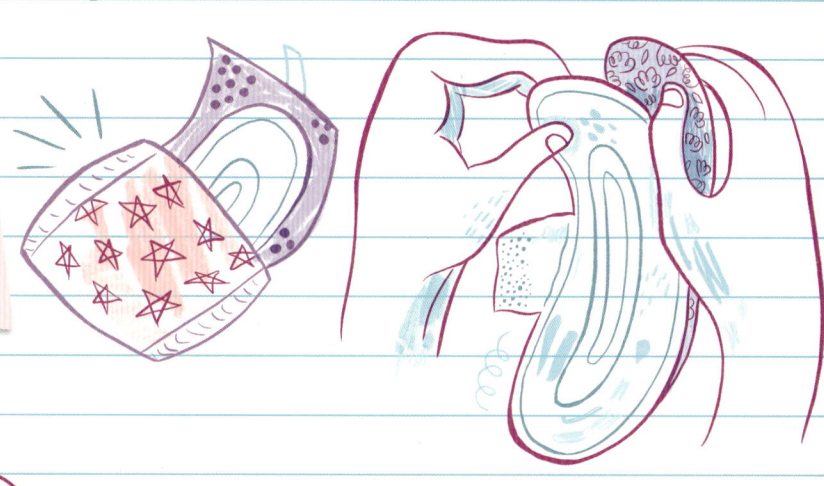

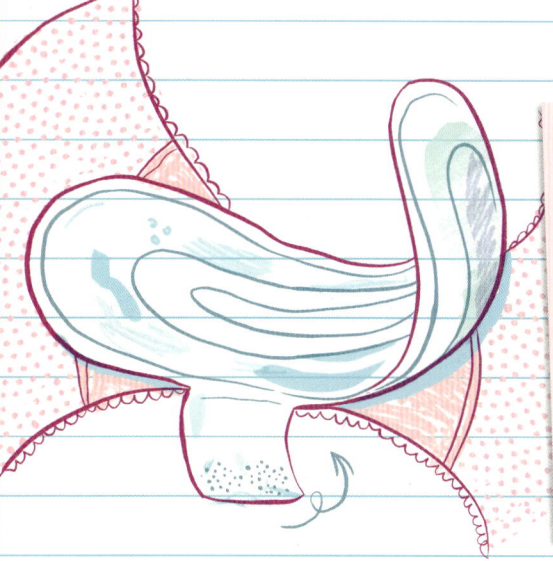

2. 생리대 접착 면이 아래를 향하도록 팬티 안쪽에 붙여. 그런 다음 생리대 날개가 접히는 부분을 팬티 양쪽 가랑이 부분에 맞춘 뒤 바깥으로 접어서 붙여. 다 됐으면 팬티와 바지를 올리고 손을 씻어. 자, 이제 화장실에서 나가도 좋아!

3. 생리대를 갈 때는 앞쪽을 잡고 뒤로 쭉 떼어 내. 생리대 속에 든 흡습제 때문에 월경혈이 흐르거나 하지는 않을 거야. 떼어 낸 생리대는 접착 면이 밖을 향하도록 돌돌 말아 개별 포장지나 화장지에 싸서 쓰레기통에 버려. 변기에 버리면 절대 안 돼!

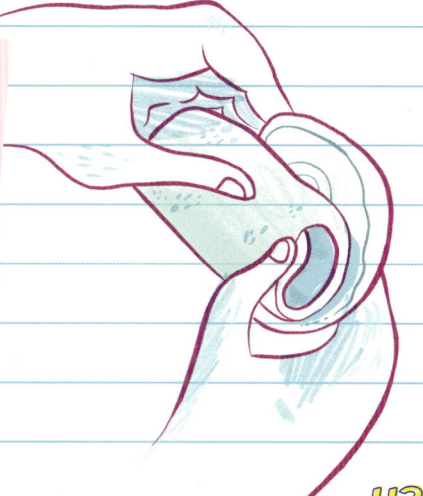

→ ## 알고 쓰면 더 편리한 생리대

교체 시기	월경량에 따라 다르겠지만 3~4시간마다 갈아 줘야 해. 양이 적더라도 제때 갈아야 냄새와 세균이 번식하는 걸 예방할 수 있어.
수영할 때	안 돼, 안 돼, 안 돼!
운동할 때	써도 되지만 조심해야 해.
잘 때	무조건 써야지! '오버나이트'라고 적힌 긴 생리대를 하면 꿀잠을 잘 수 있어.
편의성	아주아주 편해! 눈 감고도 쓸 수 있어.
장점	쓰기 편하다는 거!
단점	친환경 제품이 아니야. 생리대가 두꺼우면 착용감이 떨어져. 물에 들어갈 생각일랑 하지도 마!

> 운동할 때는 날개형 생리대를 하고 몸에 딱 붙는 팬티를 입도록 해. 그래야 생리대가 안 움직이거든. -그레이스

> 날개형 생리대의 양 날개는 팬티 가랑이 부분을 감싸서 피가 옆으로 새지 않도록 막아 줘. 그런데 팬티 밖으로 날개를 접어 붙이기가 힘들다고 하는 사람도 있어. 각자 선택하기 나름이지, 뭐. -브리애너

탐폰 → 이게 뭐냐면

질에 넣어서 월경혈을 흡수하도록 만든 제품이야. 쉽게 밀어 넣을 수 있도록 주사기처럼 생긴 애플리케이터가 달린 제품이 많지. 탐폰 끝에는 잡아당겨서 제거할 수 있도록 실이 달려 있어.

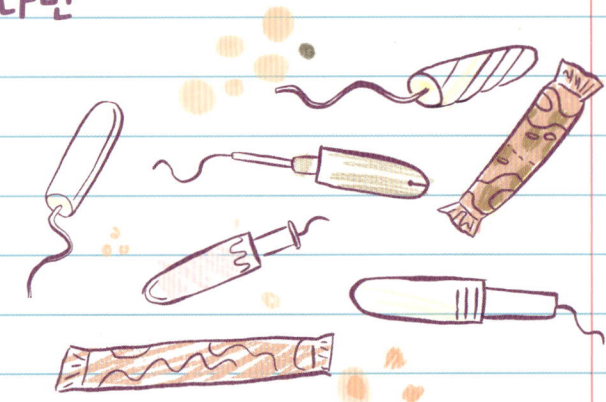

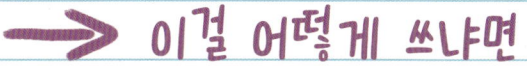
이걸 어떻게 쓰냐면

1. 일단 손부터 씻어. 깨끗한 손으로 포장을 뜯고 탐폰을 꺼내. 주사기처럼 생긴 애플리케이터의 내통을 천천히 끝까지 잡아당겨.

2. 다리를 벌리고 무릎을 살짝 구부린 채 서거나 반쯤 쭈그려 앉아.

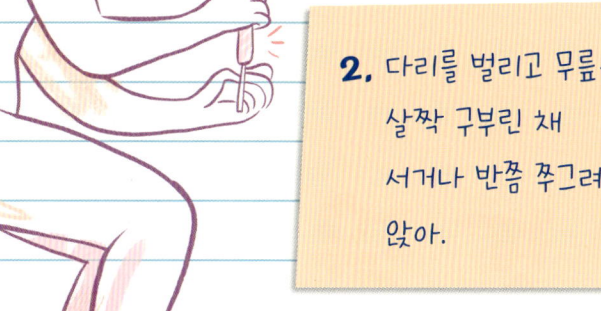

제거용 실이 바깥으로 나와 있어야 해!

3. 내통과 외통이 만나는 가운데 부분을 잡고 외통을 천천히 질 안으로 밀어 넣어. 외통이 질 안으로 들어가면 주사기 피스톤을 누르듯 내통을 다시 외통 안으로 밀어 넣어. 탐폰이 들어갈 때 아프다면 바로 중단하고 믿을 만한 어른에게 의논드려.

4. 탐폰이 잘 들어갔다면 외통을 당겨서 빼내. 그런 다음 애플리케이터 전체를 탐폰 포장지에 싸서 쓰레기통에 버려. 너는 이제 세상과 맞설 준비가 된 거야. 아, 손 씻는 거 잊지 마!

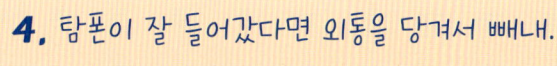
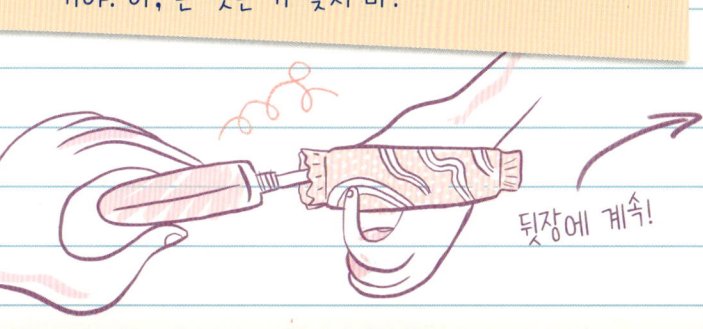

뒷장에 계속!

5. 탐폰을 제거할 때는 몸 밖으로 나온 실을 아래쪽으로 살살 잡아당겨. 실이 미끄덩거린다면 실을 손가락에 감아서 당겨 봐. 탐폰도 반드시 화장지에 싸서 쓰레기통에 버려야 해. 변기에 버리지 마! 절대 변기에 버리지 마!

> 진짜로 변기에 버리면 안 돼. 관리인 아저씨 앞에서 망신당하고 싶지 않다면 말이야. -에마 R.

→ 알고 쓰면 더 편리한 탐폰

교체 시기	탐폰은 최대 8시간까지 쓸 수 있지만, 생리대와 마찬가지로 3~4시간에 한 번씩 갈아 주는 게 좋아. 탐폰은 흡수력에 따라 라이트, 레귤러, 슈퍼로 나뉘는데, 되도록 라이트를 써. 가장 양이 많은 첫 2~3일에는 레귤러나 슈퍼를 쓰더라도 양이 줄면 곧장 라이트로 바꾸는 게 좋아. 지나치게 흡수력이 좋은 탐폰을 쓰면 질 안이 건조해져서 세균 감염이 일어나기 쉽거든.
수영할 때	물에서 살아도 돼!
운동할 때	써도 돼! 운동은 월경통 완화에 도움이 되거든!
잘 때	써도 된다고는 하지만, 우리는 늘 8시간 넘게 자고 싶어 하잖아. 질도 숨을 좀 쉬어야 하고. 밤에는 생리대를 하거나 생리 팬티를 입고 자는 게 좋아.

> 탐폰을 새로 넣기 전에 탐폰이 있나 없나 확인하고 또 확인해야 해! -제나

> 수영하기 전에 탐폰 실, 잘 확인해. 수영복 밖으로 실이 나와 있으면 웃기잖아. -마케일라

편의성	어떻게 삽입하는지 아는 데 시간이 좀 걸리지만, 일단 요령만 터득하면 땅 짚고 헤엄치기야.
장점	수영할 때나 운동할 때 완전 좋아!
단점	탐폰을 넣고 빼는 방법을 익혀야 쓸 수 있어. 그전에는 풀기 어려운 수수께끼 같지!

애플리케이터가 있는 탐폰이 더 많지만, 애플리케이터가 없는 탐폰도 더러 있어. 세이지가 그런 탐폰을 쓰지. 애플리케이터가 없는 탐폰은 포장을 벗기고 뭉쳐 있는 끈을 풀어 늘어뜨린 다음에 탐폰 밑부분을 받치고 천천히 밀어 넣으면 돼. 손가락 두 마디 정도까지 밀어 넣으면 될 거야. 손가락에 피가 묻는 건 그러려니 해. 제거하는 방법은 똑같아. -에마 L.

> 애플리케이터 없는 탐폰이 얼마나 좋은데! 플라스틱을 안 써서 친환경적인 데다 삽입하기도 쉽단 말이야. -세이지

> 건망증이 심한 편이라면 알람을 맞춰 놓고 탐폰을 갈도록 해. 알람 맞추는 것도 잊지 않도록 조심하고. -애비

나는 겁이 나서 한동안 탐폰을 못 썼어. 탐폰이 자궁 안으로 들어가서 안 나올까 봐. 그런 일은 절대로 일어나지 않는다는 걸 알고서 안심했지. 월경할 때 자궁 경부가 살짝 열리긴 하지만 탐폰이 들어갈 정도로 크게 열리는 건 아니야. 날 믿으라고. -레아

독성 쇼크 증후군

탐폰은 아주 안전한 제품이야. 하지만 너무 오래 하고 있으면 독성 쇼크 증후군에 걸릴 수도 있어. 포도상 구균이라는 세균에 감염되어 생기는 질환인데 고열, 구토, 복통, 설사, 어지럼증 같은 증상을 보이지. 그러니까 탐폰을 8시간 넘게 하고 있으면 절대로 안 돼. 앞서 말했듯 되도록 흡수력이 적은 제품을 쓰고. 월경을 하지 않을 때는 절대로 탐폰을 하면 안 돼! 곧 월경이 시작될 것 같아서 걱정이라면 팬티 라이너나 생리대를 쓰도록 해. 알았지?

생리 팬티

→ 이게 뭐냐면

월경할 때 입는 팬티야. 겉보기엔 여느 팬티와 비슷해 보이지만, 월경혈을 흡수하는 흡수체가 들어 있어.

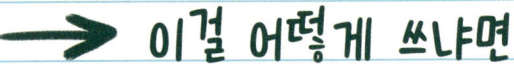

→ 이걸 어떻게 쓰냐면

1. 팬티를 입는다. 나간다!
2. 생리대와 함께 입는 '위생 팬티'인지, 생리대 없이 입는 '생리 팬티'인지 꼭 확인하고 사야 해. 생리 팬티는 찬물에 애벌빨래를 한 뒤 세탁기에 넣도록 해. 세탁할 때는 되도록 중성 세제를 쓰고.

→ 알고 쓰면 더 편리한 생리 팬티

교체 시기	제품에 따라 다르지만 보통 4~6시간쯤 쓸 수 있어. 밤에 잘 때 입는 건 8시간까지도 쓸 수 있고. 하지만 아무리 흡수력이 좋다 해도 양이 많은 날에는 혈이 샐 수도 있어. 그런 날에는 생리대를 덧대는 것도 방법이야.
수영할 때	글쎄. 거의 수영복처럼 생긴 생리 팬티도 있긴 하지. 그런데 중요한 건 월경혈이 새지 않아야 한다는 거잖아. 양이 많은 날에 생리 팬티를 입고 수영장에 들어가는 건 꿈도 꾸지 마. 양이 보통인 날에도 탁한 물에 들어가는 게 아니라면 별로 권하고 싶지 않네.

운동할 때	그럼, 입어도 되지!
잘 때	당연히 되지.
편의성	애벌빨래를 해서 세탁기에 넣고 돌려야 한다는 점만 빼면 진짜 속옷처럼 입고 다니기 편해.
장점	빨아 입을 수 있다는 것. 환경 친화적이라는 것. 마치 진짜 속옷 같다는 것.
단점	양이 아주 많은 날에는 생리혈이 샐 위험이 있어. 월경 기간 내내 입고 다니려면 여러 장이 필요한데 값이 꽤 비싼 편이야.

> 난 생리 팬티가 두 장 있는데, 생리가 곧 시작될까 봐 걱정스러울 때 입어. 양이 많은 날에는 수시로 화장실로 달려가 샜나 안 샜나 확인하기 싫어서 안 입고. 양이 적은 날에 입지. 그러면 두 장으로도 거뜬해. -제나

두 팬티 이야기

(ㄱ) 버려도 한참 전에 버렸어야 할 낡은 팬티는 월경할 때 입으면 딱 좋아. 혹여 월경혈이 새서 팬티에 묻어도 그만이니까.

(ㄴ) 팬티 자체에 흡수와 방수 기능이 들어간 생리 팬티는 양이 적은 날에 생리대나 탐폰 대신 입을 수 있고, 양이 많은 날에는 생리대를 덧대서 위생 팬티처럼 입을 수도 있어.

> 네가 에마 R.의 이 특별한 처방전을 궁금해할 줄 알았어.
> 우리도 이걸 달달 외워서 아주 잘 써먹었잖아.
> 너도 그랬으면 좋겠다. -애비

탐폰 초짜를 위한 에마 R.의

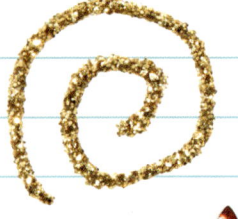

긴장을 풀어. 긴장하면 질이 수축해서 탐폰을 넣기가 더 힘들어.

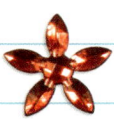

자세를 바꿔. 반쯤 쪼그려 앉는 자세가 삽입하기 가장 쉽다고들 해. 하지만 쪼그려 앉은 자세로는 긴장을 풀기가 쉽지 않아. 일단 변기에 앉아서 엉덩이를 최대한 뒤로 빼 봐. 그러면 다리 사이가 보일 거야. 아니면 똑바로 서서 변기에 한쪽 발을 올려 봐.

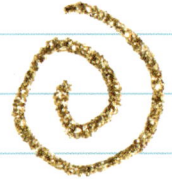

질구를 찾아. 초짜가 질구를 단번에 찾기는 어려워. 탐폰 끝을 질 부근에 대고 살살 돌려 가며 찾아봐.

세이지가 들려주는 친환경 월경 이야기

여자들은 평생 동안 월경을 450번쯤 한대. 네가 다달이 쓰는 생리대와 탐폰 수에 450을 곱하면 쓰레기가 그야말로 산더미겠지? 이렇게 하면 붉은 피를 흘리는 내내 푸른 지구를 지킬 수 있어.

✽ 순면으로 된 생리대와 탐폰 쓰기. 자연에서 생분해되는 소재로 만든 제품이 시중에 많이 나와 있어.

아주 특별한 처방전

손거울을 활용해. 탐폰으로 질구 찾기가 쉽지 않다면 손거울을 써 봐. 한쪽 발을 변기에 올린 자세가 손거울로 들여다보기에 가장 편할 거야. 한 손에 손거울을 들고 다른 손에 탐폰을 들고 시도하는 거지. 손거울은 변기 뚜껑 위에 내려놔도 돼.

각도를 확인해. 그냥 생각하기엔 탐폰을 똑바로 넣으면 될 것 같지? 그런데 질은 비스듬히 기울어 있어. 이 말은 탐폰도 비스듬히 기울여 넣어야 한다는 뜻이야. 탐폰 끝이 꼬리뼈 위쪽을 향하도록 비스듬히 기울여서 넣어 봐. 그래도 안 되면 각도를 더 기울이거나 왼쪽 또는 오른쪽으로 방향을 틀어 봐.

다시 해 봐. 넌 할 수 있어! 사실 못해도 상관없어. 다른 걸 쓰면 되니까.

✱ 월경 마지막 날에는 팬티 라이너 쓰기. 팬티 라이너는 생리대보다 부피가 작으니까 쓰레기 배출량을 줄일 수 있어. 물론 생리대를 쓸 경우에 말이야.

✱ 애플리케이터 없는 탐폰 쓰기. 탐폰 자체도 쓰레기로 쌓이긴 하지만, 애플리케이터만 안 써도 플라스틱 쓰레기를 줄일 수 있어.

✱ 빨아 쓰는 생리대나 생리 팬티, 생리 컵 쓰기. 이런 생리대나 생리 팬티, 생리 컵은 모두 재사용이 되니까 쓰레기를 확실히 줄일 수 있어.

큰 소리로 당당하게 말해!

우리는 자매단 친구들이 초경을 맞으면 동네방네 알려야 한다고 생각해. 하지만 그 말을 입 밖으로 꺼내기란 생각처럼 쉽지 않지. 아빠에게 생리대를 갖다 달라고 부탁할 때나 가게 계산대에 탐폰을 올려놓을 때처럼 쑥스러운 순간을 어떻게 넘기면 좋을지 우리가 알려 줄게.

> 초경이 시작되기 전에 미리 부모님과 이야기를 나누도록 해. 그래야 돌발 상황이 생겨도 서로 당황하지 않지. 네가 곧 월경을 할 것 같으니까 월경 용품을 사 달라고 부탁도 드리고. 네가 먼저 말을 꺼냈다는 것만으로도 엄마는 엄청 기뻐하실걸. —애비

> 눈 깜빡깜빡하지 마. 엄마한테 어떤 탐폰이 가장 좋으냐고 물어볼 때나, 계산대에 탐폰을 올려놓을 때나 말이야. 아무렇지도 않게 행동해야 정말 아무렇지도 않은 일이 되는 거야. —마케일라

> 이메일, 문자, 쪽지를 보내 봐. 나는 아빠만 두 분 계시다 보니 말할 사람이 없더라. 생리대 좀 사 달라고 하고 싶은데. 그래서 그레이스가 추천해 준 생리대를 인터넷 쇼핑몰에서 찾아서 두 분께 링크를 보내 드렸지. 그랬더니 다음 날 두 분이 웹 사이트를 뒤져서 출력한 자료를 들고 내 방에 와서는 월경에 대해 설명해 주시는 거야. 그 순간 마음이 얼마나 가벼워지던지. —제나

> 잊지 마. 사춘기에 접어들면 여자는 누구나 월경을 해. 그러니까 네가 월경을 한다는 사실을 남이 안다고 해서 문제 될 건 하나도 없어. —에마 R.

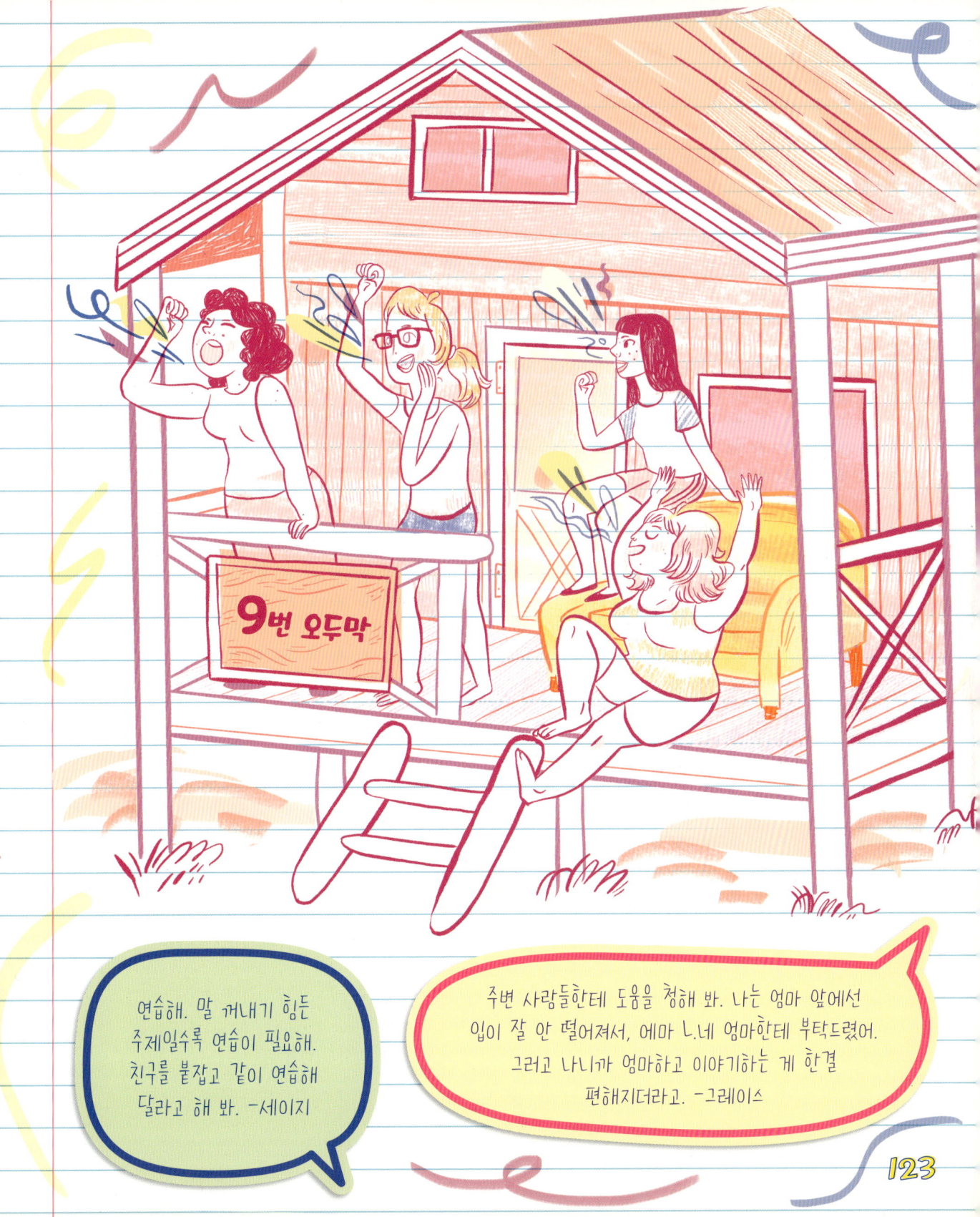

월경 파우치를 준비해!

실버문 캠프에 오기 전에 여행 가방을 꾸렸듯 월경을 앞두고 있을 때도 준비가 필요해. 월경 기간에 필요한 뭔가를 싸 가지고 다녀야 한다는 말이지. 가방 속에 탐폰이랑 차가운 음료수랑 축축한 수건을 넣고 놀이동산을 돌아다녔다고 생각해 봐. 정작 탐폰을 써야 할 때가 되면 롤러코스터 꼭대기에 올라갔을 때처럼 짜릿한 공포를 맛보게 될걸. 탐폰이 축축하게 젖어서 못 쓰게 되어 있을 테니까.

월경 파우치를 가지고 다니면 이런 일을 예방할 수 있어. 월경 파우치에 생리대나 탐폰, 팬티 라이너, 여벌 속옷, 진통제 따위를 넣어 다니면 되니까. 지퍼가 달린

> 오해하지 마. 우리가 이런 경험을 했다는 소리는 아니야. - 마케일라

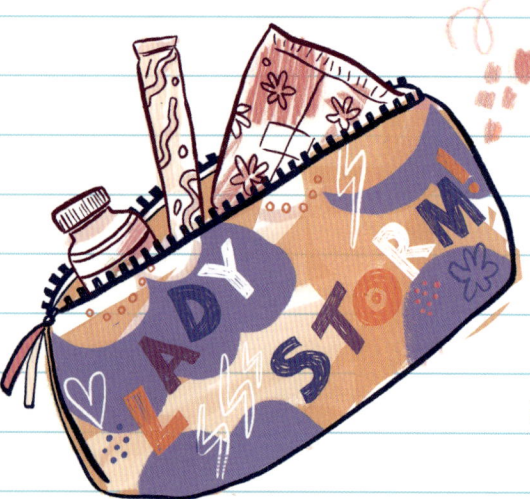

작은 파우치, 화장품 가방, 헝겊 필통 따위는 생리대나 탐폰이 쏙 들어가는 크기라서 그것만 챙겨서 화장실로 달려가기 딱 좋아. 걸 크러시를 보여 주고 싶다면 파우치에 '월경'이나 '달거리' 같은 글자를 수놓아도 좋아. 스팽글처럼 반짝이는 걸로 말이야. 월경은 성숙한 여성에게 주어지는 훈장 같은 거니까 그렇게 한번 해 봐.

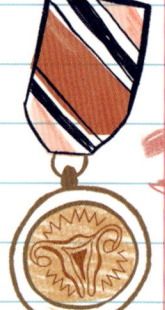

> 월경 파우치를 들고 다니는 게 더 눈에 띌 것 같다고? 그럼 주머니 속이나 소매 안쪽에 생리대를 슬쩍 밀어 넣고 화장실로 가면 돼. 아니면 그냥 손에 들고 가. 뭐가 어때서? - 브리애너

> 만약에 생리대가 하나도 없거든 친구한테 빌려. 하지만 빌릴 사람이 아무도 없다면 화장지나 종이 타월을 착착 접어서 속옷에 대고 가게로 달려가. - 에마 R.

월경통은 이제 그만!

월경 기간을 잘 넘기려면 월경통을 잘 다스려야 해. 월경통이 무시해도 될 만큼 가볍든, 몸이 공벌레처럼 또르르 말릴 만큼 무겁든 간에 말이야. 아래 방법을 쓰면 월경 기간에도 무리 없이 일상생활을 해 나갈 수 있을 거야. 누가 널 억지로 침대에서 일으켜 세우지 않아도 말이지.

1. **유산소 운동을 해.** 널 속이려는 게 아니야. 운동은 혈액 순환을 도와서 월경통을 줄여 준단 말이야. 그뿐 아니라 월경통의 원인이 되는 스트레스도 풀어 줘. 효과를 보려면 일주일에 적어도 세 번 이상 한 달 동안 꾸준히 해야 해. 달리기든 수영이든 축구든 춤이든, 유산소 운동이면 뭐든 좋아. 아랫배가 살살 아파 오면 운동화 끈을 질끈 묶고 실버문 캠프 주변을 가볍게 달려 봐. —세이지

2. **요가를 해 봐.** 가벼운 요가 동작을 하면 배가 뭉치고 아플 때 부드럽게 풀어 줄 수 있어. 코브라 자세, 낙타 자세, 나비 자세, 아기 자세처럼 월경통 완화에 도움이 되는 요가 동작을 찾아서 따라 해 봐. —에마 R.

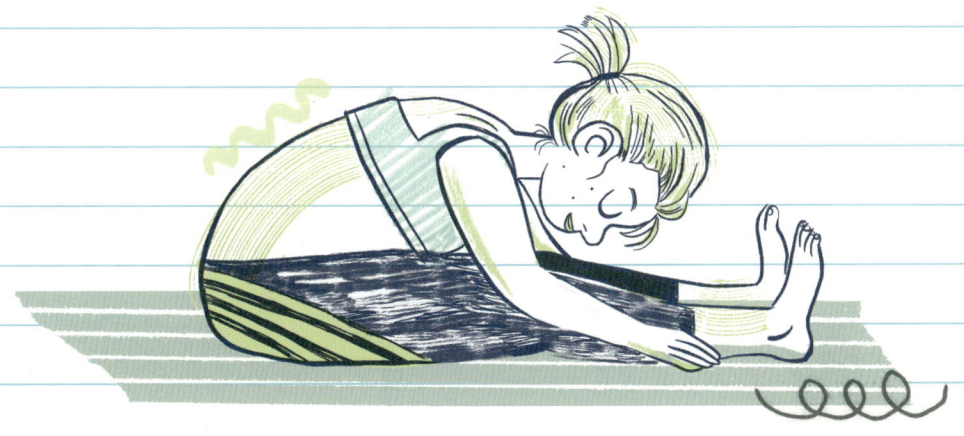

3. **온찜질을 해 봐.** 아랫배에 따뜻한 물주머니를 올려놓거나 속옷에 '핫팩'을 붙여서 자궁의 긴장을 풀어 줘. 온찜질은 월경통을 덜어 줄 뿐 아니라 온몸을 따뜻하게 해 주거든. 캠프에서는 불가능하지만 집에서라면 뜨거운 물에 몸을 담그는 것도 도움이 돼. —제나

4. **차로 속을 달래 봐.** 생강, 카모마일, 페퍼민트 같은 허브 차는 몸속을 따뜻하게 해 주고 긴장을 풀어 줘. 둘 다 월경통을 줄이는 데 도움이 되는 일이지. —에마 L.

5. **진통제를 먹어 봐.** 자연 요법이 듣지 않을 만큼 월경통이 심하면, 이부프로펜이나 아세트아미노펜 같은 진통제를 먹으면 월경통 완화에 도움이 돼. 단, 부모님이나 보호자와 상의한 뒤에 주의 사항을 잘 읽어 보고 용법·용량을 확인한 다음에 먹도록 해. —마케일라

> 월경통은 월경을 하는 한 떨쳐 낼 수 없는 고통이지. 앞서 말한 방법을 다 써 봐도 별 효과가 없다면, 병원에 가서 다른 심각한 문제가 없는지 확인해 봐야 해. —브리애너

월경 중 위생 관리

좋은 소식 하나! 월경 중 위생 관리는 다른 날에 하는 위생 관리와 별반 다르지 않아. 월경할 때도 매일 샤워를 하란 소리지. 음순과 질구 주변도 향이 없는 약산성 비누나 세정제로 부드럽게 닦아 주도록 해.

월경 전 증후군

> 아, 야!
> -브리애너

평소보다 기분이 가라앉니? 브리애너가 입 좀 다물어 줬으면 좋겠어? 오늘 메일이 한 통도 안 와서 눈물이 날 것 같았니? 가슴이 아파? 오두막에 숨겨 둔 과자를 싹 다 먹어 치우고 싶어? 아침에 일어났더니 주먹만 한 여드름이 났니? 이 질문에 '예'라는 대답이 세 개 이상 나왔다면, 월경 전 증후군의 세계에 들어선 거야. 어서 와! 월경 전 증후군은 월경이 시작되기 전에 생길 수 있는 다양한 신체적·정신적 증상을 가리키는 말이야. 월경 전 증후군이라니 듣기 좋은 소리는 아니지. 하지만 이 중 몇 가지 증상은 피해 갈 수 없어. 안타깝게도 월경 전에 나는 여드름이 그래. 하지만 월경 전 증후군에 대처할 방법은 있어. 우선 기분이 가라앉지 않도록 꾸준히 운동해. 신경이 날카로워지면 하던 일을 멈추고 심호흡을 해 봐. 단것이 당겨도 되도록 입에 대지 말아야 해. 설탕이 많이 든 음식을 먹으면 당장은 기분이 좋아져도 곧 다시 가라앉거든. 우리 말을 믿어!

월경 전 증후군 때문에 생기는 감정은 월경을 시작하고도 며칠 갈 수 있어. 나는 월경 둘째 날에 눈물이 날 때가 많아. 내가 가장 좋아하는 신발이 안 보인다거나 간식이 떨어졌다거나 하는 바보 같은 일 때문에 말이야. -레아

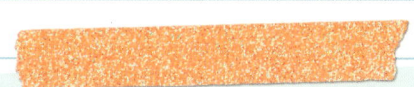

옆길로 새다

평생 동안 평균 450번쯤 월경을 하다 보면, 누구라도 한 번쯤은 사고를 치게 마련이야. 가장 좋아하는 치마가 피로 얼룩져 있거나 아침에 일어났더니 매트리스에 피가 묻어 있더라도 당황하지 마. 일단 마음을 다잡고 이렇게 해 봐.

> 월경할 때는 흰 바지를 입지 마.
> 베이지, 연하늘, 연분홍, 연노랑, 연보라도 안 돼.
> 그냥 검은 바지를 입어! —제나

> 반드시 찬물에 빨아야 해.
> 더운물에 빨면 피가 굳어서
> 얼룩이 남는다고. —그레이스

속옷·의류·침대보: 찬물에 세제와 산소계 표백제(과탄산소다)를 풀어 담가 뒀다가 세탁기에 넣고 돌려. 아니면 비누칠해서 손으로 비벼 빨아도 돼. 얼룩이 잘 안 지면 여러 차례 되풀이해 봐. 그렇게 했는데도 얼룩이 남아 있다면, 그 팬티는 앞으로 월경할 때만 입도록 해.

매트리스: 찬물에 적신 종이 타월로 얼룩진 부분을 톡톡 두드려 줘. 꼭 찬물이라야 해! 그런 다음 산소계 표백제 스프레이를 뿌려서 하루 정도 그냥 내버려 둬. 하루가 지난 뒤에 다시 젖은 종이 타월로 닦아 내면 어지간한 얼룩은 지워질 거야. 매트리스에 곰팡이가 피는 꼴을 보고 싶지 않다면 햇볕이나 바람에 잘 말리는 것도 잊지 마. 그리고 기억해! 피로 얼룩진 매트리스는 여자가 되는 과정 중 하나일 뿐이란 걸.

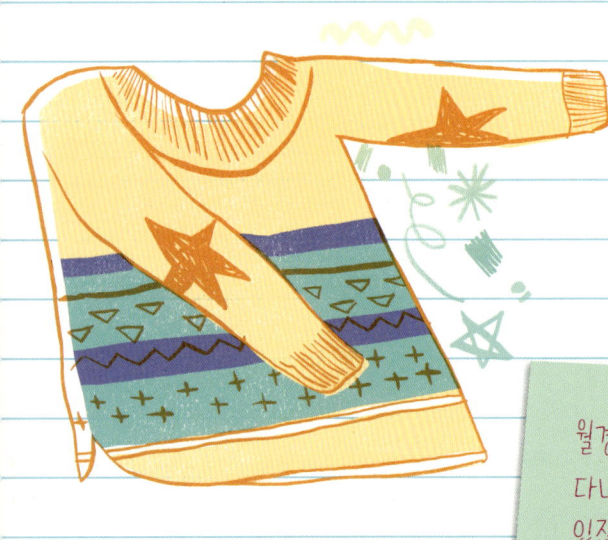

> 9번 오두막에서 지낸다면 문에서 가장 가까운 침대 2층은 피하는 게 좋을걸. 뭐, 특별한 이유가 있어서 하는 말은 아니고……. —에마 ㄴ.

> 월경할 땐 긴팔 카디건이나 셔츠 같은 걸 하나 가지고 다녀. 월경혈이 새면 그걸 허리에 둘러서 가릴 수 있잖아. —레아

128

초경 축하 파티
마지막으로 남기는 응원 한마디

실버문 자매단 동생들, 진도를 잘 따라오고 있다면 월경이 꽤 골치 아픈 일인 것처럼 느껴질지도 모르겠다. 그런데 월경은 골치가 아픈 일이 아니라 자궁이 아픈 일이야. **그리고 축하를 받을 일이지!** 왜냐하면 여자가 되었다는 뜻이니까! 에마 R.처럼 열 살에 했든, 애비처럼 열여섯 살에 했든 초경은 축하받아 마땅한 일이야. 그러니 네가 할 일은 자매단의 한 사람으로서 초경을 맞은 친구를 축하해 주는 거야. 그레이스가 제나에게 한 것처럼 월경 파우치를 스팽글 따위로 예쁘게 꾸며서 선물할 수도 있겠지. 우리가 에마 L.에게 한 것처럼 초경 축하 파티를 열어 줄 수도 있고. 그럼, 그럴 때 도움이 될 만한 아이디어 몇 가지를 알려 줄게.

월경 왕관 만들기

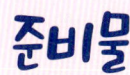 **준비물**

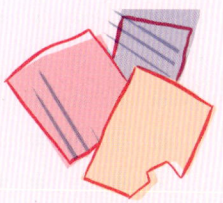 마분지 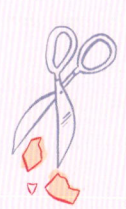 가위 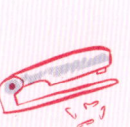 스테이플러 접착제 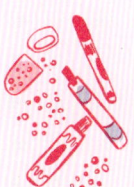 펠트펜과 반짝이 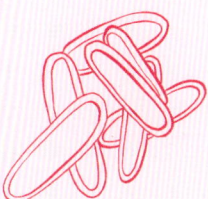 팬티 라이너 7~10장

> 팬티 라이너 길이는 제조사마다 조금씩 달라. '롱'이라고 해서 일반형보다 긴 것도 있어. 키 큰 왕관을 만들고 싶다면 롱 팬티 라이너를 쓰도록 해. -제나

만들기

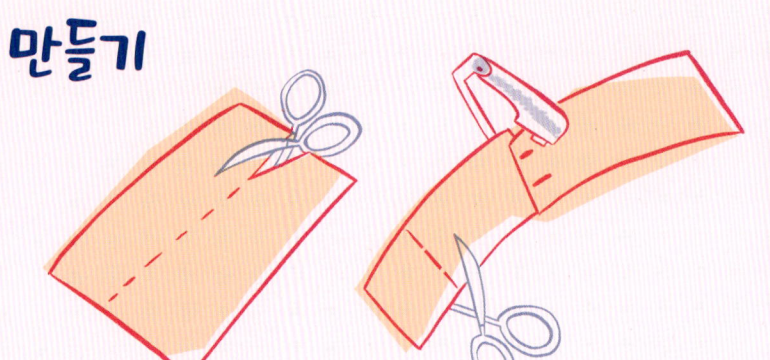
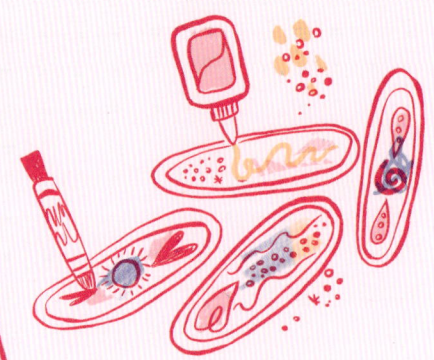

1. 마분지를 길게 반으로 자른 다음 스테이플러를 써서 길게 이어. 머리 둘레에 맞춰 길이를 잰 다음 1~2센티미터쯤 여유를 두고 나머지 부분은 잘라 내.

2. 팬티 라이너 안쪽 면을 펠트펜과 반짝이로 장식해 봐.

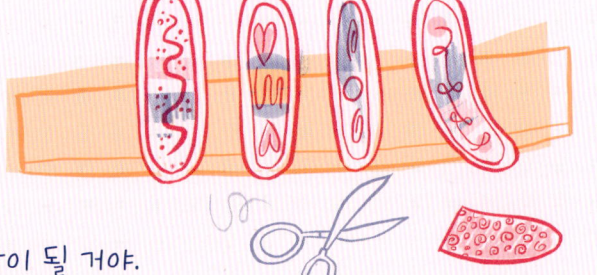

3. 팬티 라이너를 왕관 띠 하단에 일렬로 늘어놓고. 팬티 라이너의 간격이 일정하다 싶으면 뒷면의 접착테이프를 벗겨 내. 접착테이프는 왕관 띠에 닿는 부분만 벗겨서 잘라 내고 나머지 부분은 그대로 둬. 접착테이프를 다 떼어 냈다가는 왕관이 머리카락에 달라붙어 엉망진창이 될 거야.

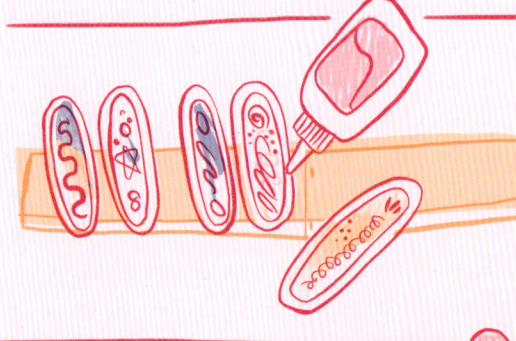

4. 팬티 라이너의 끈적이는 접착 면을 왕관 띠에 붙여. 잘 붙지 않으면 접착제나 테이프로 한 번 더 고정해 줘.

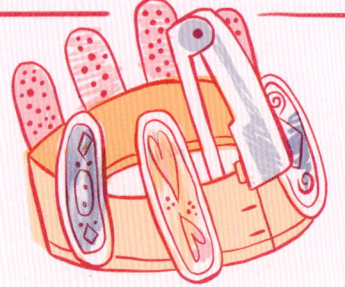

5. 스테이플러로 왕관 띠의 양쪽 끝을 이어 주면 왕관 완성.

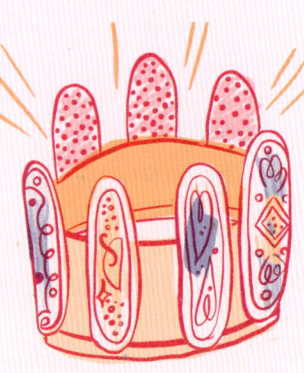

6. 월경 여왕에게 선물로 바쳐!

사춘기 소녀들을 위한 플레이 리스트

초경을 한 친구에게 선물해 봐.

몇 곡 제안해 줄게.

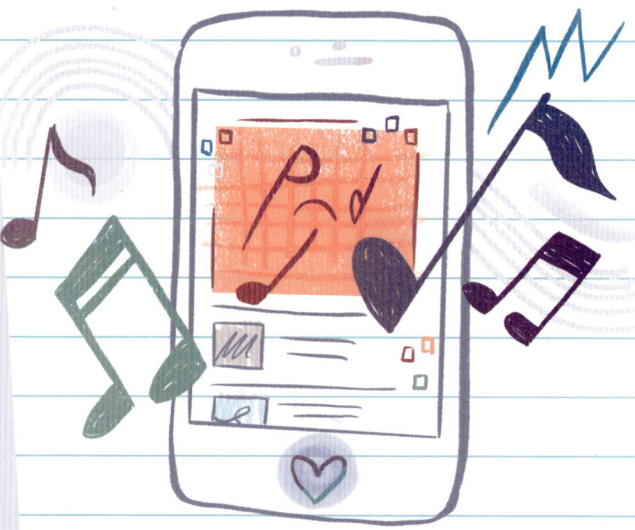

- 앨리샤 키스의 '불타는 소녀(Girl on Fire)'
- 사라 바렐리스의 '용감한 모습(Brave)'
- 브리트니 스피어스의 '나는 소녀가 아니다, 아직 여자가 아니다(I'm Not a Girl, Not Yet a Woman)'
- 헬렌 레디의 '난 여자야(I Am Woman)'
- 신디 로퍼의 '여자애들은 그냥 재미있게 놀고 싶어 해(Girls Just Want to Have Fun)'
- 테일러 스위프트의 '떨쳐 버려(Shake It Off)'
- 샤카 칸의 '난 모든 여자니까(I'm Every Woman)'
- 스티비 닉스의 '열일곱의 가장자리(Edge of Seventeen)'
- 케이티 페리의 '포효(Roar)'

- 레슬리 고어의 '넌 나를 가질 수 없어(You Don't Own Me)'
- 시아의 '가장 위대한 존재(The Greatest)'
- 유리드믹스와 아레사 프랭클린의 '언니들은 알아서 하고 있어(Sisters are Doin' It for Themselves)'

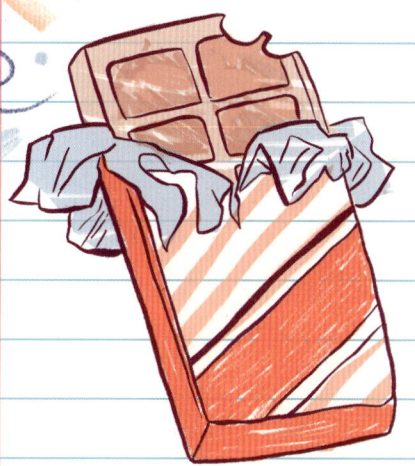

초콜릿을 선물해

알았어, 알았어. 단것이 당겨도 먹지 말라고 했던 거 우리도 알아. 하지만 초경 때만큼은 먹어도 된다고 봐. 곱게 포장한 초콜릿만 한 초경 축하 선물도 없거든. 단, 네가 좋아하는 초콜릿 말고 네 친구가 좋아하는 초콜릿으로 사.

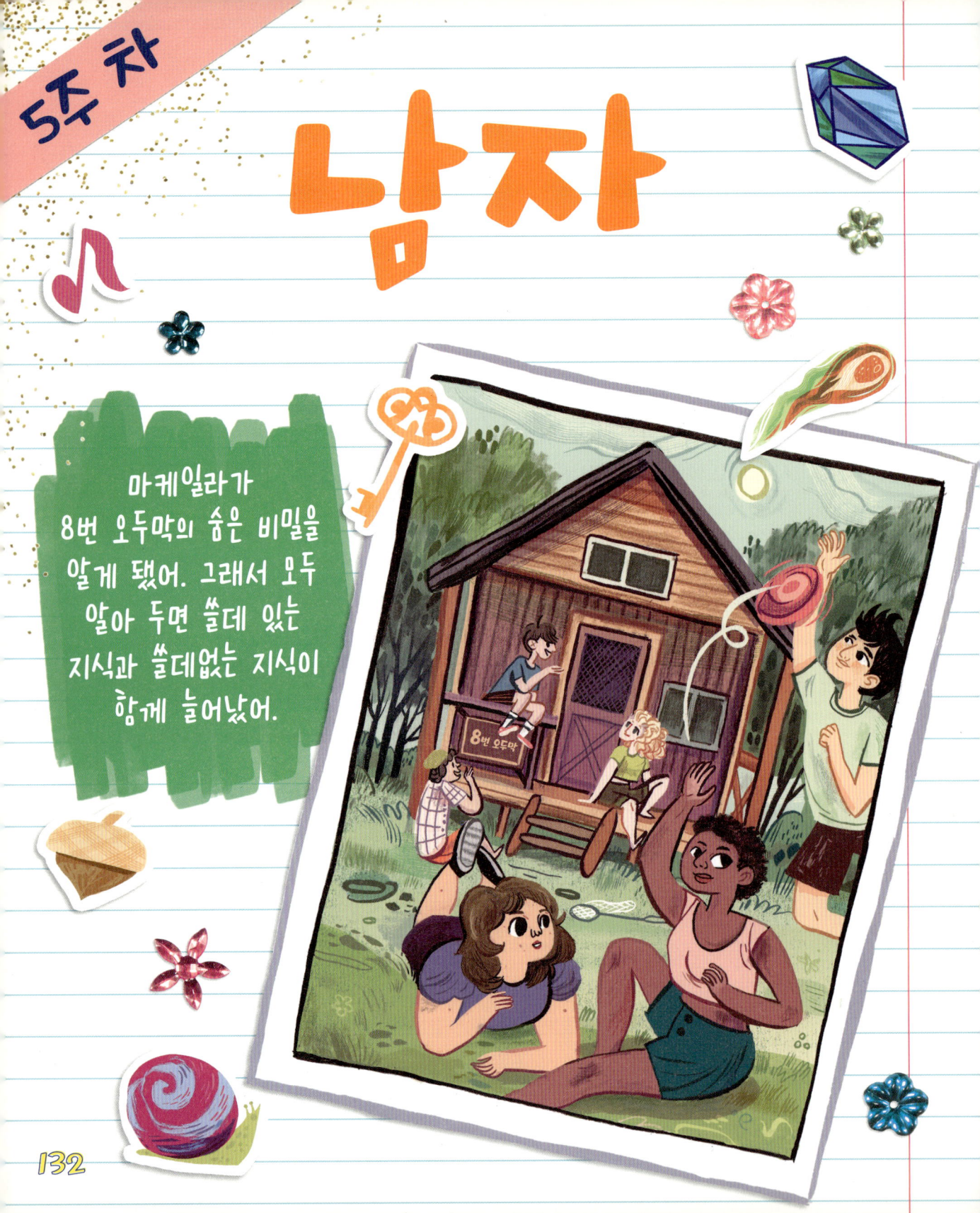

네이트는 8번 오두막 남자애들 중에서 가장 달리기를 잘하는 아이였어. 열세 살 또래 중에서는 두 번째로 잘하는 아이였지. 열세 살 또래 중에서는 세이지가 단연 1등이었거든. 하지만 네이트는 같은 또래 남자애들 중에서 가장 잘생긴 데다 색실 열여덟 가닥을 꼬아 우정 팔찌도 만들 줄 알았어. **그러니 우리가 어떻게 네이트한테 반하지 않을 수가 있겠니.**

다른 친구들한테는 안된 일이지만, 사실 네이트가 좋아한 여자애는 따로 있었어. **바로 마케일라였지!** 그해 여름 캠프 중반쯤에 네이트가 마케일라에게 다가와 사귀자고 했고 마케일라도 곧장 그러자고 했어. 그때 네이트와 마케일라에게 '사귄다'는 건, 저녁 먹으러 갈 때 둘이 손을 꼭 잡고 가거나 '영화의 밤' 같은 행사를 할 때 딱 붙어 앉는 걸 뜻했지. 하지만 우리 모두에게 둘이 사귄다는 건 이런 의미였어. **야호, 남자애들한테 접근할 기회가 생겼다!**

우리가 그 녀석들이랑 안 친했다는 소리는 아니야. 그저 자유 시간에 함께 어울려 놀 정도는 아니었다는 소리지. **마케일라, 브리애너, 애비만 빼고 말이야.** 그래서 남자애들의 동태를 파악해서 보고하는 일이 세 친구의 공식 임무가 되어 버렸어.

물론 애들이 보고한 내용은 대부분 우리도 이미 아는 거였어. 제이슨과 비카스의 겨드랑이에 털이 났더라는 것처럼. 그건 수영 시간에만 봐도 알겠던데, 뭐. 하지만 새로운 이야기도 있었어. 제이슨은 수염이 나서 목요일마다 면도를 한다는 것, 알렉스와 루카스는 키가 크고 싶어서 하루에 20분씩 철봉에 매달려 턱걸이를 한다는 것⋯⋯ **그중엔 몰랐으면 더 좋았을 이야기도 있었어.** 샘, 오언, 브라이언이 선생님들 눈을 피해 누가 누가 샤워 안 하고 오래 버티나 내기를 하고 있다는 것 말이지. 그 이듬해 여름엔 셋 다 물과 비누만 보면 씻으려 들었지만, **그때 여름엔 우리가 8번 오두막을 쓰지 않아서 정말 다행이다 싶었어.**

133

형님들의 세계에 온 걸 환영한다!

혹시 네가 궁금할까 봐 하는 말인데, 우리 16세 남자들은 예비 지도자용 오두막을 쓰고 있어. 열세 살짜리용 9번 오두막을 쓰는 여자들애과 달리 8번 오두막에서 멀리멀리 떨어진 오두막을 쓰지. 우리는 멋진 여름을 보내고 있어. 제대로 된 침대에서 자니까. 제대로 된 매트리스가 깔린 침대에서 말이야. 호사스러운 생활이지. 그게 이 책과 무슨 상관이냐고? 아무 상관 없어. 우리는 그저 여자애들의 아픈 데를 건드리고 싶을 뿐이야.

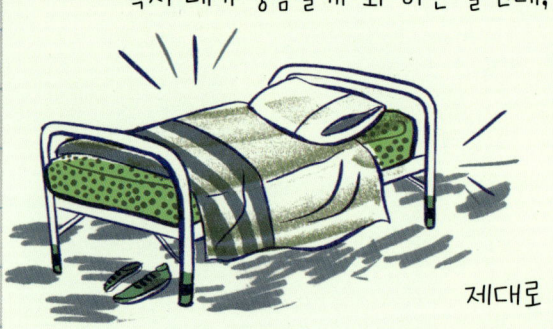

'멀리멀리'라는 건 당연히 두 동 건너라는 뜻이지. -비카스

그럼 이 책을 가지고 뭘 할 거냐고? 기록할 거야! 왜냐고? 그때 9번 오두막을 쓰던 열세 살짜리 여자애들처럼 너도 옆 오두막에서 무슨 일이 벌어지는지 궁금할 테니까. 하지만 우리 남자들의 역사를 브리애너와 제나가 쓰도록 내버려 둘 수는 없지. 샤워 안 하고 오래 버티기 내기에서 샘, 오언, 브라이언 중에 누가 이겼는지 알고 싶다면 당사자에게 직접 들어야 하지 않겠어?

이런 도둑들 같으니라고! 예비 지도자용 오두막을 쓴다는 얘기 한 번만 더 해 봐. 특수 기동대 풀어서 이 책 당장 압수할 테니까. -에마 L.

그래그래, 우리 도둑 맞아. 너희가 무슨 일을 꾸미고 있는지 궁금해서 이 책을 훔친 거야. -알렉스 먼저 우리가 8번 오두막을 쓰던 때로, 열세 살 때로 돌아가 보자. 이미 애티를 벗은 제이슨과 비카스를 빼고 나머지 우리 몸은 거의 아래와 같았지.

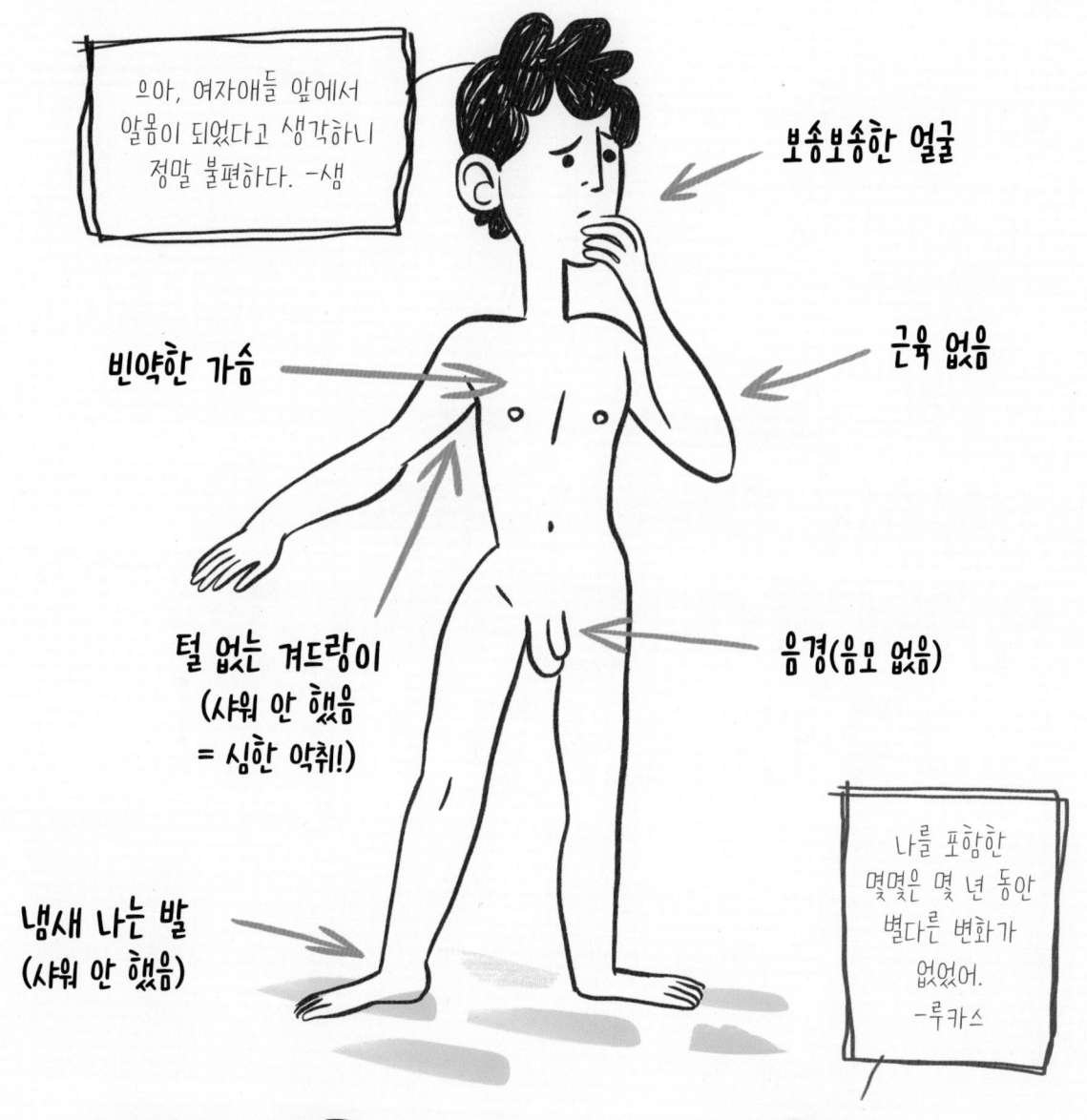

그러다 변화가 생기기 시작했지……

여자애들이 사춘기에 겪는 변화를 남자애들도 거의 똑같이 겪어. 여자애들처럼 호르몬 분비가 늘어나고, 털이 없던 곳에 털이 자라고, 생식기가 발달하고, 키가 훌쩍 크고, 여드름이 나고, 새로운 기분과 감정을 느끼게 돼. 지금부터 남자애들한테 언제 어떤 변화가 일어나는지 알려 줄게.

> 한 가지 다른 점이 있다면? 남자애들은 변성기가 와서 목소리가 굵어진다는 거지. -제이슨

> 남자애들도 사춘기 때 일시적으로 젖 몽우리 같은 게 생기기도 해. 하지만 사춘기가 끝날 즈음 되면 저절로 없어지니까 걱정하지 마. -오언

~~남자애들한테 실제로 일어나는 변화들~~ 언제 커지고 커지고 커지냐고?

> 제목 한번 끝내주네! 어이, 남자들, 분발 좀 해 주겠니? -그레이스

중요한 것 먼저 얘기해 주지. 남자들은 흔히 만 12~15세 사이에 사춘기를 겪기 시작한다는 거야. 여자들보다 평균 1년 늦게 사춘기가 시작되는 셈이지. 그래, 여자애들이 남자애들보다 만 1년 앞서 성장한다는 얘기야. 어느 순간 남자애들이 한 수 아래로 보인다면, 그건 네가 사춘기를 겪고 있기 때문이야. 결국 남자애들이 널 따라잡겠지만, 그때까지는 네가 앞서가는 것처럼 느껴지겠지.

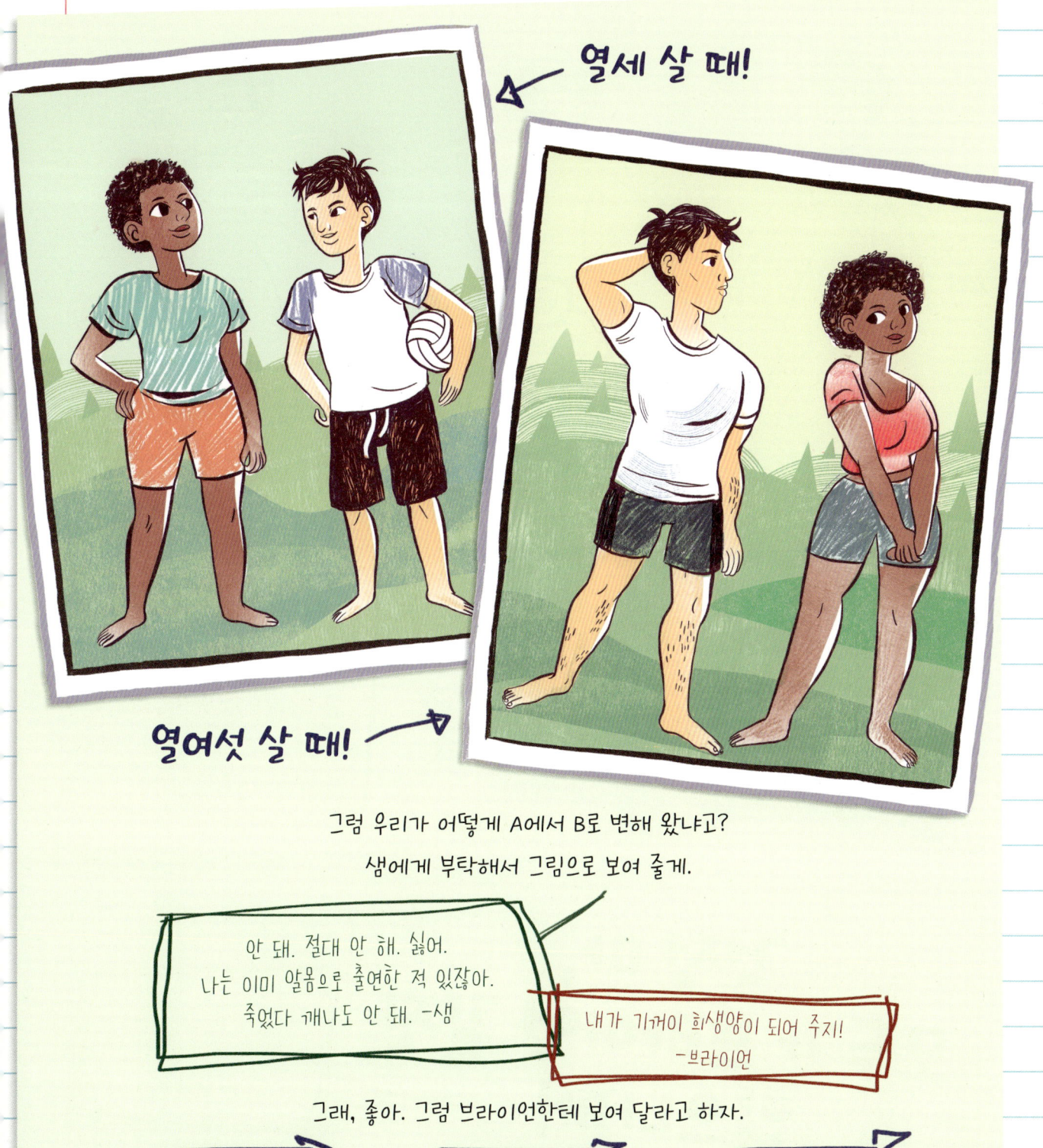

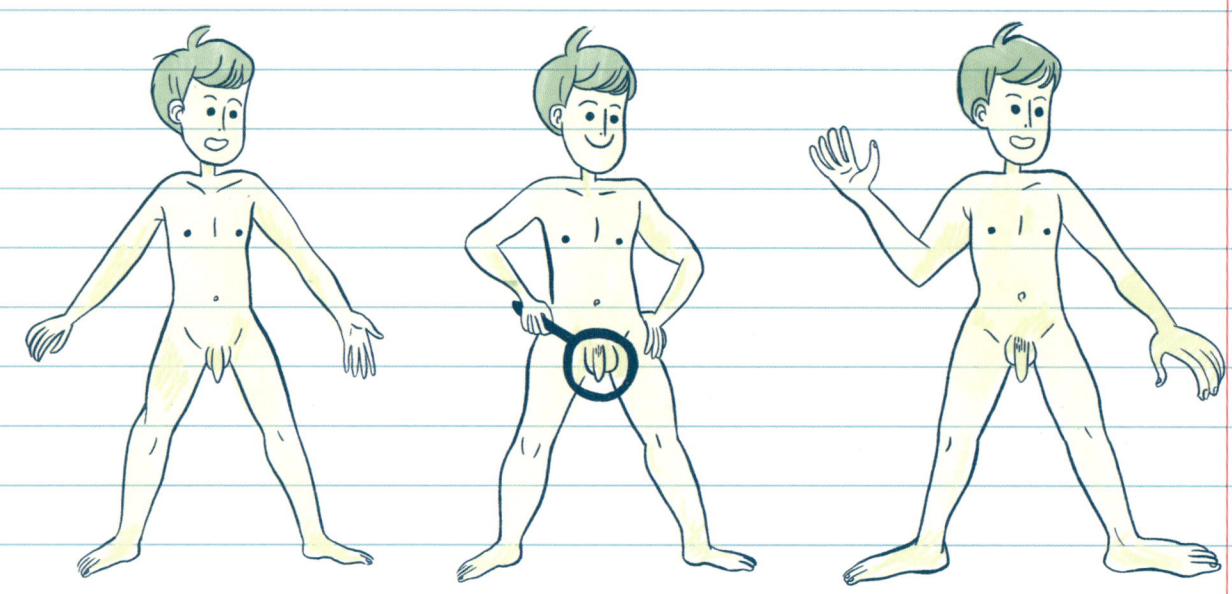

사춘기 전의 남자애는, 음…… 그냥 남자애 같아.

> 이런 변화를 여자애들은 눈치채지 못할 거야. 옷 속에서 일어나는 변화니까. -네이트

하지만 어느 순간 고환이 조금씩 커지고 아래로 처지기 시작해. 음경 아랫부분 주위로 음모도 좀 나기 시작하고. 돋보기에 보이는 부분이 남성 생식기야. 아기를 만드는 기관이지.

끝이어 키가 크기 시작해. 사춘기 동안, 1년에 10센티미터씩 크기도 하지. 하지만 가장 먼저 크는 데는 손과 발이야.

걱정 마, 모두가 브라이언 같진 않으니까!

> 다들 나처럼 되기 싫다는 거야? 기분 나쁜데!
> -브라이언

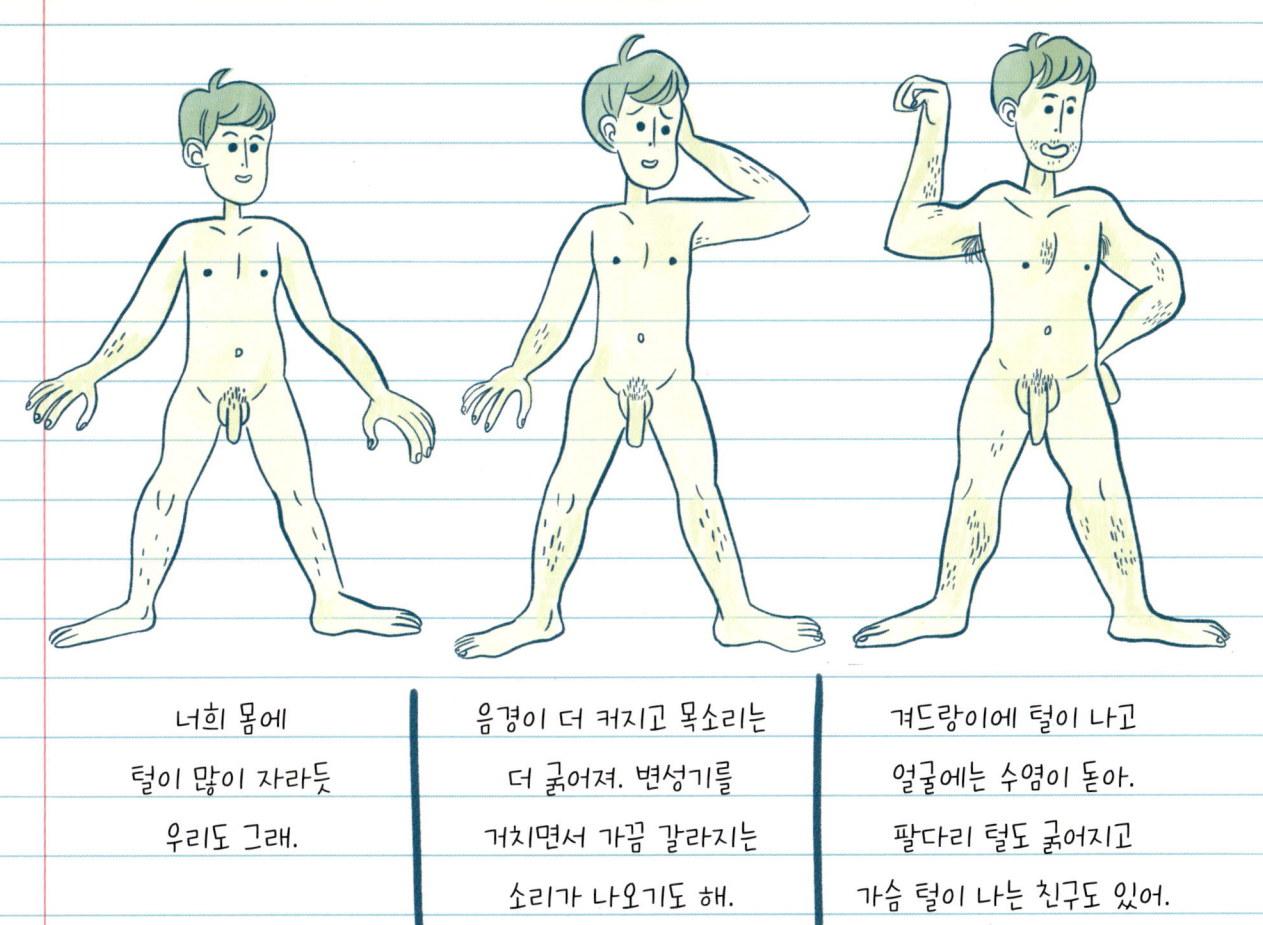

너희 몸에 털이 많이 자라듯 우리도 그래.

음경이 더 커지고 목소리는 더 굵어져. 변성기를 거치면서 가끔 갈라지는 소리가 나오기도 해. **끼익!** 이크! 미안.

겨드랑이에 털이 나고 얼굴에는 수염이 돋아. 팔다리 털도 굵어지고 가슴 털이 나는 친구도 있어. 온몸에 근육도 붙고. 이제 우리는 어른이 된 거야!

모든 남자애들이 사춘기가 되면 비슷한 성장 과정을 거쳐. 하지만 여자애들이 모두 다르듯 남자애들도 모두 달라. 그게 무슨 뜻이냐고? 어떤 녀석은 키가 클 테지만, 어떤 녀석은 작을 거야. 어떤 녀석은 털북숭이가 될 테지만, 어떤 녀석은 맨송맨송할 거고. 어깨가 넓은 녀석, 허리가 굵은 녀석, 팔이 가는 녀석, 근육질인 녀석, 피부가 백옥 같은 녀석, 얼굴에 여드름이 잔뜩 돋은 녀석, 이도 저도 아닌 녀석도 있을 거야. 심지어 옷에 가려진 부분도 다 다를 거야. 전 세계 여성 35억 명이 저마다 다 다르듯, 전 세계 남성 35억 명도 저마다 다 달라.

허리 아래 거시기
또는 생식기

여성의 생식기가 어떻게 작용하는지는 이미 잘 알고 있겠지? 그렇다면 남성의 생식기에 대해 알아볼까? 여성의 생식기가 대부분 몸속에 있는 것과 달리, 남성의 생식기는 모두 몸 밖에 나와 있어. 음, 주로 팬티 속에 있지만 말이야. 음경, 음낭, 고환, 요도가 바로 남성 생식기에 속하는 주요 기관이야.

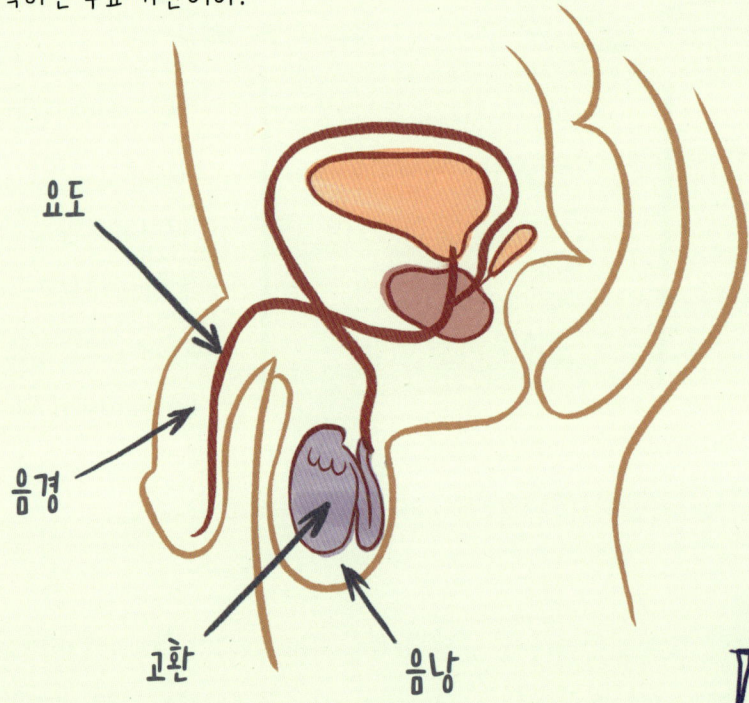

요도
음경
고환
음낭

사춘기 전까지 이 기관들은 아무 일도 하지 않아. 소변을 몸 밖으로 내보내는 요도만 빼고 말이야. 하지만 사춘기가 시작되면 호르몬 분비가 증가하면서 남성의 몸은 아기를 만들 준비를 시작하지.

> 워워, 너무 앞서가진 말자고!
> -알렉스

성호르몬의 증가로 몸에서 정자를 만들어 내기 시작해. 정자는 고환에서 생산되는 올챙이 모양의 세포야. 이런 정자는 몸에서 생산되는 다른 액체와 섞여 정액이 되고, 정액은 소변을 내보내는 요도를 지나 음경 끝으로 나오지. 이것을 사정이라고 해. 그럼 음낭은 무슨 일을 하냐고? 음낭은 고환의 집이야. 좋은 집이 그렇듯 음낭은 온도 조절이 잘 돼서, 고환의 온도를 체온보다 시원하게 유지시켜 주지. 남성의 정자와 여성의 난자가 만나면 수정이 되어 아기가 생기기도 해.

> 9번 오두막은 냉방이 잘 안 된다고?
> 예비 지도자용 오두막은 잘 되는데.
> —루카스

> 안됐네!
> —브라이언

알아 두면 쓸데 있는 신비한 잡학 사전

음경 : 소변과 정액을 내보내는 남성 생식 기관

정액 : 정자를 포함해 생식에 필요한 물질을 함유한 생식기 분비물

고환(정소) : 정자를 만드는 공 모양의 기관

요도 : 소변과 정액을 내보내는 관

사정 : 정액을 몸 밖으로 내보내는 일

음낭 : 고환을 담고 있는 주머니

오빠들이 들려주는

음경의 상태는 크게 두 가지로 나눌 수 있어. 포경인 경우와 포경이 아닌 경우. 처음 태어났을 때 음경의 끝, 즉 귀두는 포피라고 하는 피부로 덮여 있어. 어떤 부모들은 종교적·의료적·문화적 이유로 아이가 태어나자마자 포경 수술을 시키기도 해. 포피를 제거해 귀두를 드러내는 수술 말이야. 포경 수술을 한 음경은 버섯처럼 생겼고, 포경 수술을 하지 않은 음경은 버섯이 터틀넥 셔츠를 뒤집어쓴 것처럼 생겼어. 하지만 성인 남성의 98퍼센트는 포경 수술을 하지 않아도 발기가 되면 저절로 귀두가 드러난대. 포경 수술을 할 것인가 말 것인가는 그저 선택의 문제라는 말이지. —오언

평소에 음경은 작고 말랑말랑해서 아래로 축 늘어져 있어. 하지만 가끔 발기가 되면 크고 딱딱해지지. —네이트

남자애들은 아기 때도 발기가 되긴 한대. 하지만 사춘기 때는 성호르몬 때문에 훨씬 자주, 심지어 생각지도 못한 순간에 발기가 되곤 해. 수영을 하다가 하이킹을 하다가 영화를 보다가 캠프 주방을 염탐하다가 갑자기 발기가 될 수도 있어. —알렉스

다행히 사춘기가 끝날 무렵에는 수시로 발기되던 일이 과거의 유물이 되어 버리지. 사춘기가 끝나면 생각지 못한 순간에 갑자기 발기되는 일은 거의 없어져. —비카스

음경과 고환은 예민해. 그러니까 제발 피구 할 때 공 좀 조심해서 던져. 축구, 발야구, 깃발 뺏기, 수구를 할 때도 조심 좀 하고. 뭐, 일단은 우리 남자들이 조심하는 게 수겠지만 말이야. —제이슨

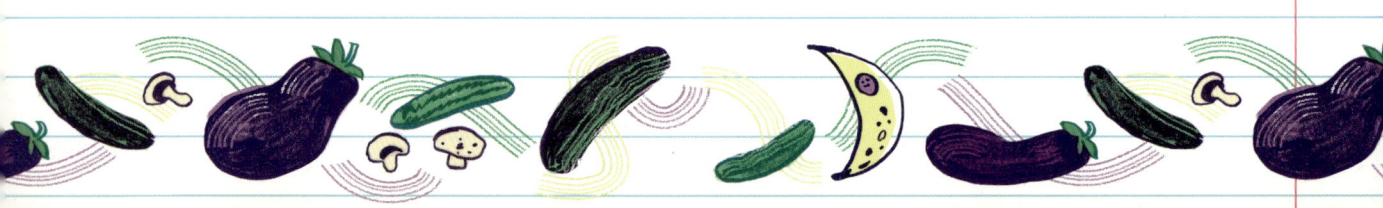

~~음경~~ 사춘기의 진실

사춘기가 끝나기 전까지는 갑작스러운 발기로 당황할 때가 더러 있어. 그럴 때면 나는 수건, 배낭, 책, 티셔츠, 무릎, 탁자, 울타리, 제이슨 같은 걸로 가리곤 했어. 그럴 땐 못 본 척해 주는 센스를 발휘해 봐. —샘

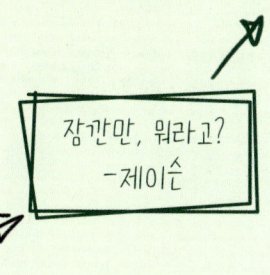

> 잠깐만, 뭐라고?
> —제이슨

응, 열다섯 살 때 여름 캠프 합창 시간에 그랬어. 다들 세 줄로 큰 원을 그리고 섰는데, 내가 맨 앞줄에 서 있었거든. 그냥 네 등 뒤로 얼른 숨었을 뿐이야. —샘

음경의 모양과 크기는 다양해. 길 수도 짧을 수도 있고, 굵을 수도 가늘 수도 있지. 곧을 수도 있고, 휘어졌을 수도 있어. 고환 또한 클 수도 있고, 작을 수도 있어. 음경과 고환의 조합 또한 다양해. —브라이언

아이든 어른이든 생김새나 덩치는 사람마다 달라. 어깨가 넓냐 좁냐, 키가 크냐 작냐, 수염이 많냐 적냐 하는 건 남자다움의 기준이 아니야. —알렉스

음경의 크기는 키하고 아무 상관이 없어. 어깨, 가슴, 수염, 목소리, 발 크기도 마찬가지야. —루카스

가끔 내 음경이랑 다른 녀석들 거랑 비교하면서 고민할 때가 있어. 사실 안 그러기가 더 어렵지 않냐? —샘

음경뿐이겠냐! 온갖 걸 다 남들이랑 비교하면서 고민하잖아. 사춘기가 일찍 오거나 늦게 올까 봐, 키가 너무 크거나 너무 안 클까 봐······. 여자애들이 고민하듯 남자애들도 그래. —네이트

> **나는 내 음경이 마음에 들어!** —브라이언

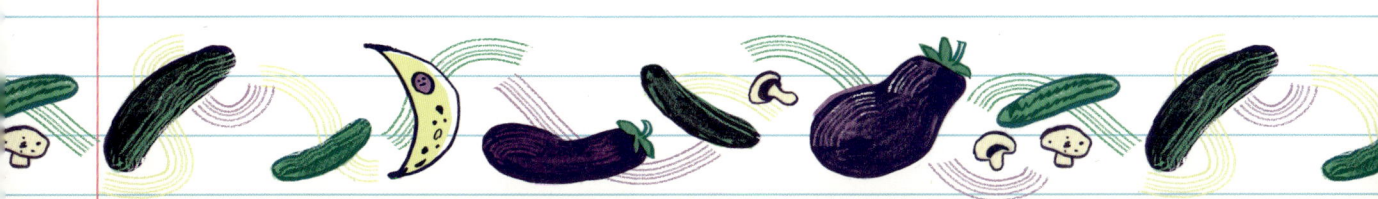

> 세상에, 음경 얘기만 두 쪽에 걸쳐 떠들어 대다니! 누가 그런 얘기 듣고 싶대? 사춘기의 다른 측면도 좀 들려줘야지. 그런 거 있잖아, 감정 변화 같은 거. —브리애너

좋아, 감정!

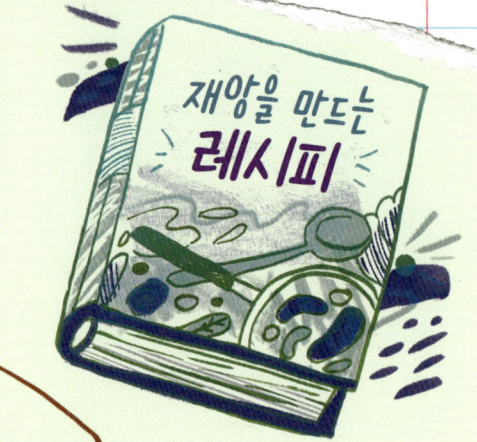

호르몬이 갑자기 몸속을 질주하면서, 남자들도 여자들처럼 새로운 일들을 백만 가지쯤 겪게 돼. 외모뿐 아니라 이성을 보는 눈도 달라지지. 그런 새로운 감정과 예측하기 힘든 몸의 반응이 결합하면 그야말로 '재앙을 만드는 레시피'가 되는 거야.

> 사실 나는 여자애들이 달라 보이지 않더라고. 처음엔 내가 어디가 잘못됐나 싶었어. 하지만 사람은 다 다르잖아. 느낌에는 옳고 그른 것도 없고 말이야. —샘

비밀 하나 알려 줄까? 8번 오두막 남자애들이 너희 여자애들을 엄청 무서워한다는 거야. 오금이 저릴 정도로. 완전 졸아 있지. 그걸 어떻게 아냐고? 우리도 그랬으니까. 못 믿겠다고? 여기 열세 살 여름 캠프 때 우리가 무서워했던 것들을 적어 둔 게 있어. 사실 지금도 좀 무서워.

1. **여자애들!** 진짜로! 여자애들은 사춘기가 빨리 와서 어른 여자처럼 보이잖아. 우리는 여전히 어린애 같은데 말이야. 여자애들만 보면 어찌나 주눅이 드는지.

2. **여자애들!** 정말이라고! 여자애들한테 거절당할까 봐 겁이 났어. 여자애들이 우리를 보고 웃는 게 아니라 비웃을까 봐 겁이 났지. 일단 제대로 된 말이나 행동을 했더라도 다음에 어떤 말이나 행동을 해야 할지 몰라서 겁이 났어.

3. **여자애들!** 진심이라니까! 우리는 정말 별의별 걱정을 다 했어. 여자애들이 귀엽게 봐 주지 않으면 어쩌지? 얼굴에 여드름이 난 걸 알아채면 어쩌지? 몸에서 냄새가 난다고 하면 어쩌지? 너무 말랐다거나 너무 뚱뚱하다고 생각하면 어쩌지? 키가 너무 크거나 너무 작다고

생각하면 어쩌지? 숫기가 너무 없다고
하면 어쩌지? 목청이 너무 크다고 하면
어쩌지? 너무 잘난 척한다고 생각하면
어쩌지? 너무 멍청하다고 생각하면
어쩌지? 겨우 용기를 내서 다가갔는데
목소리가 갈라져 나오면 어쩌지?
갑자기 발기가 되면 어쩌지?

> 내가 마케일라를 보자마자 첫눈에 반했다는 건 온 캠프가 다 알고 있었어. 하지만 마케일라한테 말을 걸 용기를 내는 데 2주가 걸렸고, 사귀자고 말하는 데 또 2주가 걸렸고, 손 잡을 방법을 고민하는 데 또 2주가 걸렸지. 그러다 보니 어느새 집으로 돌아갈 시간이 된 거야. -네이트

하지만 우리 남자애들의 감정이 오로지 너희 여자애들만을 향해 있는 건 아니야. 우리도 서로를 걱정해 줘. 사춘기가 너무 늦게 오는 건 아닐까? 제이슨만큼 털이 덥수룩해질 날이 오려나? 네이트만큼 달리기를 잘할 날은? 그런 날이 영영 오지 않으면 어쩌지? 이러면서 말이야. 호르몬이 증가하면서 생기는 또 다른 변화로는 감정 기복, 공격적인 성향, 충동적이고 무모한 행동 들이 있어. 왜 그러냐고? 아직 뇌가 변화에 적응하지 못해서 감정과 행동 조절에 어려움을 겪기 때문이야. 어쩐지 익숙한 증상들이라고? 그렇다면 너도 호르몬의 영향을 받고 있는 거야. 다행히 사춘기가 지나면 뇌도 몸도 진정이 될 거야.

> 우리의 가장 큰 과제 중 하나는 충동을 억제하는 법을 배우는 거야. 다른 오두막의 매트리스를 싹 다 훔쳐서 호수에 처박아 버리고 싶다고?
> 워워, 그러다 캠프에서 쫓겨난다. -제이슨, 브라이언

이제 이 책을 주인에게 돌려줄 때가 되었군. 그전에 샤워 안 하고 오래 버티기 내기에서 누가 이겼을까? 안타깝게도 셋 다 비겼어. 우리 지도 선생님들이 서로 짜고 오언, 브라이언, 샘에게 몰래 다가가 물벼락을 날렸거든. 녀석들은 그대로 서서 몸을 문질러 닦다가 샤워장으로 쫓겨 들어갔지.

건강

6주 차

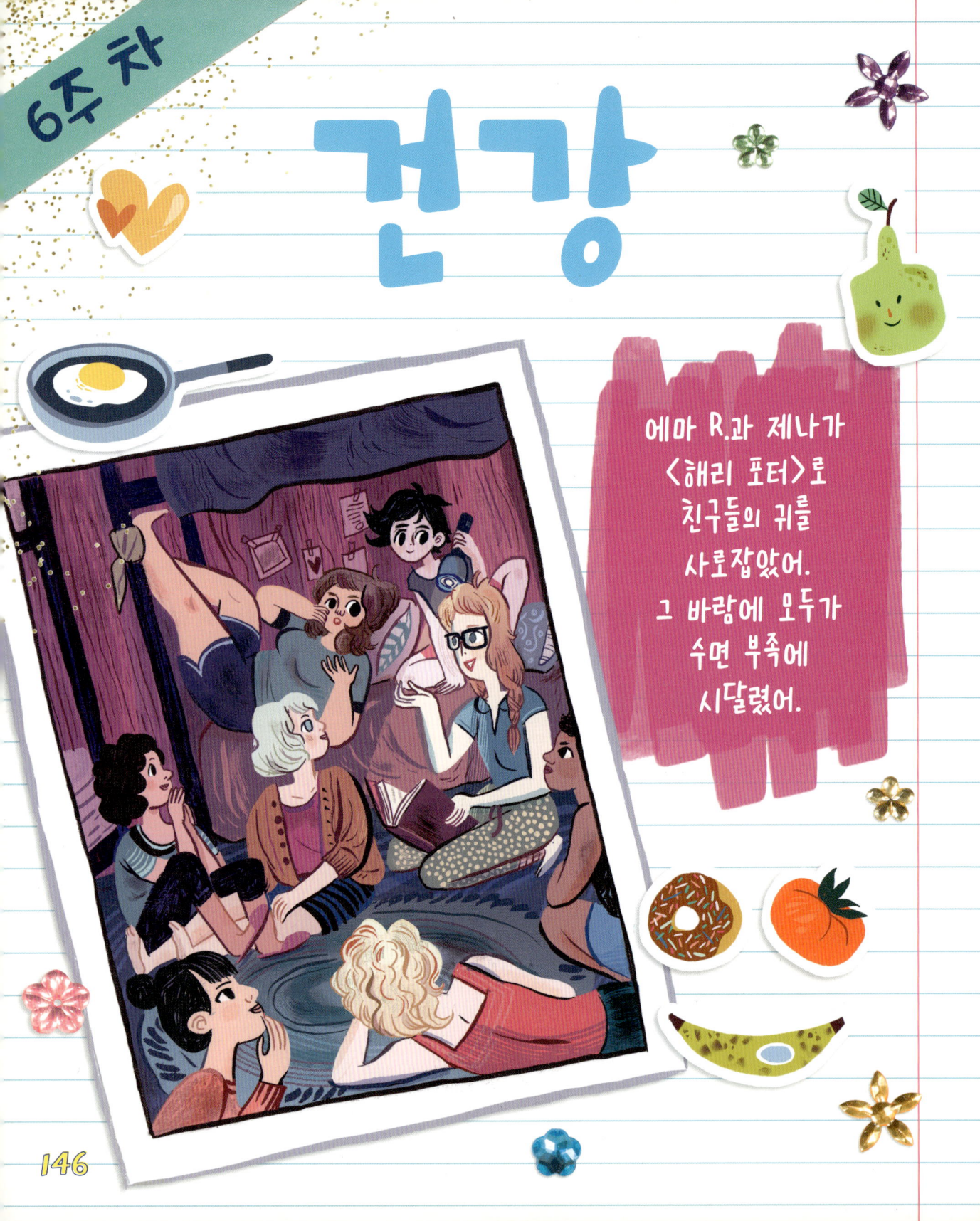

에마 R.과 제나가 〈해리 포터〉로 친구들의 귀를 사로잡았어. 그 바람에 모두가 수면 부족에 시달렸어.

네가 무슨 생각하는지 다 알아. 부모님 없이 실버문 캠프에서 7주를 보낸다고 하니까 7주 동안 진실 게임을 하면서 밤을 새거나 과자만 먹으면서 지내도 되겠다 싶지? 어떻게 알았느냐고? **우리도 똑같은 생각을 했거든.** 그해 여름, 우리는 밤이 깊어서야 잠자리에 들었어. 8월 중순에 접어들자 우리는 수면 부족에 시달리며 그 값을 톡톡히 치러야 했지. 집이 그리운 것도, 밤이 무서운 것도 아니었어. 지붕 위를 돌아다니는 너구리들 때문도 아니었고. 물론 녀석들의 발소리가 자장가처럼 들리지는 않았지만 말이야. **그건 바로 제나와 에마 R. 때문이었어.** 걔들이 날마다 소등 시간부터 자정까지 책을 읽어 줬거든.

우리는 <해리 포터> 시리즈를 이미 다 읽었지만 다 함께 다시 읽는 중이었어. 전체 4,224쪽을 7주 내내 하룻밤에 86쪽씩 읽기로 한 거야. 우리는 밤마다 손전등으로 방 한가운데를 둥그렇게 비추고 그 주위로 모여들었어. 어떤 애들은 바닥에 앉고, 어떤 애들은 2층 침대 아래 칸에 드러누웠지. 그러면 에마 R.과 제나는 한 단락씩 번갈아 가며 86쪽을 읽어 내려갔어. 둘 다 성우 뺨치는 솜씨였지. 에마 R.은 엄마 생각이 나게 만드는 차분하고 고른 어조로 읽어 내려갔어. 타고난 배우인 제나는 영화 오디션을 보듯 한 장 한 장 읽어 내려갔고. 거기에 애비 할머니께서 매주 보내 주시는 생필품 꾸러미 속 쿠키와 초코바, 캐러멜팝콘까지 보태면 그보다 더 완벽한 하루의 마무리가 없었어.

물론 다음 날 아침이면 눈꺼풀이 천근만근이었지. 우리는 눈이 반쯤 감긴 채로 아침을 먹으러 가곤 했어.

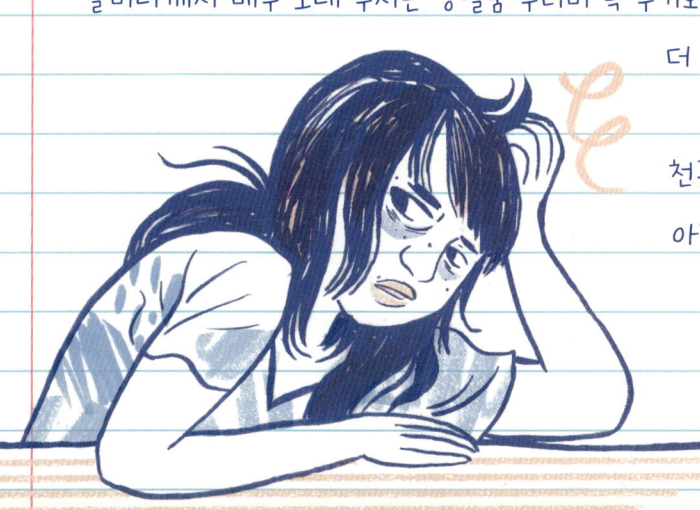

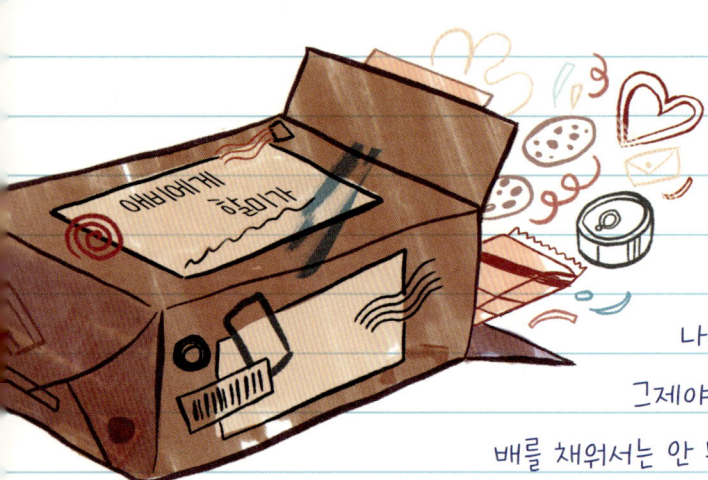

캠프 6주 차가 되자 그레이스, 세이지, 에마 R.이 보건실로 실려 갔어. 머지않아 우리 중 절반 가까이가 보건실로 실려 갔고, 나머지도 그렇게 되기 일보 직전이었어. 우리는 그제야 밤늦도록 깨어 있으면서 달콤한 간식으로 배를 채워서는 안 된다는 걸 깨달았지. **이제 우리 손으로 문제를 해결할 때가 된 거야.** 무슨 일이든 최선을 다해야 자매단의 훌륭한 일원이라 할 수 있지 않겠니? 우리 손으로 문제를 해결한다는 건 이런 거야. **골고루 먹기, 운동하기, 잘 자기.**

낭독자 중 하나가 빠지는 바람에 **우리는 모두 밀린 잠을 푹 잤어.** 줄리아 선생님과 콜레트 선생님도 우리가 일정을 잘 지키도록 감시했어. 그다음 주부터 우리가 모두 잠들 때까지 오두막 한가운데에 앉아 계셨거든. 그 바람에 불이 꺼진 뒤에는 어떤 수다도, 어떤 속삭임도, **심지어 눈 깜빡거리는 소리도 없었어.**

그레이스, 세이지, 에마 R.이 돌아오자, 우리는 책 읽는 시간을 오후 휴식 시간으로 옮겼지. 그동안 밀린 분량을 따로 읽을 시간은 없었어. 캠프 마지막 날에 보니 시리즈 7권 중 절반이 남았더라고. 그건 그다음 해 여름 캠프 때 마저 읽었지. **그보다 더 중요한 건 우리가 다시 건강해졌다는 사실이야. 그건 정말 좋았어. 우리의 여름이 저물어 가고 있었지만,**

아직 끝나려면 멀었으니까!

> 우리 아빠들도 생필품 꾸러미를 보내 주셨어. 건포도랑 떡을 잔뜩 넣어서. 그걸 요즘 누가 좋아하겠냐고! -제나

오늘 저녁은 뭐야?

몇 년째 스스로 밥을 차려 먹고 있든, 주방이 어디에 붙었는지도 모르든, 커 갈수록 내 영양 상태는 내가 책임져야 하는 법이지. 음식이 몸을 움직이게 해 주는 에너지라는 사실은 너도 이미 알고 있을 거야. 손전등으로 치면 건전지, 오디오로 치면 전기, 모닥불로 치면 장작, 자동차로 치면 휘발유 같은 거지. 우리가 무슨 말을 하는지 알지? 사람은 음식을 먹어야만 제대로 활동할 수 있어. 커다란 손전등에 AAA건전지를 넣어 봤자 불이 안 켜지지? 모닥불에 불쏘시개를 넣어 봤자 활활 타오르지 않지? 너도 마찬가지야. 어떤 음식을 먹느냐 하는 건 음식을 먹는 행위 자체만큼이나 중요해. 그럼 어떤 음식을 골라서 어떻게 먹어야 할까?

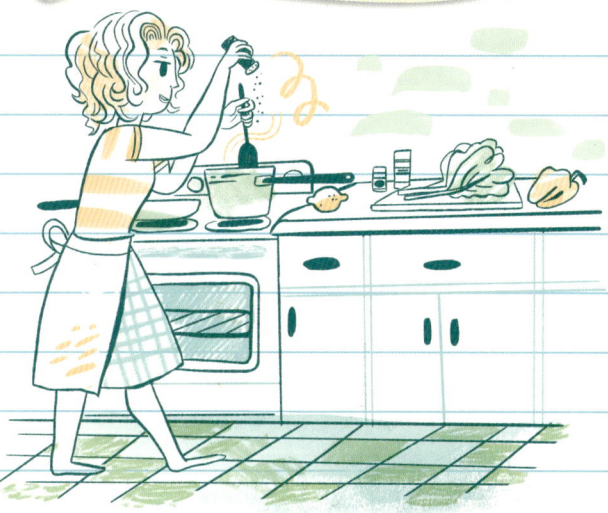

이런 끔찍한 비유는 나랑 아무 상관이 없다는 점을 밝혀 두고 싶네. -에마 L.

균형 맞추기

특히 채소는 꼭 먹어야 해! -그레이스

과자 종류만 잔뜩 먹고 싶겠지만, 건강을 유지하려면 균형이 중요해. 고기, 채소, 과일, 곡물, 유제품을 골고루 먹어야 병원과 담을 쌓고 지낼 수 있어. 끼니마다 모든 식품군을 골고루 챙겨 먹지 못할 수도 있을 거야. 그럴 땐 식품군별 하루 섭취량을 세 끼에 나눠 먹도록 해 봐.

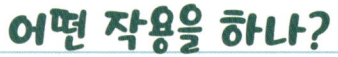

어떤 작용을 하나?

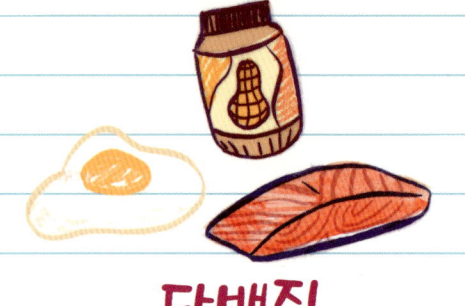

단백질

단백질은 ==우리 몸을 구성하는 주요 성분==이야. 드물게 에너지원으로도 쓰이지. 단백질이야말로 남자 대 여자 깃발 뺏기 시합의 비밀 무기라니까.

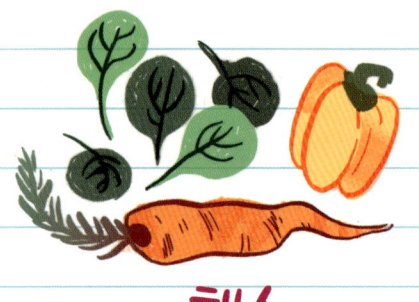

채소

==비타민과 무기질==을 섭취하는 데는 채소만 한 게 없어. 병원이랑 담쌓고 지내고 싶다면, 채소를 잘 챙겨 먹도록 해.

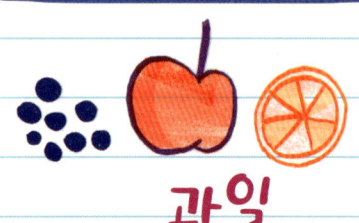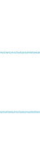

과일

과일도 채소와 마찬가지로 ==비타민==이 풍부해. 게다가 과일에 들어 있는 천연 과당은 기운을 북돋아 줘. 그에 비해 과자류에 든 설탕은 급격하게 기운을 북돋았다가 급격하게 떨어뜨리지.

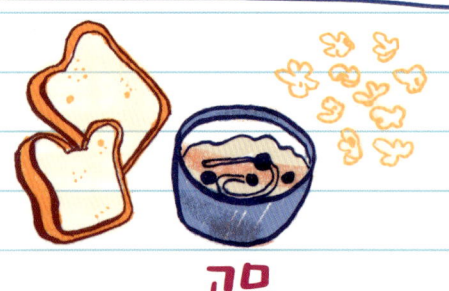

곡물

곡물, 특히 통곡물은 심장에 좋아. 곡물에는 소화 기관이 잘 움직일 수 있게 해 주는 ==섬유질==이 풍부하게 들어 있어. 친구들한테 화장실 전세 냈냐는 핀잔을 듣기 싫으면 곡물을 먹어.

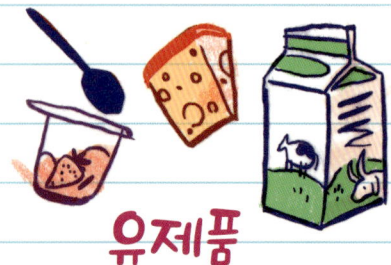

유제품

유제품에는 뼈를 튼튼하게 해 주는 ==칼슘==과 몸을 이루는 주성분인 ==단백질==이 풍부하게 들어 있어. 그러니까 하루에 한 잔 우유 마시는 걸 잊지 마.

어떤 선택지가 있나?

소고기	달걀
돼지고기	콩
닭고기	두부
생선	

시금치	토마토
브로콜리	피망
케일	당근
아보카도	고구마

사과	자몽
바나나	블루베리
오렌지	오디

현미	통곡물
잡곡	시리얼
퀴노아	통밀빵
오트밀	

우유
요구르트
치즈

그 밖에 알아야 할 건?

단백질은 **기름기 없는 살코기**에 많이 들었어. 소고기보다는 닭고기, 붉은 살 생선보다는 흰 살 생선, 튀긴 고기보다는 구운 고기, 구운 고기보다는 삶은 고기를 먹도록 해. 콩과 두부는 채식주의자들에게 더없이 좋은 단백질 공급원이야.

==채소를 고를 때는 색깔을 보고 고르는 게 좋아.==
진초록빛 시금치, 진홍빛 토마토, 진자줏빛 고구마 같은 식으로 말이지. 토마토나 아보카도는 과일로 분류되긴 하지만 주로 채소처럼 쓰여서 여기에 넣어 두었어.

==과일은 들고 다니며 먹기 좋아서 허기질 때 간식으로 그만이야.==
실버문 호수에서 수영을 마치고 오두막으로 돌아가는 길에 배가 고프면 바로 오디나무 밑으로 가란 얘기지. 단, 말린 과일은 되도록 먹지 마. 신선한 과일에 비해 과당이 엄청 많이 들어 있거든.

설탕이 잔뜩 든 시리얼, 팬케이크, 파스타 따위를 실컷 먹고 싶겠지. 하지만 흰쌀, 흰 밀가루, 흰 빵처럼 ==정제된 곡물은 통곡물과 달리 영양소와 섬유질이 부족해.==

버터, 크림치즈, 아이스크림 같은 고지방 유제품은 칼슘이 부족하기 쉬워. 그러니 되도록 우유나 요구르트 같은 저지방 유제품을 먹도록 해. 유제품을 먹었을 때 속이 더부룩하다면 너한테 **유당 분해 효소**가 없는 거야. 유당을 제거한 락토프리 유제품이나 콩, 견과류, 곡류 따위로 만든 음료를 마시면 괜찮을 거야.

실버문 캠프
식당에서 뽕 뽑는 법

리앤 주방장님이 맛있는 두부와 현미채소볶음밥을 내놓는 날엔 고민할 필요가 없어. 하지만 그 끔찍한 참치캐서롤이 나오는 날에는……
입맛 버리지 말고 다른 요깃거리를 찾는 게 좋아.

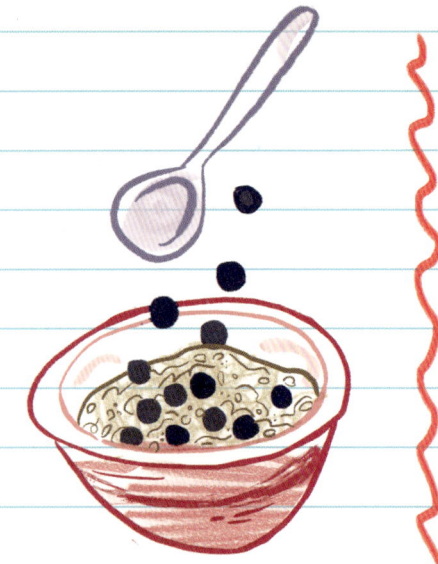

아침

✶ 그래놀라, 요구르트, 바나나

✶ 삶은 달걀, 시금치, 아보카도, 체더치즈, 멜론 한 쪽

✶ 오트밀, 우유, 블루베리

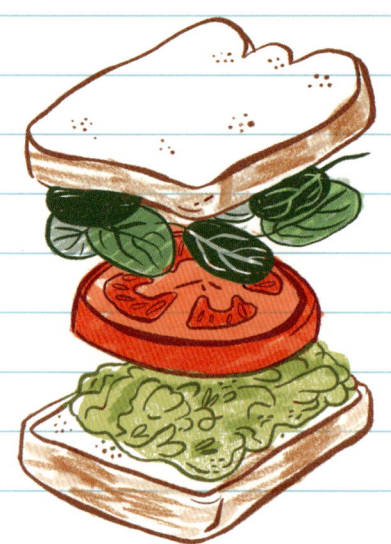

점심

✶ 통곡물빵에 마요네즈 대신 아보카도로 버무린 참치샐러드, 시금치, 토마토를 넣은 샌드위치

✶ 통밀빵에 땅콩버터를 바르고 바나나, 브로콜리, 당근, 방울토마토를 올리고 타히니소스*를 뿌린 샌드위치

✶ 통곡물빵에 칠면조나 닭고기, 체더치즈, 상추, 토마토를 올리고 머스터드소스를 뿌린 샌드위치

* 참깨와 올리브유를 갈아 만든 중동식 소스

여기 네 스스로 챙겨 먹을 수 있는 건강한 하루 식단이 있어. 아침, 점심, 저녁, 간식까지 말이야. 꼭 이대로 먹으라는 말은 아니야. 모든 식품군을 골고루 넣어서 간단하게 만들 수 있는 음식이면 뭐든지 괜찮아.

> 우리 집은 저녁을 거의 시켜 먹었어. 맛은 있지만 영양 불균형이 문제였지. 그래서 열세 살이 되자마자 내가 주방을 접수했어. 지금은 식구들 저녁까지 챙기고 있지. 힙합 수업이 있는 목요일만 빼고 말이야. 목요일 저녁에는 예전처럼 피자를 시켜 먹곤 해. -애비

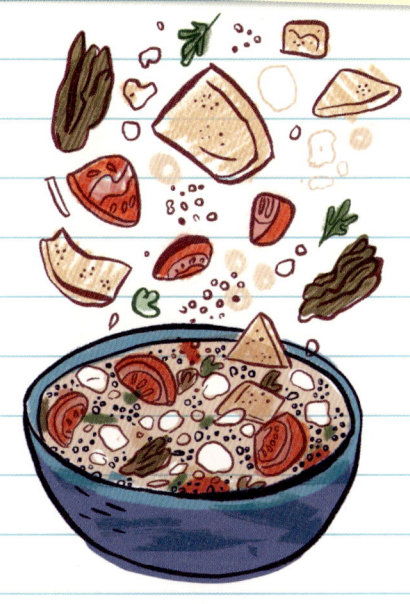

저녁

✷ 검은콩, 옥수수, 토마토, 피망, 잘게 다진 치즈, 현미밥에 치폴레마요소스*를 곁들인 채식 샐러드

✷ 토마토, 페타치즈, 통밀 토르티야칩, 호두를 곁들인 퀴노아밥

✷ 식당 샐러드바 싹쓸이하기 : 시금치, 토마토, 피망, 버섯, 오이, 병아리콩, 치즈, 올리브유와 레몬즙 조금

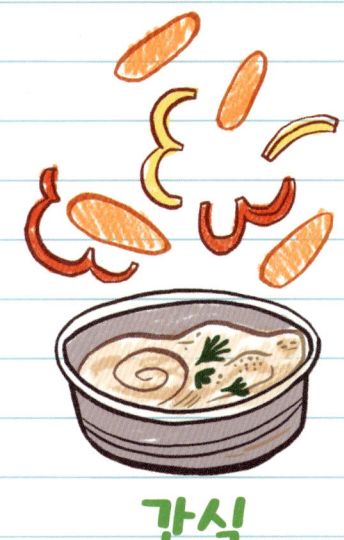

간식

✷ 땅콩버터를 바른 사과

✷ 오렌지 한 조각과 아몬드 한두 줌

✷ 훔무스**를 곁들인 당근과 피망 스틱

* 훈제 파프리카 가루를 섞은 멕시코풍의 마요네즈

** 삶은 병아리콩을 으깨서 타히니소스, 올리브유, 레몬즙, 다진 마늘, 소금으로 버무린 중동 음식

적당한 식사량 가늠하기

여러 가지 식품을 골고루 먹는 것이야말로 건강을 지키는 첫걸음이야. 그다음은 얼마나 먹어야 적당한지 아는 거지. 나이, 키, 몸무게, 활동량에 따라 필요한 음식량이 다 다르니까. 자, 여기 네가 참고할 만한 몇 가지 기준이 있어.

✭ **손을 써!** 한 끼를 기준으로 곡물, 과일, 채소는 각각 주먹만큼 먹으면 적당해. 단백질 식품은 손바닥 크기만큼 먹으면 되고.

✭ **분할하고 정복해!** 접시를 4등분해서 4분의 2를 채소와 과일로 채워. 그런 다음 4분의 1에는 단백질 식품을, 나머지 4분의 1에는 곡물을 담으면 돼.

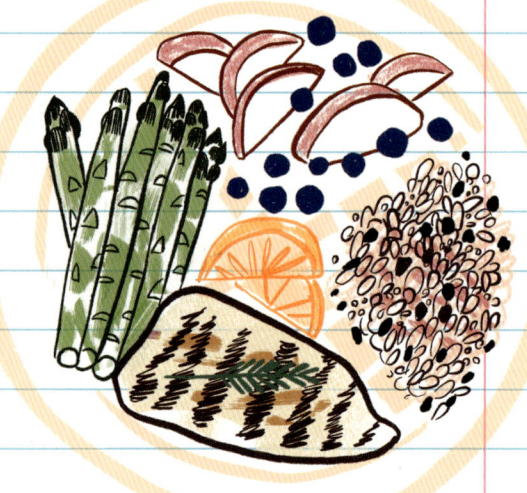

✭ **몸이 하는 말을 들어!** 배가 고프면 먹고, 배가 부르면 멈춰. 꼭꼭 씹어서 천천히 삼키는 것도 잊지 말고. 끼니를 걸러서도 안 돼. 지각할까 봐 걱정이라면 조금만 더 일찍 일어나.

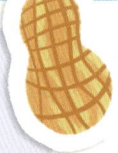

배가 고프면 과식할 수밖에 없어. 곧장 식당으로 달려가 음식을 산처럼 수북이 쌓아 놓고 다 먹으면 더 자주 더 많이 먹게 돼. 끼니와 끼니 사이에 배가 고프면 과일이나 채소, 견과류를 조금 먹어 봐. 하루 세 끼를 과식하는 것보다는 다섯 끼로 나눠 소식하는 게 몸에는 더 좋을걸. -마케일라

디저트와 감자튀김은 어떤 식품군에 속할까?

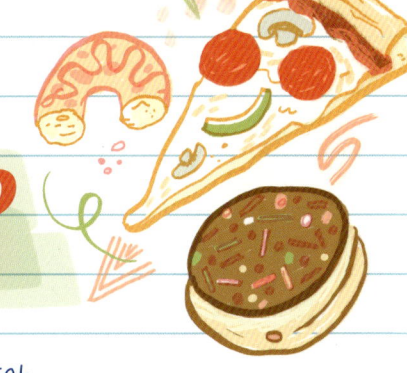

안타깝게도 디저트와 감자튀김은 그 어떤 식품군에도 속하지 않아. 그렇다고 영영 먹지 말라는 소리는 아니야. 음식을 먹는 건 벌이 아니라 즐거움이 되어야 하니까. 일주일 내내 건강한 식단을 지켰다면, 한 번쯤은 스스로에게 상을 주는 것도 나쁘지 않지. 그 상이 도넛이든 아이스크림이든 적당히만 먹으면 괜찮아.

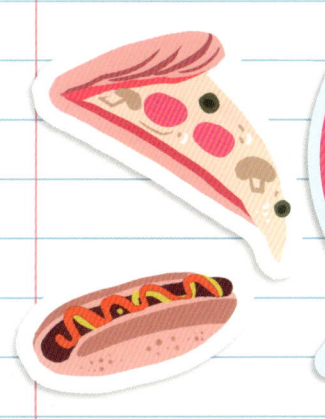

그럴 수만 있다면 아침, 점심, 저녁 모두 피자랑 치킨이랑 감자튀김을 먹고 싶어. 느끼하면 느끼할수록 더 좋아. 난 매끼 이런 것들을 먹어도 되는지 안 되는지 고민하는 게 싫어서, 일주일에 하루를 '건강에 나쁜 음식의 날'로 정했어. 그 대신 먹어야 할 채소를 다 먹었을 때만 말이야. 일주일 내내 시금치와 당근을 열심히 먹은 나한테 적절한 상을 주니까 폭주하는 일도 줄어들었어. -그레이스

달콤한 이야기

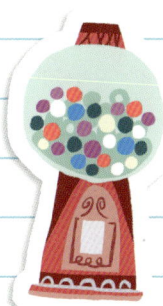

설탕이 듬뿍 든 음식이 맛있다는 건 너도 알고 나도 알고 모두가 다 아는 얘기지. **케이크, 쿠키, 젤리, 초콜릿, 아이스크림, 탄산음료……**. 이런 애들이 없는 세상에선 살고 싶지 않아! 그런데 이렇게 맛있는 것들을 왜 먹지 말라는 걸까?

설탕을 먹으면 네 몸에서 이런 일이 일어나. 우선 뇌가 '먹어, 먹어, 더 먹어.' 하는 신호를 보내. 단 음식을 입에 넣으면 멈출 수가 없는 건 그래서지. 물론 네 몸은 설탕을 분해해서 에너지로 바꾸기는 해. 하지만 단 음식에는 네 몸이 필요로 하는 것보다 더 많은 설탕이 들어 있어. 그럼 남은 설탕은 어떻게 되겠어? 지방이 되어 고스란히 네 몸에 쌓이는 거야. 몸에 쌓인 지방은 건강에 문제를 일으키고. 그래도 단 음식을 먹으면 기운이 솟지 않냐고? 그렇긴 한데 그건 가짜야. 설탕은 갑자기 기운을 솟구치게도 하지만 그만큼 빨리 떨어뜨리거든.

그렇다고 당분을 아예 먹지 말라는 소리는 아니야. 설탕처럼 인공적인 당분을 피하라는 소리지. **과일에 든 과당이나 우유에 든 유당은 적당히 먹으면 몸에 좋아.** 그러니 뭔가 달콤한 게 당긴다면 케이크, 쿠키, 젤리, 초콜릿, 아이스크림, 탄산음료 대신 과일을 먹어 봐. 그리고 잊지 마. 뭐든 적당히가 중요하다는 거. 날마다 입에 달고 사는 것만 아니면, 가끔 달콤한 간식을 즐기는 것도 괜찮아.

배가 고프면 화가 나

그래, 그럴 수 있어. 배 속이 비어서 혈당이 떨어지면 뇌에서 스트레스 호르몬이 나온대. 그래서 마구마구 짜증이 나는 거지. 너는 잘 안 그런다고 해도 다른 누군가가 너한테 그런 화를 내고 있는지도 몰라. 우리 오두막에선 제나가 그랬거든. 오늘따라 친구들의 말이나 행동이 유난히 거슬린다면 혹시 배가 고픈 게 아닌지 되짚어 봐. 그럴 땐 혈당을 올려 줄 필요가 있어. 견과류처럼 영양이 풍부한 간식을 가지고 다니다가 신경이 곤두선다 싶으면 먹는 습관을 들여 봐.

> 그 말이 맞아. 인정하고 싶진 않지만, 그레이스가 내 짜증을 많이 받아 줬어. 지금은 지퍼 백에 땅콩을 잔뜩 담아서 가지고 다녀. 짜증이 난다 싶으면 바로 한 주먹씩 입에 털어 넣지. 아니면 그레이스가 억지로 내 입에 넣어 주기도 해.
> ─제나

라벨 확인하기

음식을 고를 때 가장 먼저 해야 할 일이 있어. 바로 그 음식의 성분을 확인하는 거야. 채소나 과일은 싱싱한지 아닌지 눈에 보이니까 잘못 고를 일이 거의 없지. 하지만 가공식품은 어떨까? 음식을 고를 때는 아래 내용을 꼭 확인해서 건강을 지키도록 해.

✩ **라벨을 읽어 봐.** 모든 가공식품에는 성분과 영양소 함량이 표시된 라벨이 붙어 있어.

✩ **익숙한 재료가 든 제품을 골라.** 가공식품에 들어간 원재료는 그 가짓수가 적을수록, 그리고 익숙한 것일수록 좋아. 성분표에 듣도 보도 못한 재료가 스무 가지나 적혀 있다면 몸에 좋지 않을 가능성이 커.

✩ **순서가 중요해!** 성분표는 원재료의 함량이 높은 것부터 낮은 것 순으로 적혀 있어. 설탕이 위쪽에 적혀 있다면 그 제품은 건너뛰고 다른 것을 찾아보는 게 좋겠지?

> 이 기준에서 벗어나는 성분은? 설탕! 설탕은 익숙한 재료지만 되도록 안 먹는 게 좋아. —레아

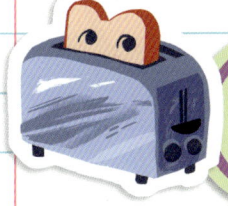

설탕이 떡하니 '설탕' 하고 표시된 라벨은 드물어. **콘시럽, 액상 과당, 포도당, 덱스트로스, 수크로스, 농축 과즙, 물엿, 맥아엿**이 다 설탕이나 별반 다르지 않은 성분이야. —에마 ㄴ.

쭉쭉 마셔!

먹는 음식만 건강에 영향을 미치는 게 아니야. 탄산음료, 스포츠 음료, 병에 든 차에도 모두 설탕이나 감미료가 들어 있어. **심지어 '다이어트'나 '라이트'가 붙은 음료도 그래.** 과일 주스도 과일을 직접 갈아 만든 게 아닌 이상 거기서 거기야. 그런 음료보다는 물이나 우유를 마시는 게 수분 공급이나 영양 섭취 면에서 백배 낫다는 거 잊지 마.

다이어트는 어때?

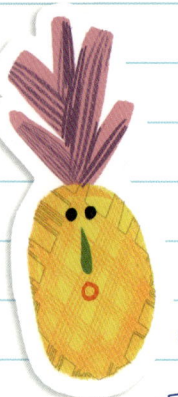

너도 주변 사람들이 하는 이런저런 다이어트 얘기를 들어 본 적이 있을 거야. 탄수화물은 절대 안 먹는다는 둥 단백질만 먹는다는 둥 생식을 한다는 둥. 다이어트에 대한 우리의 공식 입장은 이거야. **'우리는 다이어트를 반대한다!'** 건강하게 살아가는 가장 좋은 방법은 균형을 맞추는 거라고 생각하거든. 한마디로 네가 먹는 음식의 성분을 제대로 알고, 각 식품군에 속하는 음식을 골고루 먹고, 어쩌다 한 번 도넛이나 감자튀김을 먹으면 된다는 소리야. 하루 세 끼를 꼬박꼬박 잘 먹는다면, 탄수화물을 절대 안 먹는다거나 단백질만 먹는다거나 할 필요가 없어. 걸핏하면 키를 재 보고 몸무게를 달아 보며 한숨 쉬지 마. 신체검사 때 측정한 키와 몸무게에 이상이 있다면 결과표에 다 적혀 나올 테니까 말이야.

> 키, 몸무게, 생김새, 식욕은 고민을 안 하려야 안 할 수가 없는 문제들이지! 마음속 깊은 곳에서는 있는 그대로의 나 자신이 최고라는 사실을 안다 해도 말이야. 이런 문제들 때문에 고민이 점점 깊어진다면 부모님이나 믿을 만한 어른한테 털어놔. 네가 답을 찾도록 그분들이 도와주실 테니까. —그레이스

세이지가 들려주는 채식 이야기

《샬롯의 거미줄》을 읽어 본 적이 있다면, 채식주의자가 되는 문제를 한 번쯤 생각해 봤을지도 모르겠다. 어떤 사람은 '동물권'에 관심을 두다 보니 채식주의자가 되었고, 어떤 사람은 고기를 먹는 일이 환경에 미치는 영향을 생각하다 보니 채식주의자가 되었다고 해. 온 식구가 채식하지 않는 한, 너 혼자 채식하기란 쉽지 않을 거야. 우리 집처럼 일주일에 세 번씩 고기를 먹는다면 더더욱 그렇지. 그러면 어떻게 해야 채식주의자의 길을 걸을 수 있을까?

부모님과 상의해. 장을 보고 음식을 만드는 일은 주로 부모님이 하시잖아. 채식주의자가 되기로 마음먹었다면 **부모님의 도움이 꼭 필요할 거야.** 부모님께 채식주의자가 되기로 한 이유와 구체적인 실천 방법을 말씀드리도록 해. 고기를 대체할 수 있는 식품 목록이나 채식주의 식단 같은 걸 잘 정리해서 드리면 더할 나위가 없지.

네가 먹을 음식은 네가 직접 만들어. 우리 엄마는 내가 채식주의자가 되는 건 좋다고 하셨어. 하지만 내가 먹을 음식을 따로 만들거나 엄마가 고기를 안 드시는 건 별로 안 내켜 하셨지. 그건 내가 먹을 음식은 내가 만들어야 한다는 뜻이었어. 나는 몇 가지 기본 요리를 배운 뒤, **엄마가 고기 요리를 하는 날에는 내 걸 따로 만들어 먹었어.** 엄마랑 상의해서 칠리소스 같은 건 고기를 빼고 만들기도 했고.

혼자라도 괜찮아. 네가 채식을 선택했듯, 가족들도 육식을 계속할 권리가 있어. 네가 채식하는 이유를 가족에게 말할 수는 있어도 채식을 강요할 수는 없어. **선택은 각자의 몫이라는 걸 받아들여야 해.**

영양에 신경 써. 고기를 안 먹으면 **단백질이나 비타민B12, 철분** 같은 영양소가 부족하기 쉬워. 다른 식품을 통해서라도 부족한 영양소를 섭취해서 영양 부족으로 건강을 해치는 일이 없도록 신경 써야 해.

천천히 해. 육식을 끊기가 쉽지 않을 것 같으면 시험 기간을 둬 봐. 한 달쯤 또는 한 해쯤 채식해 본 뒤에 채식주의자가 될지 말지 결정해도 괜찮아. **그도 아니면 네가 먹는 고기 종류를 한 가지씩 줄여 보는 거야.** 소고기, 돼지고기, 닭고기, 생선 순으로 말이야.

> ### 너 자신을 존중해!
> 무엇을 먹고 마실 것인가 하는 문제는 비단 음식에만 국한된 게 아니야. 술, 담배, 마약은 손대지 않는 게 좋아. 육체와 정신 모두에 해로우니까.

운동해!

수영, 밧줄 타기, 깃발 뺏기 시합, 배구, 등산……. 실버문 캠프에선 다들 잠시도 쉬지 않고 몸을 움직여. **건강을 유지하려면 균형 잡힌 식사 못지않게 규칙적인 운동이 중요하거든.** 그럼 운동은 왜 해야 하는지, 나한테 딱 맞는 운동은 무엇인지 알아볼까? 네가 큰 나무 밑에 앉아서 하는 음악 수업을 가장 좋아한다면 더더욱 필요한 정보일 거야.

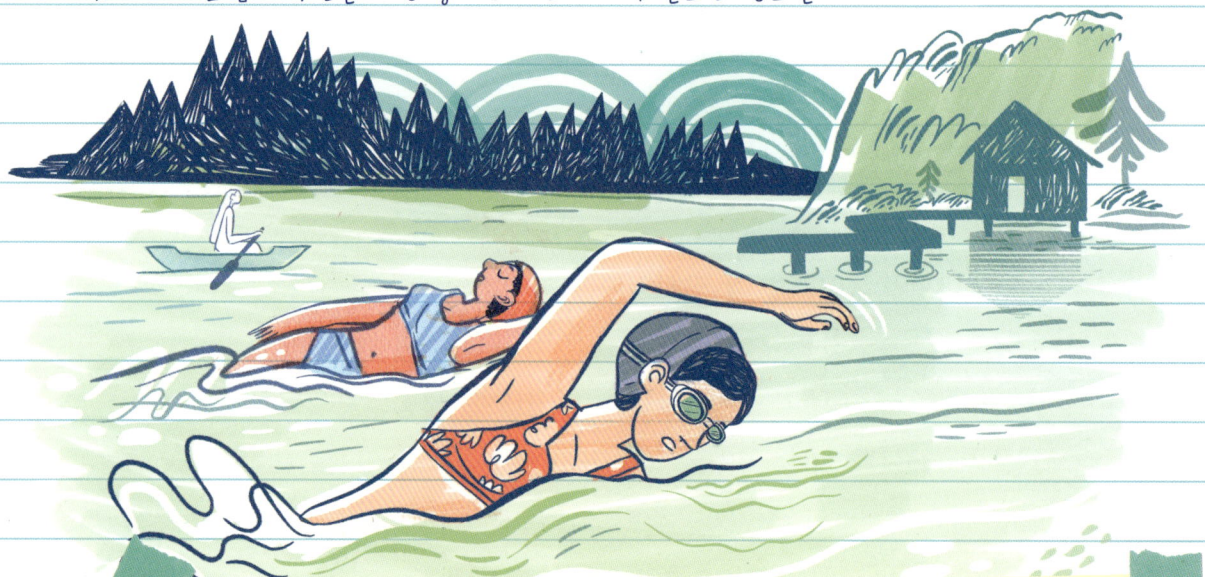

얼마나 뛰어야 '하루 권장 운동량'을 채울 수 있냐고? 세계 보건 기구(WHO)에서 정한 바에 따르면 만 5~18세까지는 하루에 60분씩 운동을 해야 한대. 그렇다고 한거번에 60분을 내리 뛰라는 소리는 아니야. 아침에 식당까지 뛰어가고, 점심에 수영하고, 저녁에 산책하는 정도면 돼. -레아

1. **운동은 체력을 길러 줘.** 연습이 완벽을 만든다는 말 들어 봤지? 운동도 마찬가지야. **운동은 하면 할수록 쉬워져.** 꾸준히 운동해서 체력이 좋아지면 실버문 호수에서 열리는 카누 경기에 나가 우승하는 것도, 밧줄 타기 시험을 통과하는 것도 식은 죽 먹기라는 소리지. 남자애들이 이 책을 훔쳐 가면 금세 쫓아가 잡을 수도 있고 말이야.

2. **운동은 건강을 지켜 줘.** 지금은 별것 아닌 것 같아도, **오늘 한 만큼 내일 효과가 나타나는 게 운동이야.** 꾸준히 운동하면 나이가 들어서 심장병이나 골다공증이 생길 확률도 줄어들어. 혈당을 낮추는 데도 운동만 한 게 없어.

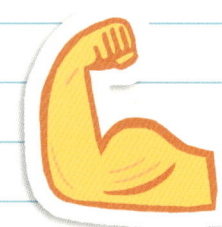

3. **운동은 행복감을 안겨 줘.** 농구를 하거나 춤을 추고 나면 짜릿한 기분이 들지 않아? 우울하거나 슬플 때 밖에 나가서 산책을 하거나 자전거를 타면 기분이 좀 풀리지? 운동을 하면 뇌에서 엔도르핀이라는 화학 물질이 나와서 기분이 좋아지거든. 운동이야말로 행복해지는 가장 쉬운 방법이라는 소리야. 너랑 네 친구들도 지금 운동이 필요한 거 아니야?

> 사흘 내내 비가 와서 서로가 서로의 신경을 긁어 대고 있을 때였지. 에마 R.과 애비가 우리를 일으켜 세우더니 한바탕 춤을 추게 만들었어. 춤에는 영 젬병인 나조차 몸을 좀 흔들었더니 기분이 한결 나아지더라고.
> —브리애너

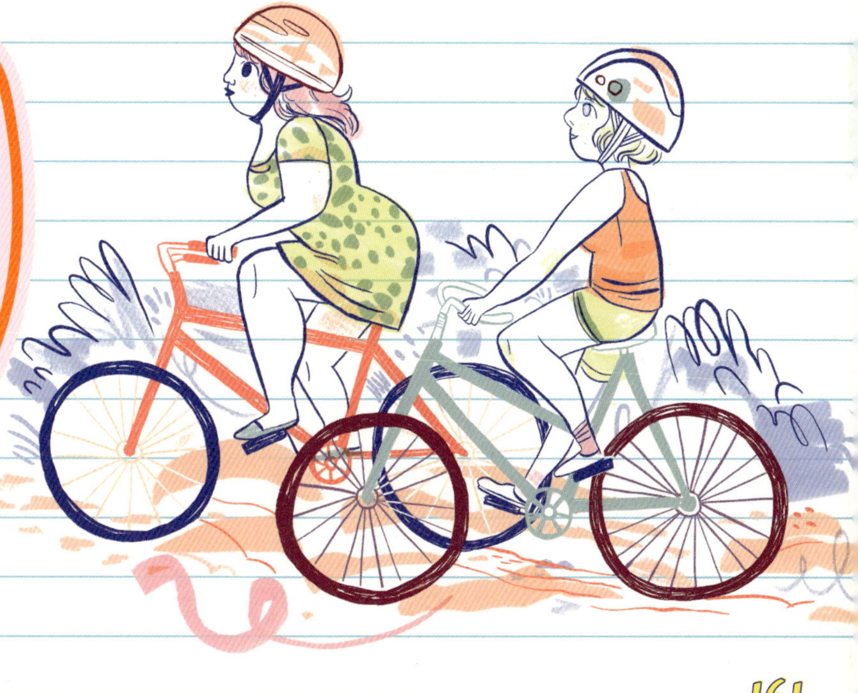

161

그래도 운동이 너무너무 싫다면……

세이지는 육상부의 스타라면 스타고, 그레이스는 코트에 나갔다 하면 상대 팀을 박살 내는 배구 여제야. 브래지어에 티슈만 넣지 않는다면 말이지. 하지만 모든 사람이 운동을 좋아하는 건 아니야. 우리도 잘 알지. 운동 빼곤 뭐든 하겠다는 너를 위해 준비했어!

> 내가 캠프에서 가장 좋아하는 건 미술·공예 수업, 휴식 시간, 큰 나무 밑에서 열리는 음악 수업, 연극 수업, 저녁 식사야. 가장 싫어하는 건 몸을 움직이는 모든 활동이지. —제나

1. **조금이라도 관심이 가는 운동을 찾아봐.** 단체 운동이 취향에 맞지 않으면 달리기, 수영, 자전거 타기 같은 개인 운동을 해 봐. 단체와 개인 운동 모두 취향에 맞지 않으면 춤, 요가, 필라테스, 등산 같은 걸 해 보던지. —애비

2. **일상 속에 숨은 운동을 찾아봐.** 헬스장에 다니거나 운동부에 들어야만 운동을 하는 게 아니야. 걷기, 계단 오르내리기, 이동 수업 때 친구 업어 주기도 다 운동이라고 볼 수 있어. —마케일라

3. **천천히 해.** 자리에 앉아서 시간을 보내는 데 익숙하다면 30분만 뛰어도 녹초가 되어 버릴 게 뻔해. 일주일에 하루나 이틀, 10~15분씩 가볍게 운동하는 것부터 시작해 봐. 그러다 천천히 운동량을 늘려 가면 돼. —레아

4. **친구를 찾아.** 같이 운동하는 친구가 있으면 서로 격려가 되거든. 나는 매일 자유 시간에 에마 R.과 산책을 했어. 둘이서 그날 있었던 일에 대해 얘기도 나누고 몸도 움직여 주고. —에마 L.

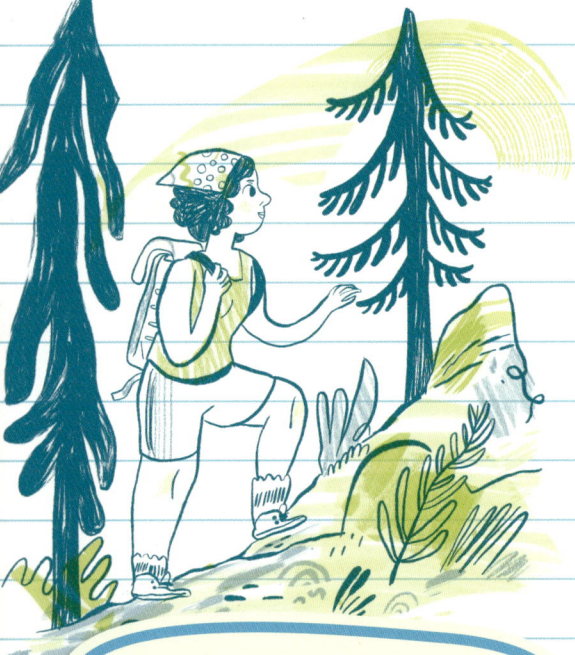

> 결국 내가 어떻게 운동을 시작했게? 개 산책 알바를 하면서 시작했지. 매일 오후 한 시간씩 개를 쫓아다니다 보니 몸도 움직이고 용돈도 벌게 됐지. —제나

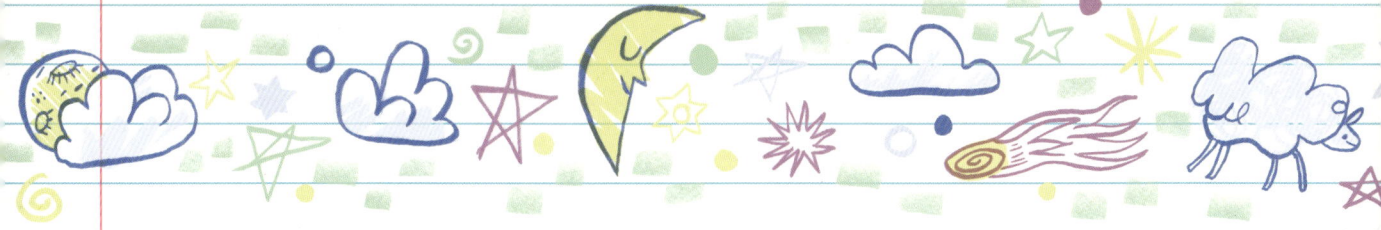

잠이 온다, 잠이 온다, 너는 잠이 온다

우리가 너한테 최면을 걸려는 건 아니니까 걱정하지 마. 이미 그레이스한테 최면을 걸어 봤는데 아무 효과가 없었어. 우리는 단지 잠의 중요성에 대해 말하려는 것뿐이야. 우리 자매단 동생들이 낮에는 초롱초롱 깨어 있기를 바라니까.

> 없었지, 단 1초도 효과가 없었지. 그래도 5분 동안 잠든 척했더니, 친구들이 완전 기겁하더라.
> —그레이스

왜 자야 하냐고?

음식이 몸을 움직이는 배터리 역할을 한다면, 잠은 밤새 몸을 재충전하는 역할을 해. 네가 잠을 자는 동안 몸은 쉬면서 내일을 준비하지. 매일 아침 새롭게 시작할 수 있도록 말이야. 그것만이 아니야. 네가 잠을 자는 동안 뇌는 저 혼자 깨어서 기억을 정리하고 저장해. 그러니 밤에 푹 자고 일어나면 밧줄 타기 훈련을 통과할 기가 막힌 방법이 머릿속에 저절로 떠오를지도 몰라.

> 그렇단 말이지? 그럼 날마다 소등 시간부터 아침 식사 시간 5분 전까지 내리 자야겠다. 밧줄 타기 훈련을 통과할 때까지 말이야. —레아

잠을 안 자고 얼마나 버틸 수 있냐고?

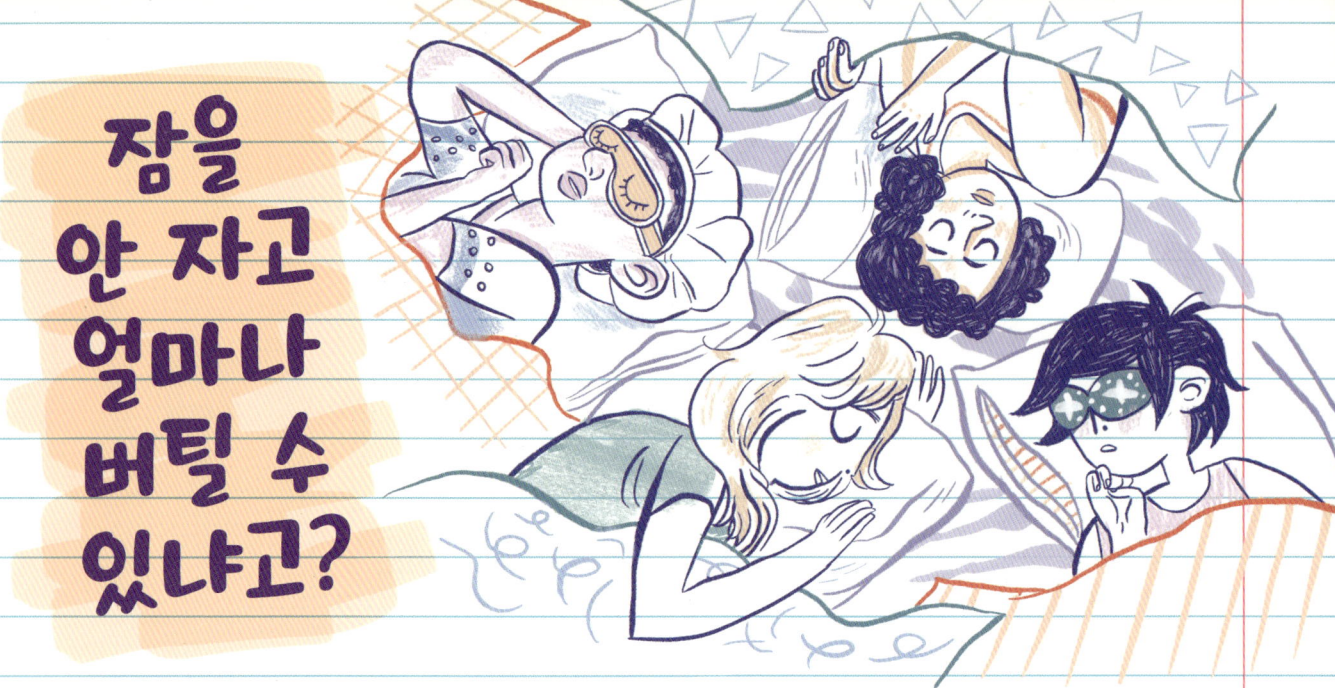

글쎄다. 초등학생은 적어도 9~11시간, 청소년은 적어도 8~10시간은 자야 기운을 차릴 수 있어. 소등 시간이 밤 9시라면 늦어도 9시 30분까지는 잘 준비를 마치고 잠자리에 들어야 해. **그런데 잠을 안 자면?** 잠을 안 자면 피곤한 걸 넘어서 뇌와 몸이 망가질 수 있어. 짜증이 나고 기억력이 떨어지고 일상생활이 힘들어지지.

브리애너가 들려주는 불면증 이야기

불면증이란 잠들기 힘들거나 자다가 자주 깨는 증상을 말해. 나처럼 밤새 이리 뒤척 저리 뒤척 한다면 이렇게 해 봐.

1. **심호흡하기.** 깊게 천천히 숨을 쉬면 긴장이 풀려서 잠드는 데 도움이 돼.
2. **머리 비우기.** 낮에 신경 쓰였던 모든 일을 머릿속에서 지워 버려. 대신 잠자는 상상을 하면 잠드는 데 도움이 될 거야.
3. **귀마개 하기.** 처음 귀마개를 끼면 느낌이 좀 이상할 수 있어. 하지만 마케일라의 코 고는 소리를 안 들으려면 그것만 한 게 없더라고.

> 아냐, 나 아냐, 나 코 안 골아! -마케일라

4. 바나나 한 개 먹기 또는 따뜻한 우유 한 잔 마시기. 바나나와 우유에는 모두 수면에 도움이 되는 화학 물질이 들어 있어.

5. 낮잠 피하기. 낮잠을 자고 싶은 마음이 굴뚝같더라도 꾹 참아야 해. 낮잠을 자면 밤에 더 잠을 못 이루는 악순환이 되풀이될 거야.

6. 불 끄기. 잠들기 한 시간 전부터 전등과 텔레비전, 컴퓨터, 태블릿 피시, 스마트폰을 포함한 모든 화면을 끄도록 해. 불빛이 있으면 뇌가 밤을 낮으로 착각해서 잠들기가 더 힘들어.

최고의 너는…… 바로 지금의 너!

너도 아마 눈치챘을 거야. 9번 오두막 친구들이 똑같이 잘 먹고 똑같이 운동해도 저마다 다 다르게 생겼다는 거 말이야. 세이지는 키가 작은 편에 속하고, 마케일라는 키가 큰 편에 속하지. 브리애너는 타고나길 글래머고, 애비는 타고나길 말라깽이야. 에마 L.은 살이 붙으면 엉덩이에 가 붙고, 에마 R.은 배에 가 붙어. 레아는 어깨가 넓은 데 비해 제나는 좁아. 그 중간쯤에 그레이스가 끼어 있지. 한마디로 우리는 모두 특별해.

우리 몸은 성장하면서 생각지도 못했던 방향으로 변할 수 있어. 제대로 먹고 꾸준히 운동하면 그중 몇 가지는 바꿀 수 있지. 이를테면 근육량을 좀 늘린다거나 체중을 좀 줄인다거나 하는 식으로 말이야. 하지만 타고난 체형은 바꿀 수가 없어. 그리고 그건 좋은 일이야. **모든 사람이 다 달라서 세상이 더 재미있는 거니까.** 그럼 여태까지 한 조언이 다 무슨 소용이냐고? 제대로 먹고 꾸준히 운동하고 잘 자라고. 그래서 지금의 너를 최고의 너로 만들라고!

7주 차

감정

우리는 모두 가장 예쁜 옷을 꺼내 입었고, 애비는 우리의 여름에 또 하나의 '첫' 추억을 만들어 줬어.

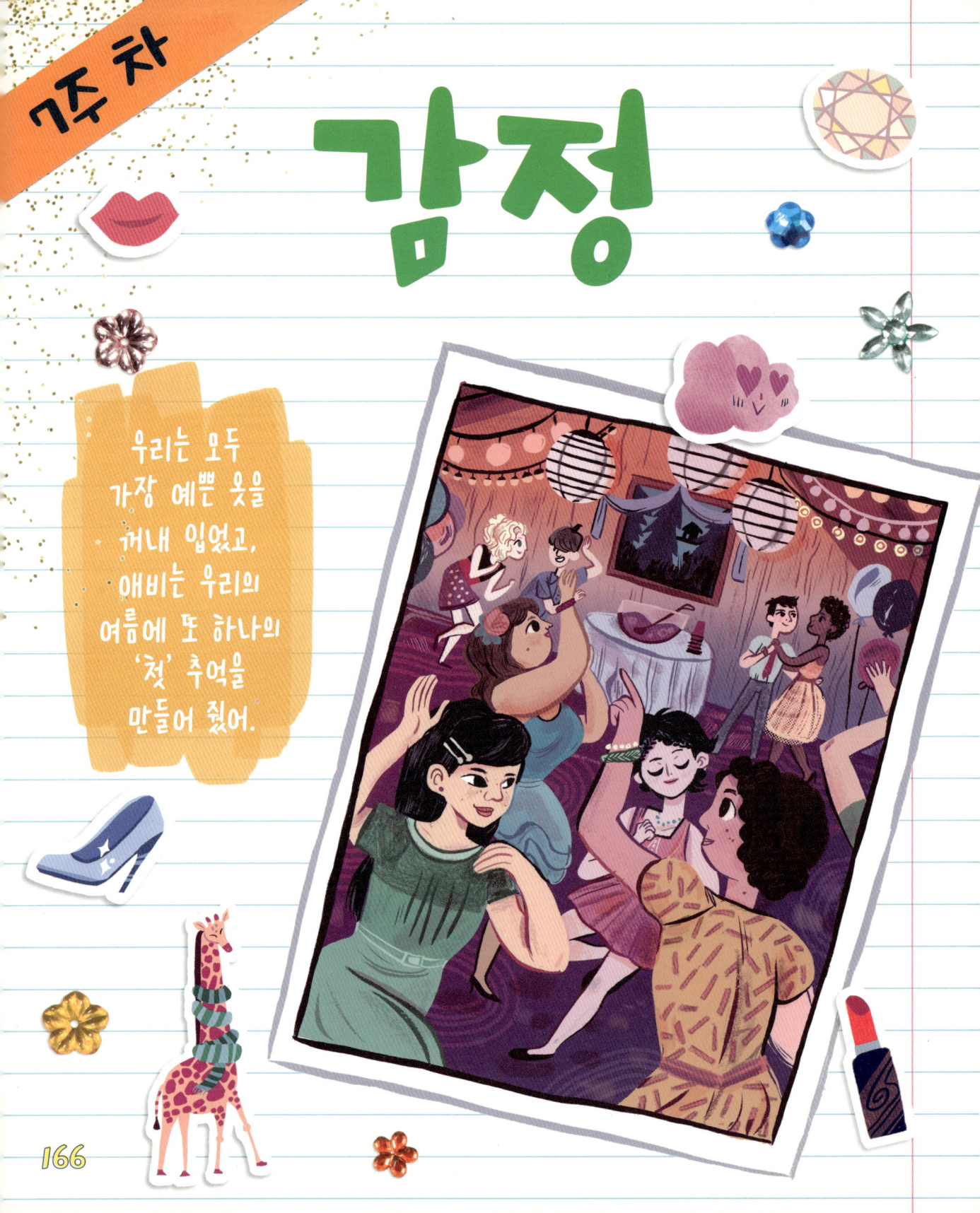

캠프가 끝나기 이틀 전, 애비가 첫 키스를 했어. 벌써 몇 주째 사귀고 있는 건 마케일라와 네이트였는데, 정작 첫 키스는 애비가 9번 오두막 친구들 중에서 가장 먼저 했지 뭐야? 줄리아 선생님과 콜레트 선생님, 남자애들까지 우리 모두가 그 장면을 목격했어. 걔들이 8번 오두막과 9번 오두막 사이 샛길에서 키스를 했거든.

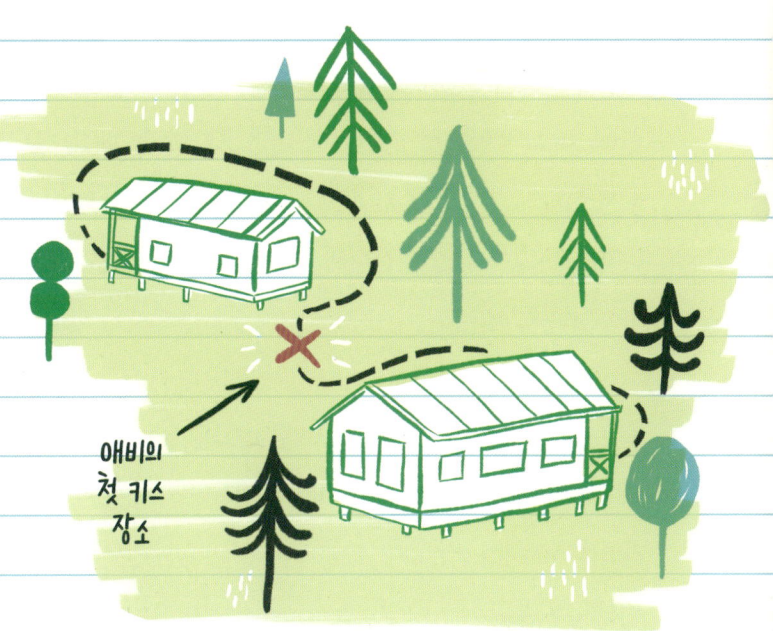

애비의 첫 키스 장소

그 일이 있기 며칠 전, 루카스가 애비에게 댄스파티 때 파트너가 되어 주지 않겠냐고 물어 왔어. 마케일라와 네이트를 통해서 말이야. 애비는 이미 브리애너랑 가기로 약속했지만, 브리애너가 애비를 위해 기꺼이 희생했지. 그 큰(?) 희생은 브리애너 본인의 입을 통해 널리 알려졌어. 그때까지 마케일라를 빼고 우리 중 그 누구도 남자 친구가 없었지.

댄스파티 날, 우리는 모두 예쁘게 차려입었어. 제나와 그레이스는 쌍둥이처럼 꾸미겠다며 둘 다 초록색 원피스를 입었지. 브리애너는 머리를 곱게 빗었고, 애비는 빗지 않았어. 콜레트 선생님은 화장품을 빌려 주며 화장하는 법을 알려 줬어. 심지어 세이지조차 귀걸이를 했지. 우리는 7시 15분이 되기를 기다렸다가 남자애들과 함께 강당으로 갔어. 남자애들도 깔끔한 셔츠를 갖춰 입고 몇몇은 머리에 젤까지 발랐지 뭐야?

디제이를 맡은 14세 반 선생님이 음악을 틀자, 에마 R.이 우리에게 틱톡 댄스를 가르쳐 줬어. 마지막으로 잔잔한 곡이 나올 땐 다 함께 둘러서서 리듬에 맞춰 몸을 흔들었지. 에마 L.은 비카스에게 같이 춤추자고 말하고 싶지만 차마 입이 떨어지지 않는 모양이었어. 마케일라는 네이트와 춤을 추었고, 애비도 루카스와 춤을 추었지. 나머지 우리는 14세 반 오빠들 근처엔 가지도 못했어.

이틀 뒤, 13세 반끼리 마지막 캠프파이어를 할 때였어. 루카스가 애비 옆에 와 앉는데도 아무도 놀라지 않았지. 캠프파이어가 끝날 무렵, 루카스는 오두막이 바로 코앞인데 굳이 애비를 바래다주겠다고 하는 거야. 줄리아 선생님과 콜레트 선생님은 둘만의 시간을 갖게 해 주자며 우리를 오두막 안으로 몰아넣었지. 하지만 실버문 캠프에서 둘만의 시간이라니 어림도 없는 일이지. 여자애들은 9번 오두막 창가에 매달려 밖을 내다봤고, 남자애들은 8번 오두막 뒤에서 주위를 왔다 갔다 했어. 그리고 우리의 감시하에……

애비와 루카스가 첫 키스를 나누었어.

우리 모두는 당연히 소리를 지르고 손뼉을 치며 둘을 응원했지. 완벽한 여름에 어울리는 완벽한 마무리였으니까.

9번 오두막 앞을 지날 때는 조심조심!

제나와 그레이스는 티격태격 다투고 있었고, 마케일라와 애비는 남자애들 얘기를 하며 속닥거리고 있었어. 두 에마는 캠프가 끝나 간다고 훌쩍거렸고, 브리애너는 소외감을 느꼈지. 레아와 세이지만 기분이 좋아 보였는데, 둘은 오두막에 없었어. 교환 일기를 쓰느라 뒷마당에 나가 있었거든.

사춘기가 되면 몸에 변화가 생기는 것처럼 감정에도 변화가 생겨. 물론 변하지 않는 감정도 있어. 네가 어릴 적부터 느껴 왔던 기쁨, 슬픔, 분노, 짜증, 두려움, 흥분 같은 감정들 말이야. 하지만 그런 감정도 더 격해지고 그 변화도 빨라질 수 있어. 다른 사람에 대한 끌림 같은 새로운 감정이 생길 수도 있고. 실버문 호수 한가운데에 카누를 띄워 놓은 것처럼 감정이 흔들흔들 요동칠 때, 친구들과 너를 미치게 하는 부모님, 새로운 남자 친구와의 관계를 어떻게 해야 하냐고?

새 친구를 사귀되 옛 친구는 지켜!

우정이 변한다는 건 너도 느꼈을 거야. 가장 친한 친구와 싸울 수도 있고, 그냥 자연스럽게 멀어질 수도 있어. 절친에게서 웃긴 동영상을 받고 그 친구가 왜 절친인지 새삼 깨달을 수도 있지. 아니면 둘이서 친하게 지내다가 셋이 될 수도 있어. 얼굴만 알던 아이였는데 막상 이야기를 나눠 보니 공통점이 아주 많을 수도 있지. 어쨌거나 모든 관계는 시간이 지나면 변하게 되어 있어. 네가 지금 상황에서 1도 바뀌지 않길 바란다면 깨닫기가 쉽지 않겠지만 말이야. 그런 생각의 걸림돌을 어떻게 극복해야 할까?

절친

절친이 되려면 서로가 서로에게 너무 많은 것을 바라면 안 돼. 서로를 있는 그대로 받아들일 수 있어야 진짜 친구인 거지. 그래도 가끔 '내가 이 친구에게 정말 소중한 존재구나!' 하는 느낌이 들면 정말 기분이 좋아져. 그러니까 너도 가끔 친구를 얼마나 아끼는지 보여 줘. 친구가 아파서 보건실에 누워 있으면 틈틈이 들여다보고, 특별한 날이 아니라도 좋아할 만한 음악을 선물하고, 어려운 과제 때문에 끙끙대면 도와주기도 하면서 말이야.

> 나는 애비가 요리를 얼마나 좋아하는지 잘 알아. 그래서 열세 살 여름 캠프 때 리앤 주방장님의 요리법이 담긴 노트를 애비한테 선물로 줬어. 그래야 애비가 집에 가서 1년 내내 캠프 요리를 다시 만들어 볼 수 있을 테니까. -마케일라

무시하기

아무리 친한 친구라도 사이가 멀어질 수 있어. 관심사가 바뀌어서 그럴 수도 있고, 그냥 서로에게 흥미를 잃어서 그럴 수도 있어. 솔직히 말해 짜증 나는 일이지. 네가 버림받은 쪽이라면 더 그럴 테고. 하지만 우정은 강요할 수 있는 게 아니야. 가장 친한 친구가 더는 '가장' 친하게 느껴지지 않는다 해도 비참해할 필요는 없어. 너랑 잘 통할 것 같은 다른 친구를 찾으면 돼. 쉬는 시간에 용기를 내서 다른 여자애들 틈에 끼어 봐. 네가 찾아낸 새로운 우정에 깜짝 놀라게 될지 어떻게 알아. 그리고 시간이 좀 걸리더라도 언젠가는 새로운 친구를 만나게 될 거야. 우리가 장담할게.

> 애비와 나는 유치원 때부터 단짝이었는데, 캠프에 오면서부터는 잘 안 어울리게 됐어. 애비가 브리애너와 마케일라랑 찰싹 붙어 다니기 시작했거든. 첫 일주일은 정말 끔찍했어. 집 생각은 나지, 친구는 없지. 그러다 식사 시간에 두 에마랑 나란히 앉으면서 차츰 괜찮아졌어. 하지만 올해 레아가 나타났을 때 비로소 진짜 뭐든지 함께할 수 있는 단짝을 만났구나 싶었어. -세이지

서서히 멀어지기

절친이여, 영원하라? 하지만 가끔은 영원하지 않기를 바랄 때도 있잖아. 친구랑 사이가 벌어지기 시작하면 짜증이 나기도 하고 죄책감이 들기도 하고 마음이 불편하기도 해. 아니면 이 모든 감정이 한꺼번에 몰려들 수도 있지. 더는 마음이 가지 않는 친구 관계를 지속할 필요는 없어. 그래도 친구를 함부로 대하면 안 돼. 처음 그 애와 친구가 된 까닭을 떠올리며 둘이 같이 보내는 시간을 조금씩 줄여 가는 거야. 친구가 왜 그러는지 대놓고 물어 오면 너도 솔직하게 털어놓을 수밖에 없겠지. 그게 아니면 그동안 주고받은 우정을 존중해야 해. 잊지 마. 누구에게든 비열하게 구는 건 실버문 자매단의 규칙을 심각하게 위반하는 일이야.

> 규칙이 뭐냐고? 계속 읽어 봐! —레아

둘이면 친구, 셋이면 남

셋이 어울려 다니면 가끔 소외감을 느낄 수밖에 없어. 두 친구가 통하는 부분에 네가 끼지 못한다면 더 그렇지. 2 대 1로 맞붙고 싶어도 꾹 참고 '삼총사' 관계를 굳건히 지켜 나가. 가끔은 둘이 다니는 것도 괜찮아. 나머지 한 친구 흉만 보지 않는다면 말이야.

> 마케일라 곁엔 네이트가 있고, 애비 곁엔 루카스가 있고, 내 곁엔 침낭밖에 없을 때 당연히 소외감이 들었지! —브리애너

> 마케일라랑 브리애너가 쉴 새 없이 월경 얘기를 떠들어 댈 때였을 거야. 나는 월경의 '월' 자도 모르는데 나만 따돌림당할까 봐 얼마나 걱정이 되던지. —애비

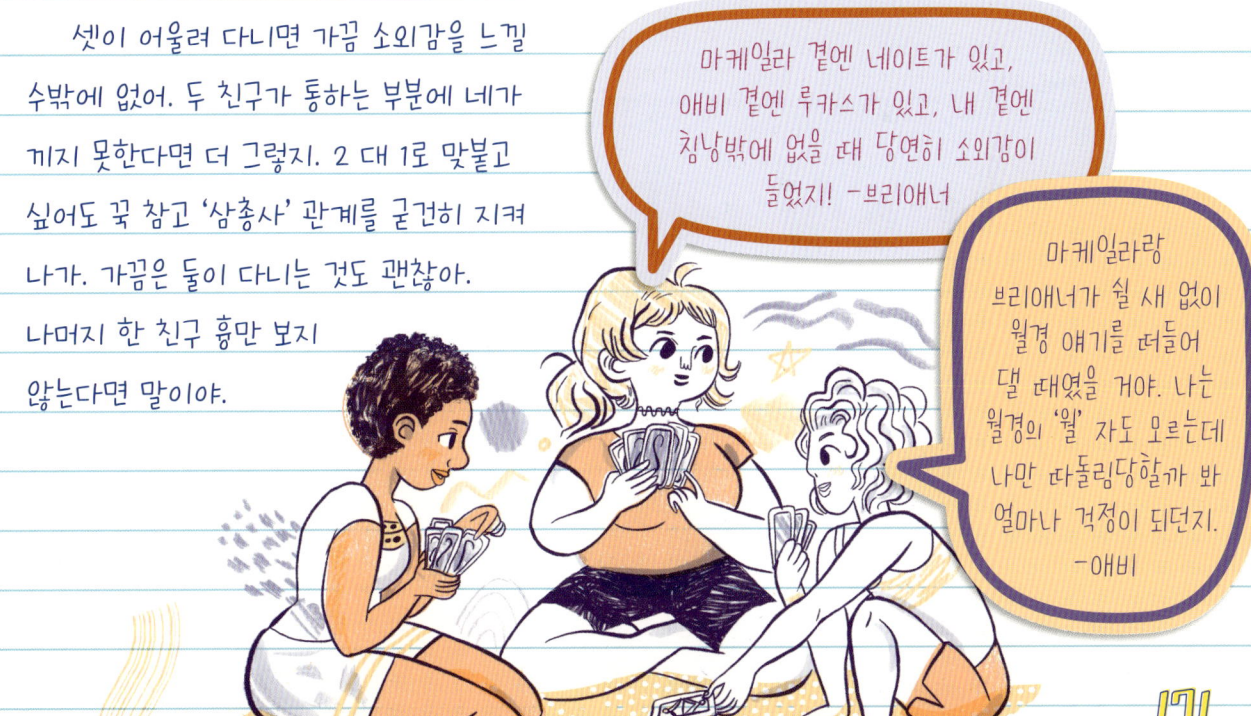

끝날 때까지 끝난 게 아니야

친구 사이에선 종종 다툼이 일어나게 마련이야. 그런데 아무리 크게 다퉜다 해도 끝장을 볼 필요까지는 없지 않겠니? 친구와 다퉜다면 일단 한 발 물러나서 친구의 입장을 헤아려 봐. 친구의 입장에 동의하지 않더라도 며칠 시간을 두고 마음을 가라앉힌 뒤에 스스로에게 다시 물어봐. 옳고 그름을 가리는 일이 우정을 지키는 일보다 더 중요한지 말이야. 사실 실천에 옮기기는 쉽지 않지만, 먼저 손을 내미는 것만큼 확실한 해결책은 없어. 그 힘을 절대로 무시하지 마.

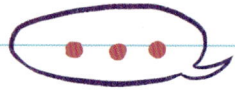

> 열세 살 여름 캠프 내내 나는 제나랑 말 한마디 나누지 않았어. "케첩 좀 줘."라는 말조차 안 했어. 케첩을 그렇게 좋아하는 나인데도 말이야. 우리가 왜 그랬는지 그건 잘 모르겠어. 둘 다 아무렇지 않은 척하느라 더 힘이 들었지. 캠프가 끝나고 몇 달 뒤, 에마 L.이 우리 모두를 잠옷 파티에 초대했어. 그다음 날 제나네 아빠가 나를 집까지 태워다 주셨는데, 그제야 깨달았어. 내가 내 절친을 얼마나 그리워했는지 말이야. 그날 밤 바로 제나한테 딸기스무디 먹으러 가자고 문자를 보냈어. 그랬더니 바로 답 문자가 오지 뭐야? 우리는 만나자마자 언제 그랬냐는 듯 서로를 꼭, 아주 꼭 껴안았어. -그레이스

다시 소셜 네트워크 세상 속으로

실버문 캠프는 7주간 스마트폰도 금지, 인터넷도 금지, 소셜 네트워크 서비스(SNS)도 금지야. 처음엔 고문 같았는데, 조금 지나니까 놀라울 만큼 아무렇지도 않더라. 실은 에스엔에스 앱을 아예 삭제하고 싶다는 친구들도 더러 있었어. 알아, 알아, 다른 사람들 사진이랑 동영상을 보는 게 얼마나 재미있는지. 하지만 네가 초대받지도 못한 잠옷 파티가 어땠는지 꼭 알아야 할 필요가 있을까? 어쨌거나 지난 7주간 충분히 거리를 뒀으니까, 다시 온라인 세상으로 돌아가서도 중심을 잃지 않을 방법을 알려 줄게.

☆ **지지하기.** 친구가 올린 게시물에는 긍정적인 댓글만 달도록 해. '좋아요'도 눌러 주고. 에스엔에스 세상에서는 남한테 대접받고 싶은 대로 남을 대접하는 황금률을 지키는 게 최선이야. 네 게시물을 보여 주고 싶지 않은 사람의 게시물에는 그 어떤 댓글도 달지 마.

☆ **인터넷은 영원하고, 영원하고, 영원하다는 사실을 기억하기.** 게시물을 올릴 때는 두 번, 세 번 생각하고 올려. 누군가가 그 내용을 스크린 숏으로 캡처하면 나중에 게시물을 삭제해 봐야 소용이 없어. 후회할 것 같은 내용은 올리지도 말고 문자나 이메일로 보내지도 마.

☆ **댓글 대신 전화 걸기.** 네 마음에 들지 않는 게시물을 보면 댓글을 달고 싶은 마음이 굴뚝같을 거야. 그래도 일단 우리 말 좀 들어 봐. 그래 봐야 상황만 더 나빠질 뿐이야. 누군가가 올린 글을 읽고 화가 난다면 좀 구닥다리 같아도 전화를 걸어서 직접 따져 물어. 그게 일을 키우지 않는 길이야.

> 한번은 마케일라 때문에 미치겠다는 글을 올린 적이 있었어. 그러고 3분도 안 돼서 내렸는데, 그사이에 누군가가 캡처해서 마케일라한테 보낸 거야. 그 일 때문에 우리 사이가 완전 틀어질 뻔했지 뭐야?
> —브리애너

☆ **친구 편들기.** 친구가 악의적인 게시물이나 댓글로 공격받고 있다면 친구 편을 들어 줘야 해. 친구는 네 도움이 절실할 거야.

☆ **눈에 보이는 게 다가 아니라는 점을 기억하기.** 그래, 네가 초대받지 못한 그 잠옷 파티가 진짜 재미있어 보이겠지. 하지만 잘 생각해 봐. 거기에 올린 사진은 진짜 재미있는 순간만을 포착한 거야. 바로 5분 뒤에 무슨 일이 벌어졌을지 누가 알겠어?

☆ **잠시 쉬기.** 에스엔에스에 접속하면 기분이 좋아져야 하는데 늘 그런 건 아니야. 다른 사람의 게시물이나 댓글을 보면서 우울한 기분이 든다면 네 정신 건강을 위해 앱을 닫도록 해. 꼭 모든 사람들과 친하게 지내야 할 필요는 없어.

소셜 네트워크 서비스는 딱히 해로울 게 없지만, 어쩌다 한 번씩 험악한 일이 생길 수도 있어. 에스엔에스상에서 괴롭힘을 당하고 있다면, 당분간 계정을 닫아 놓고 부모님이나 선생님, 다른 어른과 이야기를 나눠 봐. 그분들이 네가 앞으로 무엇을 어떻게 해야 할지 알아봐 주고 도와주실 거야.

실버문 자매단에게 가장 중요한 게 뭐게? 바로 '연대'야. 어른이 된다는 건 근사한 일이지만, 한편으로는 어렵고 힘든 일일 수 있어. 그래서 서로 연대하는 게 중요해. 슬픔은 나누면 반이 되고 기쁨은 나누면 배가 된다는 말도 있잖아. 이쯤에서 공개하지.

실버문 자매단의 규칙

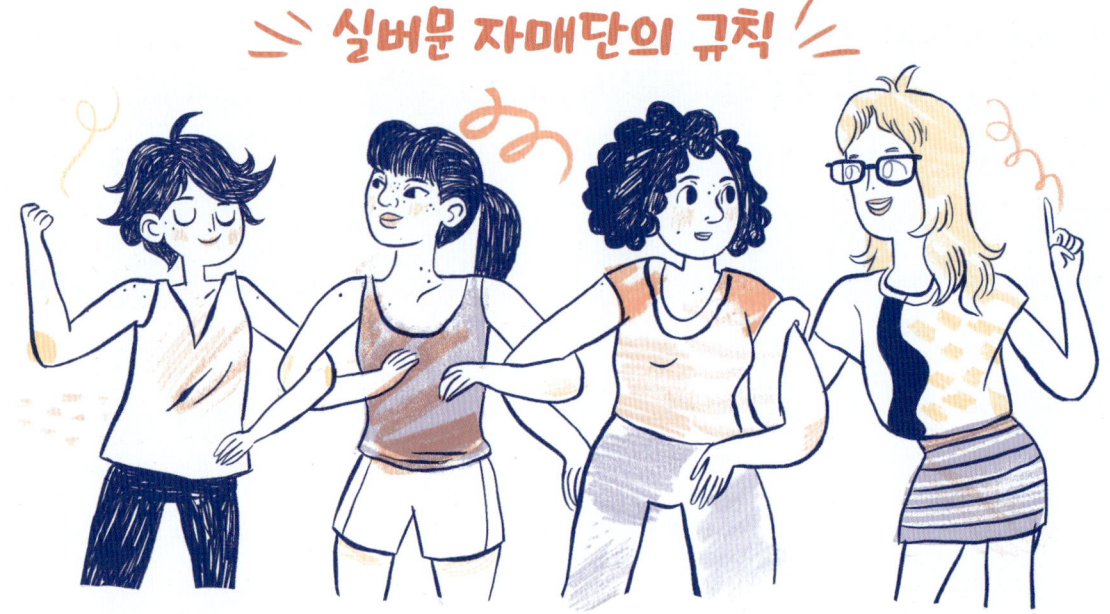

제1조 **첫째도 친절, 둘째도 친절!** 모든 사람과 친하게 지낼 수는 없어도 모든 사람에게 친절할 수는 있잖아. 자매들에게 대접받고 싶은 대로 자매들을 대접하라 이거지.

제2조 **자신을 사랑할 것!** 가슴과 엉덩이가 빵빵하든 납작하든, 키가 크든 작든 언제나 '네 자신을 찬양하라!'

제3조 **자매들을 찬양할 것!** 네가 유일무이한 존재이듯 다른 친구들도 다 마찬가지야.

제4조 **험담하지 말 것!** 좋아하는 남자애 이야기든, 인기 있는 웹툰 이야기든 친구와 수다 떠는 건 언제나 즐거워. 하지만 다른 친구에 대해 이야기할 때는 그 친구가 싫어할 만한 내용은 되도록 입에 올리지 마.

제5조 **서로 지지하고 응원할 것!** 초경을 하면 축하해 주고, 여드름이 나면 위로해 줘. 기쁠 때나 슬플 때나 서로의 이야기에 귀 기울여 주면서 사이좋게 지내도록 해.

제6조 **자매단의 문을 활짝 열어 둘 것!** 실버문 캠프를 다니지 않아도 자매단에 들어올 수 있어. 자매단의 정신만 잘 지킨다면 말이지.

간섭하려 드는 부모님 어쩌지?

실버문 캠프의 가장 좋은 점이 뭐냐고? 7주간의 완전한 독립이지. 맞아, '완전한' 독립까지는 아닐지 몰라. 밤에 불을 켜려면 선생님들 허락을 받아야 하고, 아침을 먹으려면 자명종 소리에 맞춰 일어나야 하니까. 하지만 7주 동안 무엇을 먹을지, 자유 시간에 무엇을 할지, 씻을지 말지 따위를 모두 스스로 결정해야 해. 마케일라의 코 고는 소리를 7주 동안 듣다 보면 '역시 집이 좋아!'라는 생각이 들지도 모르지. 그래도 막상 부모님 품으로 돌아가려면 힘들 수 있어. 어쨌거나 너는 일단 자유를 맛봤는데, 다시 부모님이 방문을 벌컥벌컥 열어젖히는 집으로 돌아가야 하니까. 오로지 캠프로 돌아가고 싶은 마음밖에 들지 않는다면 어떻게 버텨야 할까?

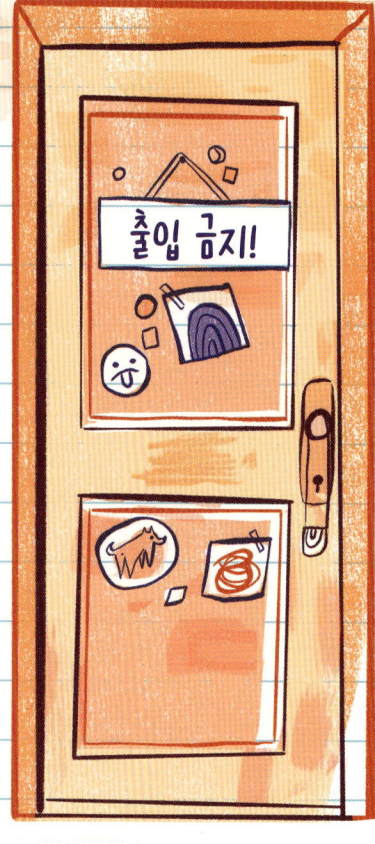

> 나 코 안 골아!
> -마케일라

가족은 가족

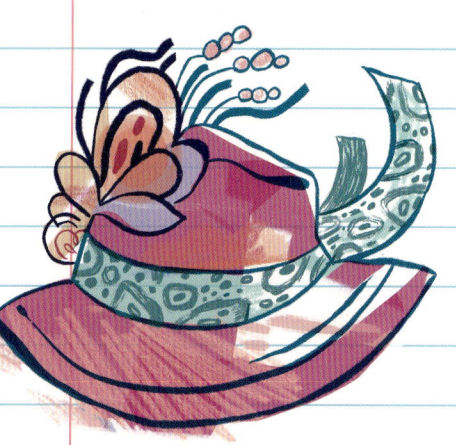

알았어, 알았어, '버틴다'는 말은 잘못된 표현이야. 아무튼 우리는 이제부터 부모님 이야기를 하려고 해. 우리한테 간식을 보내 주시고, 캠프 방문의 날이면 우리가 가장 좋아하는 잡지와 음식을 싸 들고 오시는 부모님 말이야. 하지만 우리가 커 갈수록 가족과의 관계도 바뀌어 가곤 해.

엄마는 가끔 우리한테 또 다른 친구가 되어 주기도 하시지. 하지만 캠프 방문의 날에 우리가 끔찍해하는 모자를 쓰고 나타나기도 해. 부모님 때문에 쥐구멍으로 숨고 싶은 기분이 든다 해도 그분들이 우리 가족이라는 사실은 바꿀 수가 없어.

친구에게 관심을 표현하면 관계가 좋아지듯, 가족에게도 고마움을 표현하면 많은 것이 달라져. 멍청한 남동생이랑 주말을 같이 보낼 생각을 하면 고통이 앞서겠지만, 가족과 시간을 함께 보내 버릇해야 어른이 되어서도 돈독한 관계를 유지할 수 있어. 가족에게 큰일이 닥쳤을 때 서로 의논해서 해결할 수도 있고. 친구들과 어울리느라 가족들 얼굴 보기가 힘들 지경이라면, 부모님과 상의해서 날을 잡고 가족끼리 시간을 보내 봐. 부모님도 네 그런 마음 씀씀이에 감동하실걸. 그러면 에마 L.의 잠옷 파티에 가는 것도 선선히 허락해 주실지 몰라.

> 나는 주말이면 아빠들이랑 자전거를 타거나 공원을 산책했어. 하지만 주말에 친구들과 놀고 싶어서 평일 저녁에 두 분과 시간을 보내면 안 되겠냐고 여쭤 봤지. 두 분은 마지못해 승낙해 주셨어. 지금은 화요일마다 아빠들이랑 저녁도 만들어 먹고 보드게임도 하고 그래. 두 분은 내가 투덜거리지 않아서 좋고, 나는 친구들과 어울리는 걸 포기하지 않아서 좋고. 덕분에 두 분과 시간을 보내는 게 더 좋아졌어. —제나

언니, 오빠, 여동생, 남동생

그래, 너한테는 실버문 자매단이 있긴 하지. 그래도 진짜 형제자매만큼 좋은 건 세상에 없어. 형제자매는 부모님이 뭐가 문제인지 훤히 아는 유일한 사람이지. 그러니까 그 얼굴만 봐도 빽 소리를 지르고 싶어도 어떻게든 잘 지내야 한다는 소리야. 네가 부모님한테 뭘 얻어 내려 할 때도 네 편을 들어 줄 사람은 형제자매밖에 없잖아. 지금 우리 말을 잘 들으면 나중에 우리한테 큰절할 날이 있을걸. 두고 봐.

> 언니가 있는 건 확실히 좋아. 언니가 미리 길을 터 주니까. 월경이랑 남자 친구에 대한 고민도 언니한테 털어놓고 도움을 받았어. 언니가 귀가 시간, 컴퓨터 하는 시간, 귀 뚫는 문제 가지고 부모님이랑 싸워 준 덕분에 나는 굳이 안 싸워도 됐지. —마케일라

독립 만세!

나이가 들수록 부모님한테서 독립하고 싶은 마음이 점점 커질 거야. 부모님 없이 친구들이랑만 놀이동산에 가고 싶겠지. 부모님 차로 등교할 때 학교에서 한 블록 떨어진 곳에서 내려 걸어가고 싶을 거고. 피아노도 그만 배우고 싶고, 방문도 꽉 닫아 놓고 싶고, 머리도 초록색으로 염색하고 싶겠지. 물론 최종 결정권은 부모님께 있지. 그래도 일단 이야기를 나눠 보면 서로를 이해하는 데 많은 도움이 될 거야. 그럼 지금부터 부모님과 대화하는 올바른 방법과 잘못된 방법을 알려 줄게.

올바른 방법: 이야기 나눌 시간을 미리 정해 둬. 맞아, 나 피아노 배웠어. 피아노를 칠 줄 안다는 건 멋진 일이야. 내가 영 소질이 없어서 그렇지. 열세 살 때 피아노를 그만두고 싶다는 생각이 들었어. 그래서 부모님께 언제 얘기 좀 할 수 있는지 여쭤 보고, 이틀 뒤 저녁에 얘기 나누기로 했지. —에마 R.

잘못된 방법: 갑자기 말하는 거야. 나는 머리를 보라색으로 염색하고 싶다는 생각이 들자마자 곧장 엄마한테 말했어. 아침에 눈 뜨자마자, 엄마가 모닝커피도 마시기 전에 말이야. 그래서 내가 염색을 했게, 못 했게? —레아

올바른 방법: 전략을 잘 짜야 해. 사촌 언니 결혼식이랑 힙합 경연 대회가 겹쳤을 때였어. 나는 결혼식에 안 가고 싶은 이유를 조목조목 글로 써서 부모님께 바쳤어. '첫째, 날마다 쉬지 않고 죽도록 연습했다. 둘째, 내가 안 가도 사촌 언니는 눈치도 못 챌 거다.' 이런 식으로 말이야. —애비

잘못된 방법: 고래고래 소리를 지르면서 할 말 안 할 말 다 하는 거야. 우리 엄마 아빠는 좋은 분들이지만 실버문 캠프 친구들이랑 하는 잠옷 파티는 안 된다고 딱 잘라 말씀하셨어. 내가 그렇게 난리를 쳤는데 꿈쩍도 안 하시더라. —에마 L.

자유를 얻으려면 소매를 걷어붙여

더 많은 자유? 거기엔 더 많은 책임이 따르는 법이야. 그래, 네가 먼저 집안일을 거들겠다고 나서야 해. 너희 집 댕댕이를 산책시키는 일이든 빈 그릇을 개수대에 갖다 놓는 일이든 뭐라도 좋아. **네가 책임감 있는 어른이 되어 간다는 걸 부모님께 보여 드려.** 그래야 부모님도 널 믿으시지.

> 으으, 강아지 산책시키는 거 너무 귀찮지만 내가 먼저 하겠다고 말씀드렸어. 그래야 일요일에 제나랑 같이 쇼핑 가도 좋다고 허락해 주실 것 같아서. -그레이스

도와 달라고 말씀드려

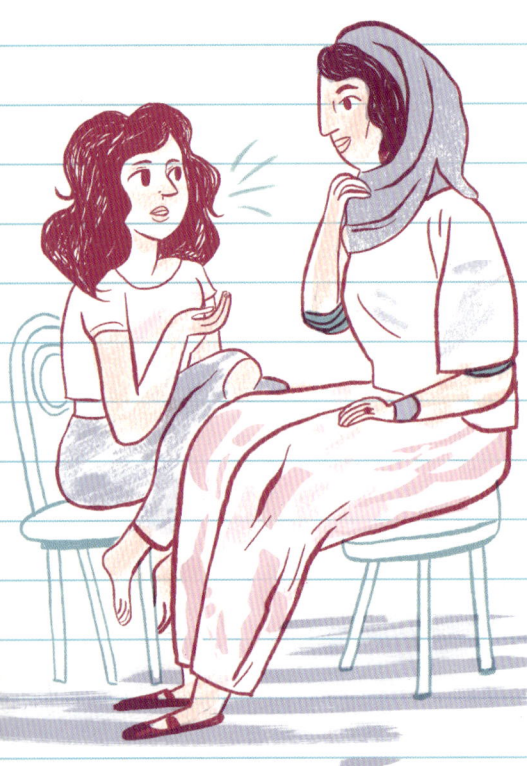

부모님은 너보다 훨씬 더 많은 경험을 하면서 살아오신 분들이야. 물론 그분들은 어릴 적에 네가 지금 경험하는 것들을 경험 못 하셨을 수 있어. 이를테면 스마트폰 같은 거 말이야. 하지만 여러 가지 경험을 통해 어느 정도는 짐작하실 수 있어. 부모로서 아이의 성장을 돕고 싶은 거야 당연하고. **입이 잘 떨어지지 않겠지만, 괴로운 일이 있을 때 부모님께 말씀드려 봐.** 좋은 일이 있을 때도 마찬가지고. 따지고 보면 부모님이야말로 너의 가장 열렬한 팬이시잖아.

스트레스 받아!

네가 최선을 다하려고 할 때 걸림돌이 되는 건 바로 스트레스야. 시험을 앞두고 있을 때, 새 친구를 사귀려 할 때, 부모님께 무언가를 상의드려야 할 때 느끼는 감정 말이지. 스트레스는 몸과 마음을 모두 지치게 해. 밤에 잠이 잘 안 올 수도 있고, 피부에 트러블이 생길 수도 있어. 소화가 잘 안 될 수도 있고, 이리저리 서성이게 될 수도 있어. 스트레스를 아예 안 받고 살 수는 없지만, 스트레스를 극복하는 데 도움이 되는 처방은 몇 가지 있지.

✭ **미리미리 준비해.** 해야 할 일을 미루다가 닥쳐서 하면 '멘붕'에 빠지기 십상이지. 시험을 앞두고 있든 대회를 앞두고 있든 날마다 꾸준히 공부하고 연습하면 스트레스를 덜 받으면서 목표한 바를 이룰 수 있어.

✭ **연습이 완벽을 만들어.** 어쩌면 아빠한테 브래지어를 사 달라고 말씀드려야 할 때가 있을지도 몰라. 가장 친한 친구가 한 말이 왜 기분 나쁜지 그 친구에게 설명해야 할 때도 있을 거고. 꺼내기 힘든 말을 꺼내야 할 때일수록 연습이 필요해. **네가 하고 싶은 말을 글로 적어서 거울을 보며 연습해 봐.** 그러면 앞으로 닥칠 상황이 머릿속에 그려질 거야. 그렇게 연습하면서 할 말을 고치고 다듬어 봐.

✭ **잘 자야 해.** 수면 부족은 스트레스를 악화시켜. 스트레스 때문에 잠이 잘 안 오고, 잠을 잘 못 자서 스트레스가 더 쌓이는 식인 거지. 제대로 눈을 붙이기가 힘들면 조용한 곳을 찾아서 긴장을 풀고 마음을 가라앉혀. 심호흡을 하거나 요가 동작을 하면 머리가 맑아질 거야.

✭ **운동을 해.** 유산소 운동은 스트레스 해소와 기분 전환에 좋아. **불안감을 떨치기 힘들다면 산책, 조깅, 하이킹이 도움이 될 거야.** 가장 가까운 문화 센터를 찾아서 춤을 배우는 것도 좋고.

좋아하는 사람이 생겼어!

제이슨이 네 옆에 앉으면 긴장이 되니? 제이슨과 같은 조가 되게 해 달라고 남몰래 빌기도 하니? 제이슨이 뭔가를 빌리러 오면 심장이 쿵 내려앉은 것 같니? 이 질문에 모두 '예'라는 답이 나왔다면 넌 제이슨을 좋아하는 거야. 도대체 좋아한다는 건 뭘까? 좋아하는 감정은 왜 생기는 걸까?

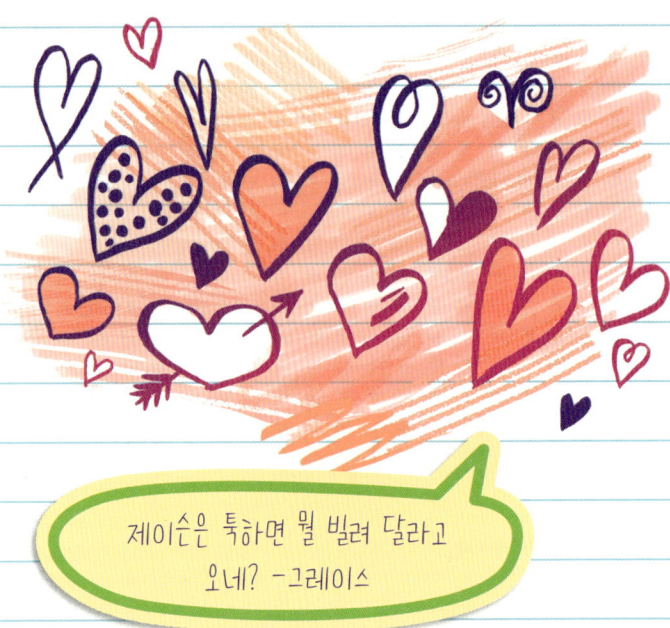

제이슨은 툭하면 뭘 빌려 달라고 오네? -그레이스

좋아한다는 건 뭘까?

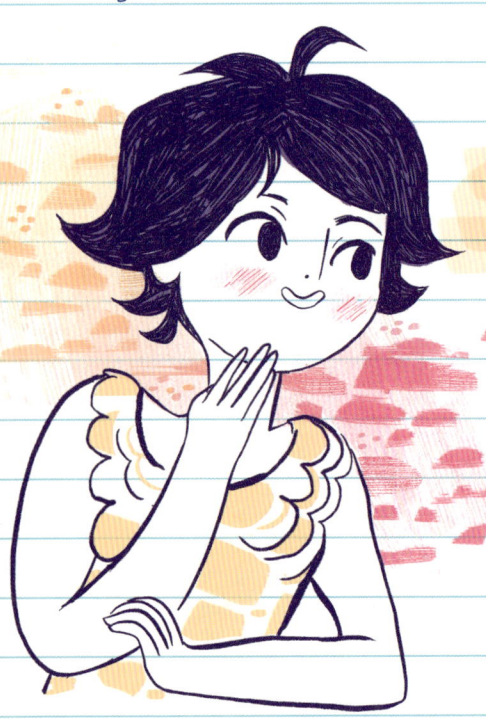

누군가에게 반하면 그 사람을 대하는 태도부터 달라져. 그 사람 옆에 있으면 긴장이 되고 당황해서 무슨 말을 해야 할지도 잘 몰라. **얼굴이 빨개지고, 손바닥과 겨드랑이에서 땀이 나고, 동공이 확장되기도 해.** 그 사람을 세상에서 가장 재미있는 사람이라고 생각하기도 하지. **어떻게든 그 사람 옆에 붙어 있고 싶어지고 말이야.**

도대체 왜 그럴까? 누군가에게 끌리면 호르몬이 한꺼번에 걷잡을 수 없이 많이 분비되기 때문이야. 누군가에게 끌린다는 건 대체로 연애 감정이지만, 누군가와 친해지고 싶을 때도 비슷한 감정이 생길 수 있어.

> 처음 실버문 캠프에 왔을 때, 나는 세이지를 보자마자 홀딱 반해 버렸어. 세이지가 화장품을 직접 만들어 쓰는 것도 근사해 보였고, 세이지처럼 운동을 잘하고 싶기도 했어. 이제 우리는 사이좋은 친구야! -레아

> 내 첫사랑은 유치원을 같이 다녔던 대니얼이야. 나는 걔한테 확 꽂혔지만, 걔는 내 가슴을 멍들게 했지.
> -마케일라

사랑을 선택할 수 있을까?

아니! 우리는 여러 가지 이유로 누군가에게 끌리곤 해. 누군가를 좋아하는 마음은 억누를 수 있는 게 아니야. 어떤 때는 재미있다거나 착하다거나 하는 이유로 누군가를 좋아하지. 또 어떤 때는 외모나 체취에 끌려 누군가를 좋아하게 되기도 해. 정말 인정하고 싶진 않지만, 다른 사람들이 다 좋아하니까 그 사람이 좋아지는 경우도 있어. 원래 사랑은 말이 안 되는 거야. 우리도 캠프 선생님, 연예인, 심지어 브라이언까지 좋아한 적이 있었다니까.

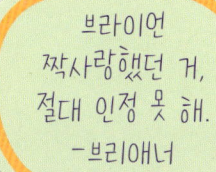

> 브라이언 짝사랑했던 거, 절대 인정 못 해.
> -브리애너

> 내가 네이트한테 꽂힌 건 순전히 분위기에 휩쓸렸던 거야. 그래도 남들이 다 네이트를 좋아한다면 그럴 만한 이유가 있는 거 아니야?
> -제나

> 나는 열세 살 여름 캠프 때 매트 선생님한테 홀딱 반했잖아. 그때 매트 선생님은 대학생이었는데 말이지. 매트 선생님이 그 어떤 사람보다 내 마음을 잘 헤아려 주는 것 같았어. 캠프 방문의 날에 선생님 여자 친구가 나타났을 땐 가슴이 찢어지는 줄 알았지 뭐야. -세이지

남자애한테만 끌리는 걸까?

꼭 그런 건 아니야! 동성에게 끌리는 사람들도 적지 않아. 가끔은 레아가 세이지를 처음 봤을 때처럼 친구가 되고 싶은 간절한 마음일 수도 있어. 하지만 **대개는 이성에게 끌릴 때 나타나는 생생하고 열정적인 감정이지.**

어쩌면 너는 동성에게 끌리는 네 감정이 너무나 혼란스러워서 혼자서만 간직하기로 마음먹었을 수도 있어. 아니면 그 감정이 더없이 자연스럽게 느껴져서 친구들에게 다 털어놓았을 수도 있지. 너는 오로지 동성에게만 사랑의 감정을 느낄 수도 있고, 동성과 이성 모두에게 사랑의 감정을 느낄 수도 있어. **만약 동성에게 특별한 감정을 느낀다고 해도 고민할 거 없어.** 앞서 말했듯 사랑은 선택할 수 있는 게 아니거든. **누구를 좋아하든 그 감정은 축하받아 마땅해!**

> 열세 살이 되던 해에 내가 좋아하는 건 여자애들이라는 사실을 깨달았어. 남자애들은 정말이지 단 한 명도 없었지. 나는 여자애가 좋아. 여자애들 중엔 샤워 안 하고 오래 버티기 내기 따위를 하는 애들은 없으니까. —에마 R.

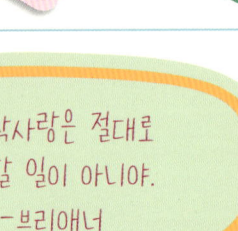

> 음, 짝사랑은 절대로 축하할 일이 아니야. —브리애너

좋아하는 사람이 안 생기면 어쩌지?

괜찮아! 누구나 첫눈에 반하고 그러는 건 아니니까. 가슴을 설레게 하는 사람이 없다 해도 이상한 일은 아니야. 나이가 들면 좋아하는 사람이 생길 수도 있고, 그렇지 않을 수도 있어. 누군가에게 끌리는 마음을 통제할 수 없듯 누구에게도 끌리지 않는 마음도 통제할 수 없거든.

좋아하는 애가 생겼어!
누군가를 좋아할 때 우리가 알아야 할 것

앞에서 우리 모두 배웠듯 에마 L.처럼 좋아하는 남자애의 관심을 끌려고 그 남자애랑 똑같은 스타일로 머리를 자르는 건 좋은 방법이 아니야. 그럼 우리는 누군가를 좋아하면 무엇을 어떻게 해야 할까?

1. **고백하기!** 알아, 알아. 상대가 널 좋아할지 어쩔지 몰라서 고백하기 어렵다 이거지? 하지만 루카스가 네이트와 마케일라를 통해 애비에게 파트너 신청을 하지 않았다면 어땠을까? 애비는 첫 키스도 못 하고 여름 캠프를 마쳤을 거야. 루카스도 마찬가지였을 거고. 일단 용기를 내서 고백해 봐. 네가 좋아하는 사람이 널 좋아하지 않는다 해도 말이야. 조금이라도 덜 창피하려면 주변에 사람이 적을 때를 노리도록 해. 막판에 너무 떨려서 고백을 못 했더라도 자책하진 마.

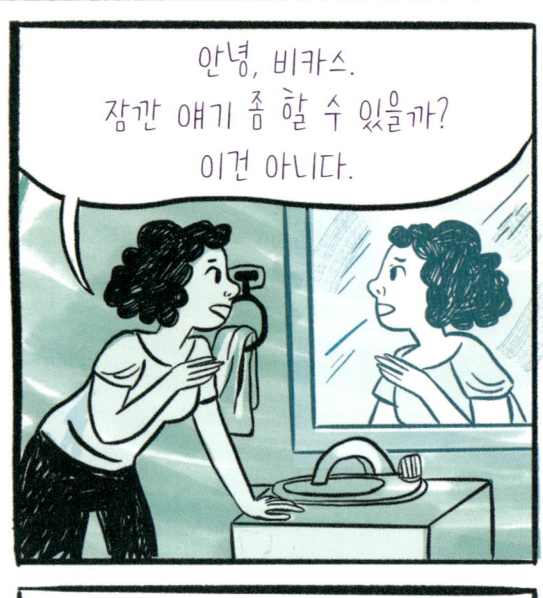
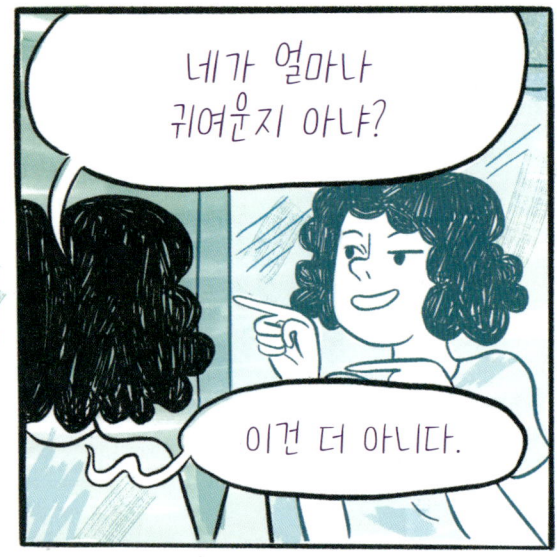
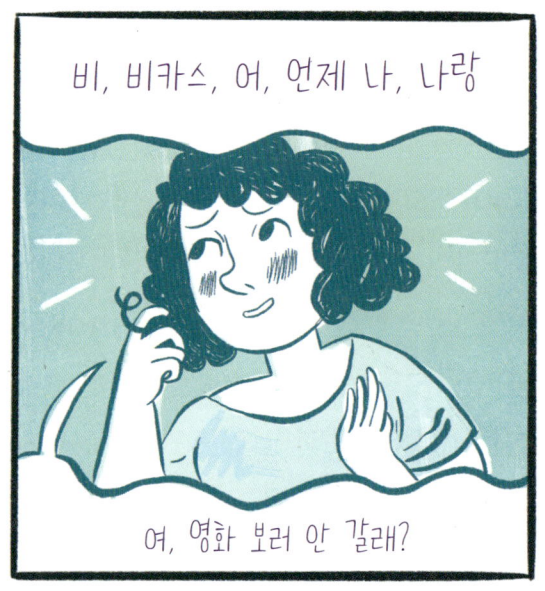
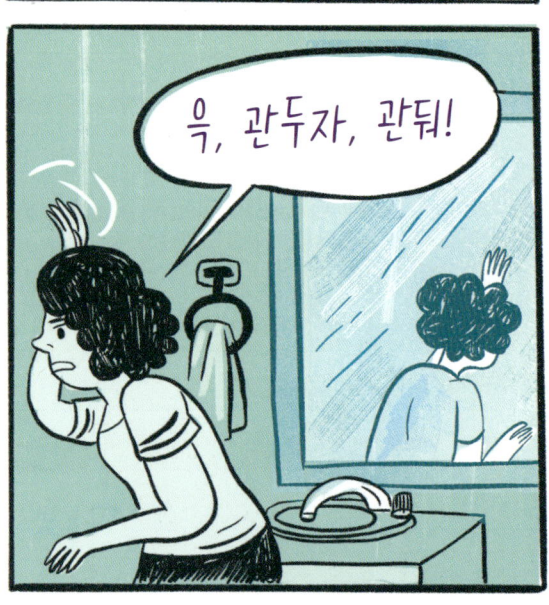

2. **좋아하는 감정을 즐기기.** 누군가를 좋아하는 일이 때로는 고문 같을 때가 있다는 거 우리도 알아. 좋아하는 사람 근처에만 가도 혀가 꼬인다면 더더욱 그렇지. 하지만 솔직히 말해 봐. 그 간질간질한 기분이 좋기도 하잖아.

3. 아무것도 안 하기. 누군가를 좋아한다고 꼭 뭔가를 해야 하는 법은 없어. 좋아하는 사람에게 고백을 하거나 말거나, 가장 친한 친구에게 털어놓거나 말거나, 그건 다 네 마음이야.

> 누굴 좋아했어도 그레이스한테는 말 안 했어. -제나

> 뭐라고? -그레이스

걔는 나를 좋아한다지만……

누군가가 너를 좋아해 주면 좋기도 하고 우쭐하기도 할 거야. 상대를 좋아하지 않는다면 그다지 설레지 않을 수도 있지만 말이야. 그럼 누군가의 고백이 별로 달갑지 않을 때는 어떻게 해야 상대의 기분이 상하지 않게 거절할 수 있을까? 가장 중요한 건 반대의 경우였을 때 네가 듣고 싶은 말을 상상해 보고, 친절과 예의를 다해 대답해야 한다는 거야. 나를 좋아해 줘서 고맙다고, 그 마음을 받아들이지 못해 미안하다고 해. 이 말은 주위에 다른 사람이 없을 때 하는 게 좋겠지. 조회 시간에 마이크를 잡고 동네방네 떠들고 싶더라도 꾹꾹 눌러 참도록 해.

걔도 나를 좋아한대!

네가 좋아하는 그 사람도 너를 좋아하면 어쩌냐고? 그거야 좋아서 팔짝팔짝 뛸 일이지! 그야말로 동네방네 떠들 일이고! 그다음엔 뭘 하냐고? 그건 너한테 달려 있지. 같이 영화를 보러 갈 수도 있고 키스를 할 수도 있어. 어쨌거나 그건 너희 둘이 '사귄다'는 소리고, 둘이서 많은 시간을 함께 보낼 거라는 소리야. 아니면 둘이 서로 좋아하기만 할 뿐 아무 일도 일어나지 않을 수도 있지. 둘의 관계를 가꿔 가는 데는 맞고 틀린 게 없어. 네가, 그리고 그 사람이 맞다고 생각하면 하는 거야.

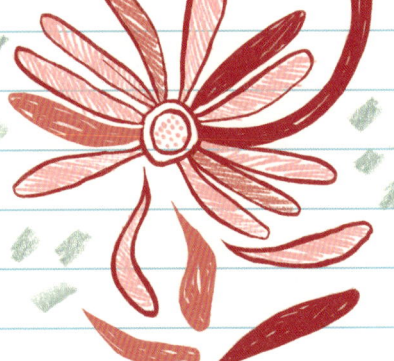

> 네이트가 사귀자고 했을 때 난 좋아서 팔짝팔짝 뛰었어. 그 뒤 우리는 긴 시간을 들여서 서로를 알아 갔지. 여름이 두 번이나 지나도록 키스도 하지 않았어. 그 무렵 우리는 사실상 절친이나 다름없었거든. -마케일라

> 야야, 너 지금 누구더러 절친이라는 거야! -애비, 브리애너

싫으면 싫다고 말해

키스든 포옹이든 악수든, 언제 어디서 누구와 어떤 스킨십을 할지는 네가 결정하는 거야. 부모님이든 고모나 이모든 선생님이든 여자 친구든 남자 친구든 다 마찬가지야. 네가 원하지 않을 때 누군가가 너를 만지려 들면 네 생각을 분명하게 말해. 그래도 계속하려고 들면 주위에 도움을 청해. 스킨십은 너와 상대가 모두 원할 때만 하는 거라는 사실을 잊지 마. 그러니까 친구가 "하지 마!"라고 하면 바로 손을 치워. 알겠지?

걔는 나 안 좋아한대

네가 좋아하는 사람이 너를 좋아하지 않는 것만큼 괴로운 일도 없지. 지구 멸망, 코로나 바이러스, 참치캐서롤 같은 것도 있긴 하지만, 실연은 확실히 5위권 안에 드는 괴로운 일이야. 아니면 적어도 10위권 안에는 들걸. 아무튼 마음을 다시 추스르려면 어떻게 해야 할까?

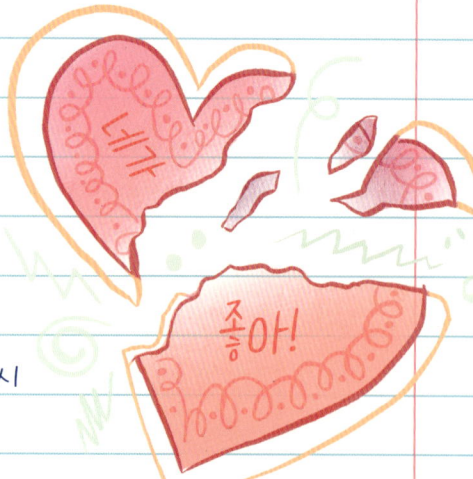

1. **힘내!** 실연을 했다고 세상이 끝나는 건 아니잖아. 너는 반드시 이겨 낼 수 있을 거야.

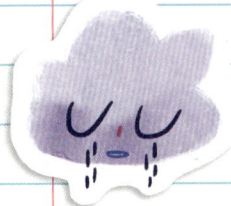

2. 자매단을 소집해! "네가 얼마나 괜찮은 앤지 몰라보다니, 그 자식 눈이 썩었네, 썩었어!" 이런 말을 듣고 싶잖아. 실연의 아픔을 잊도록 도와주지 않을 거라면 자매단이 다 무슨 소용이야!

3. 좋아하는 영화를 보고, 아이스크림을 먹고, 스스로를 가엾게 여기도록 해. 슬퍼해도 괜찮아. 아이스크림을 더 먹어도 돼. 그래도 너무 오래 슬퍼하지는 마.

4. 짝사랑했던 사람의 감정을 존중해 줘. 네가 그 사람의 마음을 돌려놓고 싶은 거 잘 알아. 하지만 거절하는 것도 거절당하는 것 못지않게 힘들어. 자, 고개를 들고 당당하게 굴어! 아, 참, 널 놓친 걸 후회하게 만들어 주겠다며 복수할 생각일랑 꿈도 꾸지 마!

> 벼르고 벼르다 브라이언한테 고백했는데, 걔는 나를 안 좋아한다는 거야. 그 소식을 들은 줄리아 선생님이 강당에서 여자들만의 침낭 파티를 열어 줬어. 그날 우리는 〈클루리스〉라는 옛날 코메디 영화를 틀어 놓고 팝콘을 먹으면서 밤을 지새웠지. —브리애너

뽀뽀하고 싶어!

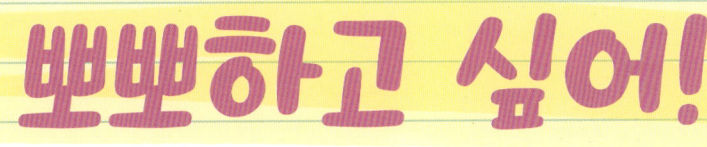

네가 무슨 생각을 하는지 우리도 다 알아. 애비의 첫 키스 이야기가 듣고 싶은 거잖아. 어쩌다 키스를 하게 되었는지, 나중에 너한테 그런 일이 생기면 잘할 수 있을지 궁금하겠지. 애비처럼 열세 살에 첫 키스를 했든, 마케일라처럼 열네 살에 했든, 에마 L.처럼 언젠가 할 예정이든 말이야. 얘들아, 이 언니들이 어른 여자의 비밀을 모두 다 알려 줄 수는 없지 않겠니? 어떤 일은 참고 기다렸다가 직접 알아내는 게 더 나을 때도 있단다.

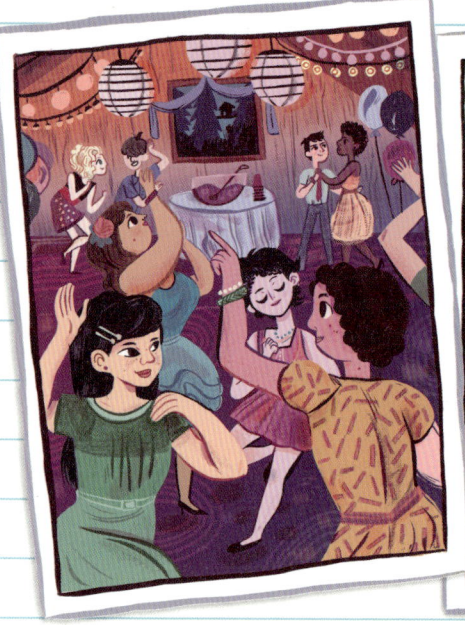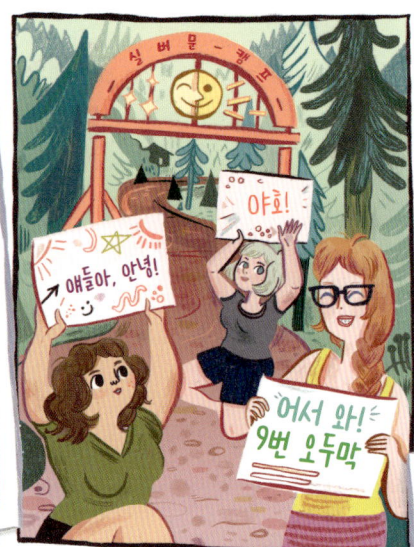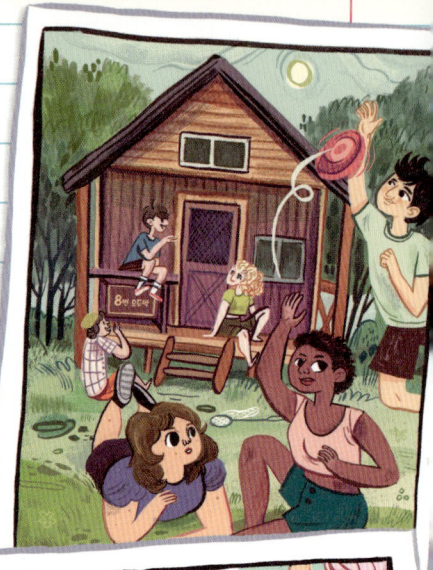

마지막 날

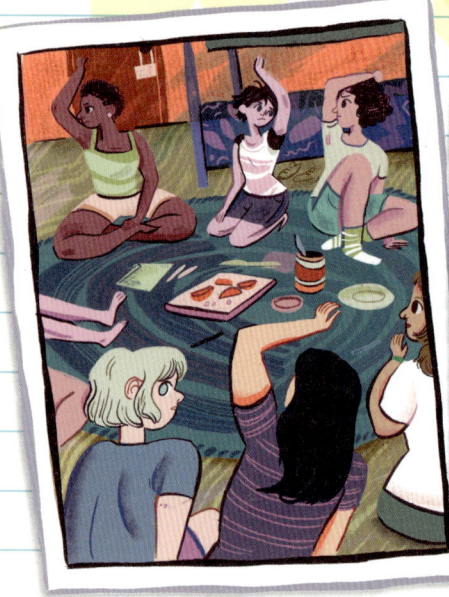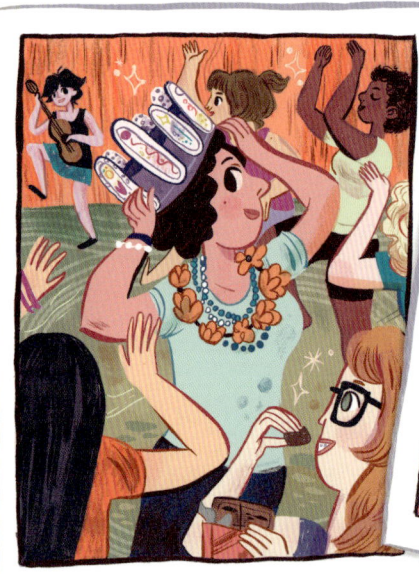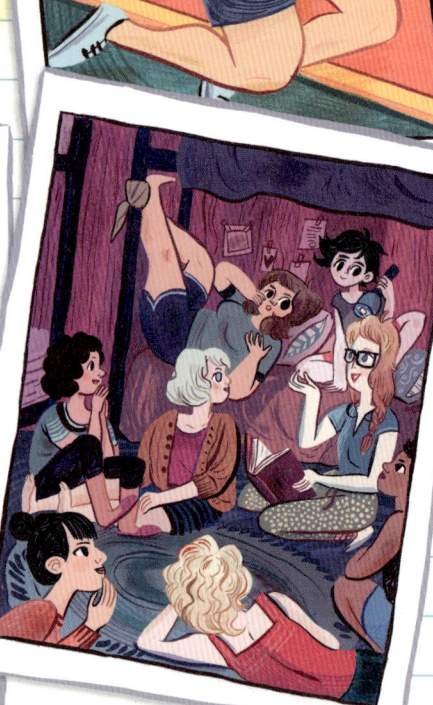

버스가 주차장을 빠져나가는 동안 캠프는 온통 눈물바다였어. 에마 R., 제나, 브리애너는 길가에 서서 부모님들이 차로 데리러 오기를 기다리며 울었고, 그레이스, 에마 L., 세이지, 애비, 마케일라는 버스를 타고 가며 울었지. 그 자리에 레아가 있었다면, 레아도 틀림없이 울었을 거야. 앞으로 316일을 기다려야 다시 모일 수 있다니 믿을 수가 없었어. 캠프 첫 주에 우정이 변할까 걱정했던 게 거짓말 같았지. 사실, 우리는 여전히 여러 가지가 달랐어. 브리애너는 여전히 애비보다 머리 하나가 더 컸어. 마케일라는 여전히 가슴이 크고, 그레이스는 여전히 밋밋했지. 하지만 우리의 다른 점이 우리를 갈라놓지는 못했어.

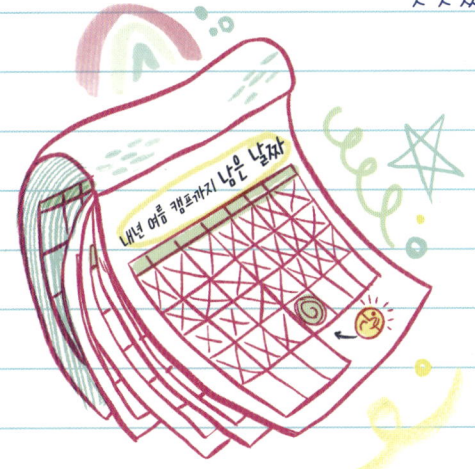

우리는 처음으로 남자 친구가 생긴 친구들과 처음으로 월경을 한 친구를 다 함께 축하해 줬어. 브래지어 티슈 사건이 일어났을 때도 여드름이 심하게 났을 때도 서로를 위로했지. 우리는 서로를 위해 존재했어. 그야말로 절친이자 찐친이니까. 우리는 그때도 앞으로도 영원히 실버문 자매단일 테니까.

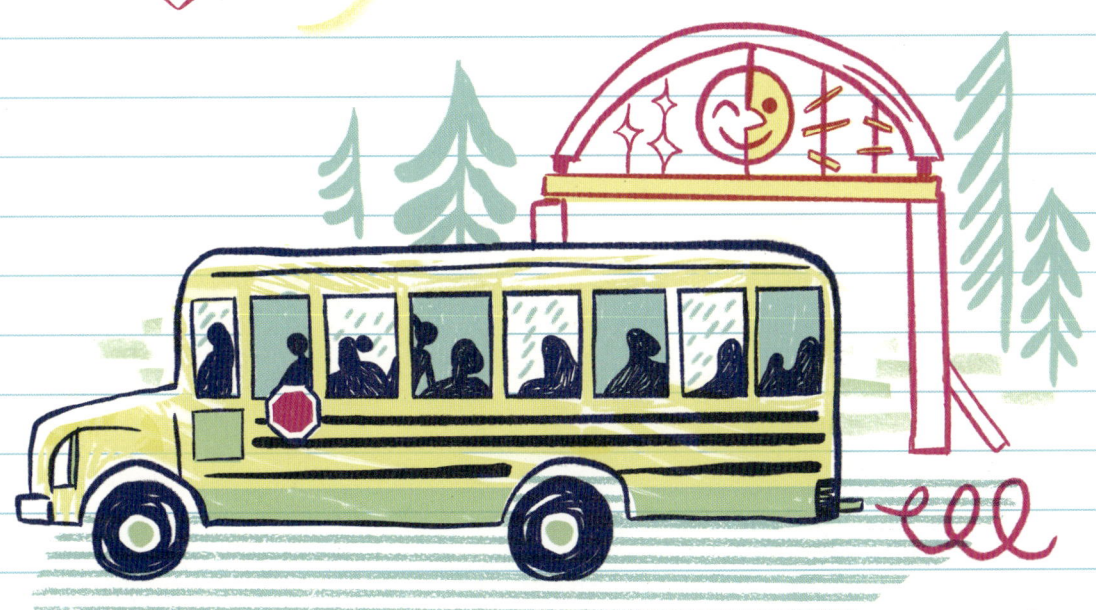

아다 누치는 이민자의 딸로 태어나 뉴욕시에서 자랐습니다. 거의 모든 여름방학을 캠프에서 보냈으며, 성인 여성이 되는 과정에서 알아야 할 거의 모든 것을 그곳에서 배웠습니다. 여러 해 동안 어린이책 편집자로 일했고, 지금은 어린이책에 글을 쓰면서 틈틈이 모험을 즐깁니다. 그림책 《미국에 신의 축복이 있기를! : 이민자 어빙 베를린 이야기》를 썼습니다.

메그 헌트는 일러스트레이터이자 온갖 것을 만드는 사람입니다. 숲이 우거진 도시 포틀랜드에 살면서 책을 읽고 탐험을 하고 그림을 그리며 세상을 발견하고 있습니다. 옛이야기 패러디 그림책 《인터스텔라 신데렐라》와 《책 읽는 공주》에 그림을 그려 주목을 받았습니다.

이윤진은 영미 문학을 사랑하는 번역가입니다. 네 살 때 미국으로 건너가 학창 시절을 보낸 덕분에 상류층 영어부터 길거리 은어와 사투리까지 두루 이해하게 되었습니다. 그 경험을 살려 원작의 의도와 분위기를 제대로 전하는 번역을 하려고 노력하고 있습니다. 옮긴 책으로는 《평화의 소녀상》, 《굿 라이어》, 《당신이 살아 있는 진짜 이유》, 《천국 주식회사》, 《거울의 책》 들이 있습니다.